U0867724

名医名方系列丛书

高体三学术经验集

GAO TISAN XUESHU JINGYANJI

主编　高天旭　高　达

中医古籍出版社
Publishing House of Ancient Chinese Medical Books

图书在版编目（CIP）数据

高体三学术经验集 / 高天旭，高达主编 . — 北京：中医古籍出版社，2024.4
（名医名方系列丛书 / 许二平主编）
ISBN 978-7-5152-2731-3

Ⅰ . ①高… Ⅱ . ①高… ②高… Ⅲ . ①中医内科学—中医临床—经验—中国—现代 Ⅳ . ① R25

中国国家版本馆 CIP 数据核字（2023）第 154359 号

高体三学术经验集
高天旭　高　达　主编

策划编辑　郑　蓉
责任编辑　李美玲
文字编辑　张　楚
封面设计　王　磊
出版发行　中医古籍出版社
社　　址　北京市东城区东直门内南小街16号（100700）
电　　话　010-64089446（总编室）010-64002949（发行部）
网　　址　www.zhongyiguji.com.cn
印　　刷　北京中献拓方科技发展有限公司
开　　本　710mm×1000mm　1/16
印　　张　19.75
字　　数　294千字
版　　次　2024年4月第1版　2024年4月第1次印刷
书　　号　ISBN 978-7-5152-2731-3
定　　价　128.00元

编委会

主　编　高天旭　高　达

副主编　郭凤鹏　董新刚　赵　璐　李海霞

编　委　（按姓氏笔画排序）

王伟光　付双楠　孙宇轩　李路路

赵逸菲　栗俊伟　贾蓓蕾　高小兵

高非凡　崔河泉　薛黎明

前言

高体三教授，河南省南阳人。高老自幼随父亲高文亭先生习医，学成悬壶乡里。后进入河南中医学院深造，并留校任教，曾任河南中医学院方剂教研室主任，中华全国中医学会河南分会理事等职。高老精研中医经典，博采众长，潜心钻研，在中医教学和临床实践中形成独特的三阴辨治理论，创立了“水暖土和木达”的学术思想，在医学界享有很高的声誉。被卫生部、人事部、中医药管理局确定为第二批老中医药专家学术经验继承工作指导老师，并获得“河南中医事业终身成就奖”荣誉称号。

本书包括医论、医话、医案、验方、传承等部分。医论以高老“水暖土和木达”学术思想为主线，收录了高老及门人弟子整理高老学术思想的医论共 28 篇；医话收录 9 篇，主要体现高老以六经辨证为纲，以脏腑辨证为核心的思维辨证方法；医案收录 30 则，主要选取了高老临证治疗内外妇儿各科具有代表性的典型医案并进行解析；验方 6 首，为高老经过长期临床实践中总结凝练、疗效显著的经验方；传承部分，主要介绍“豫宛高氏伤寒三阴学术流派”的历史沿革、发展现状、学术影响以及传承弟子对高老学术思想的研究状况和取得的成效。

本书的出版，得到河南中医药大学和中医古籍出版社的大力支持，在付梓之际，向各位同道，谨致诚挚的谢意。书中所论，稿虽三易，然医道无穷，个人学识有限，难免参差及不尽人意之处，敬希贤达，不吝赐教，以便改进。

编者

目录

第一章 绪 言

高体三教授（1920.11—2011.11）是全国著名的中医学家、中医教育家，为第二批全国名老中医药专家学术经验继承工作指导老师。高体三教授“厚德博学，求真务实”，一生致力于祖国医学事业，传承中医药文化，服务中医学教育。高老一生熟读中医经典古籍，研《内经》之理，遵《伤寒》之旨，深谙《本草》之药性，勤求古训，博采众长，学识渊博，造诣深厚，临证医德高尚，医术精湛，组方精良，用药独特，擅长治疗疑难杂病，疗效独特，在教学、医疗、科研等方面成效斐然。高老在数十年的教学生涯中，治学严谨，授业解惑，培杏成林，桃李芬芳，培养造就了一批批优秀的中医药人才。他平易近人，和蔼可亲，谦虚谨慎，高风亮节，其勤奋的敬业精神、风趣而有个性的教学风范和鲜明独特的学术思想，在全国中医界享有较高声誉。

一、幼承家技，从医执教

高体三教授于1920年11月生于河南省南阳县卧龙区清华乡原场村，1928年7月到河南省镇平县禹王庙学堂读私塾。1933年10月跟随父亲高文亭悬壶乡里，在镇平县医疗诊所习医，辨识草药，跟师抄方。在父亲的言传身教下，习读经典，刻苦钻研，为日后从医执教打下了坚实的基础。1936年1月到镇平县西大街长久发药店见习，学习中医内、外、妇、儿等科基础知识和临床技能。1937年2月至1940年8月，随父亲前往邓县，先后在同盛堂药店和大盛公药行工作。1943年9月又随父亲在邓县白落堰开诊所，开始正式行医。通过多年的临床实践，其中医理论和临床技能得到显著提高。在父亲的严格教育下，熟读《内经》《难经》《伤寒论》《金匮要略》《濒湖脉诀》及《神农本草经》等经典著作，理论功底和医疗水平得到显著提高，开始独立诊治病人，处理内、外、妇、儿各科疾病。行医期间，视病人同亲人，上门诊病，送医送药，因医德高尚、临床效果显著，在当地被誉为“父子良医”。1958年2月作为中医药优秀人才被邓县卫生科推荐至河南省中医进修学校进修学习，1959年留校任教，从事教学、医疗、科研工作，并担任方剂教研组主任，同时负责多个学科教研组的日常行政管理工作。执教期间，曾任中华全国中医学会河南分会理事，中南五省中医系列教材编委、顾问等职。历任中国人民政治协商会议河南省第五、第六届委员。1990年光荣退休。退休后，被河南中医药大学第三附属医院返聘，虽89岁高龄仍恪尽职守，坚持在国医馆应诊，为中医事业奉献着自己毕生的心血。

二、熟读经典，探幽发微

高体三教授自幼受家庭熏陶，对中医产生浓厚兴趣。父亲的言传身教，身体力行，潜移默化地影响了他。高老谨遵家训，熟读经典，对经典著作的重点条文，反复诵读，强化记忆，暂时不能真正理解的，便请教父亲，他一边认真学习经典，一边阅读古今哲学著作，用哲学的钥匙打开中医学这个伟大的宝库。高体三教授认为：《内经》是我国秦汉时期集文化、哲学、医学之大成的医学巨著，是以唯物辩证的观点、取象比类的方法，阐明了人体的脏腑、经络、气血、津液、精气神、养生的机理以及人体生理、病理、病因、病机和诊治大法，几千年来，为中医学的发展奠定了理论基础和临床辨治方法。《内经》中的诸多条文，如“阴阳者，天地之道也……治病必求其本”（《素问·阴阳应象大论》）、“谨守病机，各司其属……疏其血气，令其调达，而致和平”（《素问·至真要大论》）、“阳气者，若天与日，失其所则折寿而不彰”（《素问·生气通天论》）、“正气存内，邪不可干”（《素问·刺法论》）、“邪之所凑，其气必虚”（《素问·评热病论》）、“诸风掉眩，皆属于肝”（《素问·至真要大论》）等经典理论成为高体三教授临床诊治疾病所必遵循的法宝。《伤寒杂病论》为东汉末年医圣张仲景所著，后世将其分为《伤寒论》和《金匮要略》两书。通过熟读经典，博采众长，深入学习，深刻理解，丰富了高体三教授的学识，由博而约，运用自如。高老在熟读经典的基础上进一步深入研读清代医家黄元御《四圣心源》，喜读《黄元御医书十一种》，对张仲景学术思想之精髓探幽发微，并结合数十年的教学和临床实践，形成了独特的“三阴理论”体系，创立了“水暖土和木达”的学术思想。临床诊疗以六经、脏腑辨证为主，重视足三阴疑难杂病的研治，善用经方及温热药物，组方精良，用药独特，临床疗效显著。

三、勤求博学，守正创新

“业精于勤”为高体三教授一生的座右铭。高教授习医，除来自家传外，其医学成就大多还是出于他半个多世纪的自学。他对自己要求严格，自我施压，充分利用业余时间发奋学习，废寝忘食，在熟读经典的基础上，进一步领会清代医家黄元御治疗疾病的精微之处。高体三教授认为：急性病多实多热，慢性病多虚多寒；急性病多为三阳经病变，而慢性病多与三阴经关系密切。临证治疗疑难杂病多从足三阴入手，根据足三阴经的生理及病理特点，承袭仲景《伤寒论》扶阳法，并在此基础上加以发展，以扶阳为主，寒热并用，三阴同调。实践中，他既师古，又灵活善变，既善于继承，又敢于创新。高老认为：肾中之水，寒则病生，暖则病愈，阳主阴从，阴阳调和，元阳充盛，水暖是也；脾胃气机升降有序，全身气机条达，则百病不生，为土和也；肝木条达，疏泄有常，为木达也。 由于肾水、脾土、肝木生理上关系密切，病理上互相影响，肝、脾、肾功能协调，则冬水闭藏，一得春风鼓动，阳从土起，生意乃萌，“水暖土和木达”而万物更新。若水寒不能生木，土虚不能培木，土虚不能制水，一脏发病常累及其他两脏，导致三阴同病。因此，高教授提出：足三阴关系密切，必须以阳气为根，中气为枢，使肝气条畅。在临床诊疗时，高老十分重视阳气对于人体的作用，重视药物的归经，善用附子、干姜、桂枝等温热药物调和体质，并取象比类谓：“桂、附、干姜纯是一团烈火，火旺则阴自消。”临证时常能立起沉疴，在此基础上治好了不少疑难病。高体三教授深感四大经典譬如大匠诲人，必以规矩，使学者有阶可升，但神明变化，灵活机动，从心而欲，则在于对经典之所悟而权变。

在学术上，高体三教授遍读中医经典著作，深入探研张仲景学术思想，结合自身数十年的临床教学实践，逐步形成了自己独特的学术思想，学术造诣颇深。他在专业杂志上发表学术论文30余篇，编写《中医方剂学讲义》《中医常见病讲义》《临床中草药》《治法与方剂》《汤头歌诀新义》等教材和专著，具有较高的理论水平和学术价值，其中《汤头歌诀新义》等书多次再版，在中医界产生了较大的影响，并取得了良好的社会效益。为弘扬祖国医学，高体三教授运用祖国医学“治未病”的理论，针对环境污染对人体呼吸系统的危害，潜心研发的“维金康保健饮料”于1993年6月获河南省轻工厅科技进步二等奖，并产生了良好的社会效益和经济效益。

高体三教授具有精湛的医术，源于他多年来在医学上虚心求教，博学多闻，临证理论联系实际，讲究疗效，务实求真。高老认为：作为一个医生，必须在技术方面精益求精，从历史看，凡是医生能够成名成家并得到群众支持赞扬的，除了能够诊治一般疾病之外，关键是要能诊治一些急性病、危重病、疑难病，这就需要有比较高深的理论和医疗技术。高教授常对弟子们说：学医和学习其他科学技术一样，要想求得医术精深，首先必须勤奋好学。从来没有生而知之的天才，而虚心求教就是勤奋好学的体现，他善于以能者为师。高老认为虚心求教要虚怀若谷，不耻下问，不仅要学书本，向医籍书刊求教，而且同道之所长、民间单验方、患者以前用过的功效显著的处方随时可以学习，尤其是向名医学习，接受名医指点，学无止境，博学众长，使医疗技术得到不断提高，达到精益求精，成为医术精湛、深受人民群众拥戴的名医。“老骥伏枥，志在千里”为高教授一生的追求和真实的写照。

四、德艺双馨，桃李芬芳

高体三教授不仅是全国名老中医，而且是一位出色的中医教育家。在中医教学期间，他刻苦攻读，潜心钻研，一方面学习，一方面备课，一方面讲课，一方面临床，教学相长，成绩优秀。1959年毕业留校任教，担任方剂教研组主任，从事中医基础课及专业课的教学和研究工作，并同时负责外语、体育、中药、鉴定、栽培等不同学科教研组的日常行政工作。执教期间，曾多次荣获省、市级优秀教师称号。高体三教授通过多年的教学工作，积累了广博而精深的学识，具有丰富的教学经验。高老在教学中结合教材，认真备课，查阅古籍，博览群书，尤其是历代诸医家对相关内容的认识和论述，善于吸取各家独特的诊治经验及诸名医治病的心悟。他对中医理论的讲授，概念清楚，重点突出，深入浅出，要言不烦，讲解生动，处处突出中医特色，并通过临床实践和取象比类等方面所蕴含的道理指导理论教学，既有深度又有广度，体现了高体三教授扎实的中医经典著作的理论功底和渊博的学识。为加强学生的临床技能的培训，他要求学生多临床、早临床，在临床带教中，严格要求学生必须写好病历，并多次亲自为学生修改病历。高体三教授在长期的教学实践中，以其丰富的临床经验、广博的理论知识、严谨的工作作风、高超的演讲艺术，受到了广大学生们的高度赞扬。

高体三教授深感中国传统医学发扬光大之重任，在日常工作中，他认真履行岗位职责，教风严谨，师德高尚，恪尽职守，求真务实，具有良好的职业道德。临床诊病医德高尚，仁善为本，济贫救厄，治病活人。高老常对弟子们说："要想成为一个好大夫，首先要学会做人，做一个正直的人，一个有真才实学的人，万不可受社会一些不良恶习所影响。"在教学中，他对学子们循循善诱，举一反三，诲而不倦，其深入浅出、生动形象的讲课艺术在学生中有口皆碑，曾多次被上级主管部门邀请授课及学术讲座。高教授在数十年的教学生涯中，培养和造就了一批批优秀的中医药人才，桃李满天下，栋梁布九州，为中医教育事业做出了卓越的贡献。

高体三教授为河南中医药大学方剂学科的奠基人，在工作中，教风严谨，师德高尚，其严谨的治学态度、优秀的教学风范和独特的学术思想，在全国中医药院校享有较高的声誉和威望，为方剂学科的建设和发展做出了巨大的贡献。目前，河南中医药大学方剂学科已成为国家局级重点学科。高教授退休后被返聘，在河南中医药大学第三附属医院国医馆应诊，其高尚的医德和卓越的临床疗效赢得了广大患者的赞誉。高体三教授 90 岁高龄时，仍手不释卷，学而不厌，授业带徒，无私奉献，坚持在专家门诊应诊。

其精湛的医术、高尚的医德和儒雅的精神特质，成就了他德艺双馨的大医风范，2008 年 8 月被河南省中医管理局授予“河南中医事业终身成就奖”荣誉称号。

第二章 学术思想

高体三教授学术思想的核心为“三阴理论”。他以《内经》“三阴三阳”理论为根基，以张仲景《伤寒论》六经辨证为纲领，以黄元御学术内涵为依托，经过数十年的理论探究和临床实践，逐步形成了独特的“三阴理论”体系，创立了特色鲜明的学术思想——“水暖土和木达”。

一、“三阴理论”的含义

高体三教授“三阴理论”体系是指在人体自身完整性及天人相应之整体观念指导下，以足三阴肝、脾、肾生理病理特点为研究核心，探讨肝、脾、肾对其他脏腑以及气血、经络、四肢百骸的生理病理影响，在治疗疾病上立足于肝、脾、肾三脏功能的调理，使机体达到“水暖土和木达”的健康状态。

二、“三阴理论”的形成

所谓“三阴”，顾名思义，与“三阳”相对，“三阴三阳”是阴阳学说的重要组成部分，也是中医学对阴阳学说发展所做的巨大贡献，为中医学所特有，现在主要是作为手足太阴、少阴、厥阴经脉的总称。早期，《周易》只有阴阳二分法的逻辑形式，却没有“三阴三阳”的内容，有关“三阴三阳”学说的论述，最早记载于《内经》。《内经》在《周易》“阴阳太少”的基础上对阴阳进一步划分，在太阳与少阳之间增入“两阳合明”之阳明，在太阴与少阴之后增入“两阴交尽”之厥阴，即形成了“三阴三阳”。在中医学中，“三阴三阳”代表的形式有多种，主要为：手、足十二经脉；联系人体十二脏腑的属性；区别疾病的轻重程度；运气学说则用作风、寒、暑、湿、燥、火六气的标识；说明脉象的阴阳浮沉；列阴阳五态，区别体质类型。高老所提出的“三阴理论”正是基于以上应用形式而确立的。

（一）宗《内经》之理

《内经》遵循了“阴阳学说”中的辩证法和方法论，又根据天人相应及人体自身的生理病理特点，将“阴阳”运用于中医学中。《素问·天元纪大论》曰：“阴阳之气，各有多少，故曰三阴三阳。形有盛衰，谓五行治，各有太过与不及也。”首先提出按照含阴阳之气量的多少，将阴阳划分为“三阴三阳”，如厥阴为一阴，少阴为二阴，太阴为三阴，少阳为一阳，阳明为二阳，太阳为三阳，并且又将五行各分两个层次，即各有太过与不及，如木有太角、少角等。可见，在中医学中常用“三阴三阳”来表示阴阳之气的大与小、盛与衰、多与少及太过与不及。王玉川通过对《内经》29种“三阴三阳”的分析，发现“三阴三阳”总共标识了日周期、旬周期、年周期、六年至十二年周期，表明了“三阴三阳”还可以用于时间节律的标识。《素问·阴阳离合》云：“中身而上，名曰广明。广明之下，名曰太阴。太阴之前，名曰阳明。厥阴之表，名曰少阳。”说明了可以运用“三阴三阳”来划分空间的层次。

在《内经》中记述“三阴三阳”用途者，大约有三个方面。第一，对人体五脏六腑经络的命名。《灵枢·经脉》根据经脉循行于人体阴阳部位和所属脏腑属性的不同，将主要循行于人体上下内外的十二经脉，分别命名为“三阴三阳”，即手、足三阴三阳之脉——肺手太阴之脉、大肠手阳明之脉、心手少阴之脉、小肠手太阳之脉、心包手厥阴之脉、脾足太阴之脉、胃足阳明之脉、肝足厥阴之脉、胆足少阳之脉、肾足少阴之脉、膀胱足太阳之脉。手、足十二经脉是中医学与“三阴三阳”之间最根本的联系纽带，在此基础上，又有其他新的相关理论相继产生。“三阴三阳”揭示了机体生理、病理特点及诊疗疾病的原则，其首起于经络，成形于足六经，后来发展为手、足十二经，将各个脏腑紧密联系起来，体现了中医整体观念。第二，对不同事物进行分类：①最重要的是对疾病证候进行划分归类。《素问·刺疟》对疟疾的症状特征进行分类，并提供了相应的针灸治疗方法。②对脉象的分类。《素问·六节藏象论》用一盛、二盛、三盛和“三阴三阳”对人迎及寸口脉的强弱程度进行划分，以说明脏腑三阴三阳之六气功能失调在脉象上的不同程度的反映，《素问·腹中论》亦有相似的论述。③对人体体质类型的分类。《灵枢·阴阳二十五人》对此有详细论述，此处不再一一道明。第三，揭示伤寒热病侵犯人体的传变次序、症状特征及预后，是“三阴三阳”重要的用途之一。如《素问·热论》云：“伤寒一日，巨阳受之……二日，阳明受之……三日，少阳受之……四日，太阴受之……五日，少阴受之……六日，厥阴受之……三阴三阳，五脏六腑皆受病，荣卫不行，五脏不通，则死矣。”由条文之意可知，“三阳”之病在经络，病势较轻，“三阴”之病在于脏，病势较重，启示后人，临床重病及疑难杂病当从“三阴”进行辨治。因此，《黄帝内经》“三阴三阳”学说，是高老“三阴理论”形成的根基。

（二）遵《伤寒》之旨

张仲景在《素问·热论》运用“三阴三阳”表示人体疾病传变次序及不同程度分证方法的基础上，根据整体观念，将“三阴三阳”发展为六经辨证，进一步辨治伤寒病。《伤寒论》扩大延伸了《内经》中“三阳三阴”的概念，首次完善了“三阴三阳”在临床运用中的理论辨治体系。仲景根据“三阴三阳”所代表的不同病理特性将《伤寒论》依次分为太阳病篇、阳明病篇、少阳病篇、太阴病篇、少阴病篇及厥阴病篇，以明示疾病传变的基本规律。《伤寒论》是一部理论与临床实践密切结合的经典巨著，更是一部将“三阴三阳”理论运用于临床实践的经典著作，其所创立的“三阴三阳”六病分证的辨证方法直接指导着临床遣方用药。正如仲景在其原序中所言：“虽未能尽愈诸病，庶可以见病知源。”故而千余年来，六经辨证一直为中医临床工作者治疗疾病所遵循的圭臬。现代研究认为，《伤寒论》“三阴三阳”病的证类，不仅指经络上的病证，而且还是脏腑、气化以及津液、气血、精、阴、阳失调的综合体现。

高老对《伤寒论》六经辨证之精髓研究颇深，探幽发微，见解独道。《伤寒论》不单是讲外感疾病由外入里的传变过程，而且还深刻阐明了机体发病过程中六经各自的发病特点，以及六经之间疾病影响相互关系，故临床运用六经辨证理论能够准确地判断和把握伤寒类疾病的发展变化规律。柯琴极力推崇六经辨证，故在《伤寒来苏集》发挥《内经》中“阳主外，阴主内”之意云“故仲景以三阳主外，三阴主内”，阐明了《伤寒论》之六经辨证不仅仅为外感病而作，而且为临床治疗内科杂病提供比较明确的方向。高老根据《伤寒论》六经发病的特点结合长期临床经验明确提出：急性病多实多热，慢性病多虚多寒；急性病多在三阳，慢性病多在三阴。故在临床中，高老认为大多数疑难杂病当从三阴进行辨治。此外，高老发现仲景提出的“三阴病”，皆为三阴脏病，且以足经为主。因此，《伤寒论》六经辨证论治体系，是高老“三阴理论”形成的纲领。

（三）崇“黄氏”之学

黄元御，清代著名医学家，尊经派的代表人物，推崇黄帝、岐伯、越人、仲景，并尊之为四圣，对《内经》《难经》《伤寒论》《金匮要略》精研而有深功，见解精辟，确有“理必《内经》，法必仲景，药必《本经》”之感，对后世医家学术理论的发展与创新产生深远影响，被誉为“一代宗师”。《四圣心源》为黄氏诸书之会极，旨在弘扬四圣（黄帝、岐伯、越人、仲景）之伟业，阐发四圣典籍之精蕴，堪称“解内外百病原始要络”之经典著作。

黄氏在《四圣心源》中，极力推崇中气在维持人体气机升降协调、阴阳平衡中的重要地位。脾为己土，以太阴而主升，胃为戊土，以阳明而主降，升降之权，则在阴阳之交，是谓“中气”。其中云：“胃主受盛，脾主消磨，中气旺则脾升胃降，水谷腐熟有权，气血充盛，所以无病；中气衰则升降窒，肾水下寒而精病。心火上炎而神病，肝木左郁而血病，肺金右滞而气病。脾主升清，胃主降浊，土湿，则中气衰，脾胃升降失调，清阳不升，浊阴不降，中土壅滞，水谷不能腐熟，气血生化无源，人之衰老病死，皆因于此。故医家之遣方用药，首当保护中气。”这体现了黄氏对《伤寒论》保护脾胃之气思想的忠实继承和淋漓尽致地发挥。

黄氏认为，人身之贵者，莫过于阳气，阳气是生命的象征，有阳则生，阳旺则康，阳衰则病，阳绝则死。阳气在生理上的重要地位决定了阳气虚衰乃为疾病之关键病机，阳气若伤，阴霾弥漫，则恙疴易起。《四圣心源》云："夫纯阳则仙，纯阴则鬼。阳盛则壮，阴盛则病。病于阴虚者，千百之一，病于阳虚者，尽人皆是也。"告诫人们在临床辨治疾病时，当培护机体阳气，扶正祛邪，勿要滥用攻下及清热解毒药，以免伤及阳气，否则会使病情更重，甚至生命有倒悬之危。

《四圣心源·六气解》云："内外感伤，百变不穷，溯委穷源，不过六气。六气了彻，百病莫逃，义至简而法至精也。"这充分体现了黄元御以"六气从化"理论为核心的学术思想。黄氏根据六气、五行与人体脏腑经络的关系，认为人之五脏六腑、十二经脉皆由六气所统。黄元御应用五行相生原理阐释了"从化"产生的本质，提出用"六气的疾病特性"来概括脏腑的病理特点的辨证思想。高老在认识疾病的过程中，领会到《伤寒论》以六经立法，源于六气，认为深刻领悟六气从化是打开《伤寒论》六经辨证之精髓的一把钥匙。高老极力推崇黄氏"中气为本"、用六气从化理论揭示疾病根源以及重视人体阳气等理论，并作为其"三阴理论"形成的重要理论支撑。

（四）聚"医理"之精

众所周知，一种中医辨治理论的诞生，是在中国哲学方法的指导下，经过临床实践的千锤百炼，取得显著疗效条件下形成的。高老"三阴理论"在中国哲学方法的指导下，以《内经》"三阴三阳"学说为理论基础，将《伤寒论》六经辨证与《金匮要略》脏腑辨证有机地结合起来，并融入黄元御中气为本、以六气从化揭示疾病的根源、强调人体阳气重要性以及十二脏腑经络皆与六气对应的天人相应理论，结合自身数十年的临床实践，进而提出"治疗内伤杂病当立足三阴"的辨治观点。由此可见，"三阴理论"充分体现了高老对"治病求本"的独特认识，是中医哲学理论与临床实践的结晶。

综上所述，阴阳五行学说、天人相应是高老构建"三阴理论"的哲学基础，《黄帝内经》“三阴三阳”学说为高老“三阴理论”形成的理论基础，《伤寒论》六经辨证为高老“三阴理论”形成的理论框架，黄元御学术思想内涵为高老“三阴理论”形成的理论支撑。

三、“三阴理论”的内容

所谓“三阴”，是指足太阴脾经、足少阴肾经、足厥阴肝经。高老所提出的“三阴理论”揭示了肝、脾、肾之间密切的生理、病理关系，高度诠释了人体内伤杂病发病病机的主要特点，充分体现了中医“整体观念，辨证论治”的主要特点。

（一）三阴的生理关系

足太阴脾，属土；足少阴肾，属水；足厥阴肝，属木。高老为了说明三者之间密切的生理关系，恰切地将脾土比作地，肾水比作墒，肝木比作树。足三阴肝、脾、肾之间的生理关系就等同于自然界中树、地、墒的关系，三者密不可分，缺一不可。在自然界中，树木长在土地之上，且需要水来浇灌，如此，才能生长旺盛，枝繁叶茂，而人生理活动亦然。三者在生理上相互滋助，相互为用，共同维持人体正常的生理功能。临床常说“土得木而达”“益火补土”“培土制水”“滋水涵木”等，都深刻揭示了三阴之生理关系密切。

1. 足太阴的生理机制

足太阴，脾也，为阴中之至阴。脾在五行中属土，土爰稼穑，稼穑作甘，与长夏之气相通应，旺于四时，具有生化、承载、受纳的特性，为“后天之本”，气血生化之源。《四圣心源·天人解》云：“祖气之内，含抱阴阳，阴阳之间，是谓中气，中者，土也，土分戊己，中气左旋，则为己土，中气右转，则为戊土，戊土为胃，己土为脾。己土上行，阴生而化阳，阳升左，则为肝，生于上则为心。戊土下行，阳降而化阴，阴降于右，则为肺，降于下，则为肾。”所谓“土爰四象，为心肝肺肾之母也”。《素问·玉机真脏论》云：“脾脉者土也，孤脏以灌四旁者也。”饮食水谷入于胃，依赖于脾的运化腐熟，水谷精微才得以化生，再由脾气转输到全身各个组织器官，故人体脏腑、四肢百骸等形体器官都依赖于脾胃中土所化生的气血津精的滋养。

脾为太阴而主升，胃为阳明而主降，升降之功能称为中气。胃主降纳，脾主升化，故曰：“饮入于胃，游溢精气，上输于脾，脾气散精，上归于肺。”中气旺，则脾升胃降，纳运协调，腐熟水谷有权，气血充盛，灌注周身，脏腑器官受养，则人不病。脾胃之中气，为气机升降之总枢。脾气从左旋升，可推动肝肾也升；胃气从右转降，可带动心肺也降，脾升故水木不郁，胃降故火金不滞。脾胃之中气，健旺而善运，则心火下降于肾，肾水不寒，肾水上济于心，则心火不亢。上清而下温者，是谓平人。

总之，脾胃中气健旺，则气机升降协调，清阳上升，浊阴下降，阴平阳秘，精神乃治。《内经》云“有胃气则生，无胃气则死”，李东垣《脾胃论》亦云“内伤脾胃，百病由生”，无不强调脾胃的重要性。

2. 足少阴的生理机制

足少阴，肾也，为阴中之阴。肾在五行中属水，水曰润下，润下作咸，与冬之气相通应。肾藏先天之精，主生殖，为人体生命的本原，故为“先天之本”。肾精化肾气，肾气分阴阳，肾阴与肾阳相互滋助，相互促进，协调全身脏腑之阴阳，故又称为“五脏阴阳之本”。肾水胎寄阴阳，人之水火者，即人之元阴元阳，是人赖以生存的“先天之气”。肾阴具有凉润、抑制等作用，肾阳具有温煦、推动等作用，肾阴与肾阳相互为用，协调共济，则肾气冲和条达，人无病矣。肾阴，又称为“元阴”或“真阴”，是人体一身阴水的源泉，调摄人之一身精气血津液的化生和输布，机体五脏六腑、十二经络、四肢百骸、官窍皮毛等都依赖其濡养，五脏六腑之机能皆赖其调控，所谓“五脏之阴气，非此不能滋”。若肾之元阴充足，五脏六腑、形体官窍得以凉润，则人体的机能受到一定的制约而不过于亢奋，能量耗用相对减少，阴气凝聚而成形，所谓“无形化有形”。肾阳，又称为“元阳”或“真阳”，是人体一身阳气的根本。脾胃中气赖其温煦才能腐熟水谷，化生气血，进而输布于全身五脏六腑、四肢百骸、皮毛官窍。五脏六腑之机能活动皆赖其推动，所谓“五脏之阳气，非此不能发”。因于肾阳的温煦、兴奋、推动作用，全身精血津液受到激发，化生为气或能量，所谓“有形化无形”。若肾阳充盛，则人体五脏六腑、四肢百骸及形体官窍的生理功能得以推动和激发，热量产生相对增加，机能活动加速，则精神振奋。

《素问·生气通天论》云：“阳气者若天与日，失其所则折寿而不彰，故天运当以日光明。”明确指出阳气在人体中占据非常重要的地位。明代张介宾《类经图翼·大宝论》云：“万物之生由乎阳……得阳则生，失阳则死。天之大宝，只此一丸红日，人之大宝，只此一息真阳。”指出阳气与生死休戚相关。寒为水之本性，若水中有火，则寒水得暖而阴阳俱在。若水中无火，则寒水必极，阴阳离绝，而万物皆灭矣。郑氏把肾中真阳看作人身阳气的根本，并在《医理真传》中指出“天一生水，在人身为肾，一点真阳，含于二阴之中，居于至阴之地，乃人立命之根，真种子也”“凡人之身，皆赖一团真火”“真气存一日，人即活一日，真气立刻亡，人亦立亡”，认为“君火旺，心火始能旺，真火衰，心火亦衰”。这些都说明了肾中真阳是人体一身阳气的根本，关乎人之生命的盛衰与存亡。《内经》曰：“人之所有者，血与气尔。”若脾胃中气离开了肾阳的温煦和推动，则气血生化无源，五脏六腑失去气血濡养而机能衰败，人之死逼近矣，即所谓人体阳气存则生，消则亡。

3. 足厥阴的生理机制

足厥阴，肝也，为阴中之阳，体阴而用阳。肝在五行中属木，木曰曲直，曲直作酸，与春之气相通应，具有生长、升发、条达、温和、舒畅的特性。春天，阳气始发，阳光普照，冰雪融化，阴霾消散，万物复苏，生机盎然，万象更新，自然界呈现一派欣欣向荣的景象。正如《素问·四气调神大论》云："春三月，此谓发陈，天地俱生，万物以荣。"春天，风气当令，风者，为厥阴木气所化，在天为风，在地为木，在人为肝。肝与春气相通应，主一身生升之机，启迪诸脏气，并司其升降出入活动。肝气升发，五脏六腑之气化生有由，气血冲和，则五脏安定，万病不生。

五脏之中，以肝为贵。《素问·阴阳类论》云："春甲乙青，中主肝，治七十二日，是脉之主时，沉以其脏为最贵。"王冰注曰："东方青色，入通于肝……夫四时之气，以春为始，五脏之应，肝脏合之，公以其脏为最贵。"张介宾亦在《类经》中说："四时之序，在时为春，五脏之气，惟肝应之，故公意以肝脏为最贵，盖指厥阴也。"因肝主春时七十二日，为一岁之首，乃生机之冠，故藏生升之气。一年万物之生赖于春，而人一身之脏气之生赖于肝，故以肝（胆）脏为最贵。肝主疏泄，调畅全身气机，使脏腑经络之气的运行通畅无阻。若肝木条达，生升疏泄之功能正常，则人体一身气血和畅，经脉通达，五脏六腑之机能活动安定有序。

4. 足三阴之生理关系密切

脾属土，肾属水，脾土制水，以防肾水泛滥，所谓"土能制水"。肾为一身之阳，温煦脾土，促进脾土运化水谷，化生气血。肝属木，生于肾水，得益于中土所化生气血的滋养，才能升发条达。水暖土和，则肝木发荣，生机盎然，所谓"木生于水而长于土"，而脾土运化水谷功能的正常发挥亦需肝木之疏泄而健运，所谓"土得木而达"。总之，足三阴肝、脾、肾生理关系密切，临床运用需熟练掌握，方能知常达变，临证不乱。

（二）三阴的病理关系

1. 足太阴的病理机制

足太阴脾，以湿土主令，不病则已，病则多湿，所谓"脾主湿"，即是此义也。脾喜燥而恶湿，土燥则能制约肾水，土湿则被寒水所侮。寒水侵犯湿土，于是湿土作寒，而成水寒土湿。六气之中，湿为太阴主气，寒为少阴客气。因此，太阴寒湿，非因寒水所侮，而总归阳明虚弱导致。脾为湿土，胃为燥土，太阴之湿盛，则湿气阻燥而生寒。阳明之阳盛，则燥气夺湿而化热。而阴阳之盛衰，权在于中气，中气健旺，则太阴脾土亦旺，从化于阳明；中气衰败，则胃气不降而上逆，阳明从化于太阴。燥为阳，湿为阴，阳亲于上，而阴亲于下。因此，阳明燥土，病则浊气上逆，太阴湿土，病则清阳下陷，这就是自然规律在人体疾病中的体现。脾主升清，胃主降浊，脾为寒湿所困，水谷运化失权，则升降反作。中气凝滞，则腹满，浊阴上逆则呕吐，清阳下陷则下利。土湿木壅，侵克脾土则腹痛。正如《伤寒论·辨太阴病脉证并治》提纲条文所说："太阴之为病，腹满而吐，食不下，自利益甚，时腹自痛，若下之必胸下结硬。"

脾胃中气，燥湿相济，升降协调，则病邪由太阴而出，若太阴脾土寒湿，升降失调，则病邪由太阴而入侵少阴、厥阴，是以病势加重。未入太阴，阴气外侵，犹俟渐夺，故太阴之病象颇多，半寓于阳明。已入太阴，阴邪内传，势不久驻，故太阴之病条甚少，全见于少厥之中。盖脾阳亏虚，则水侮而木贼，少厥之阴邪，勃起而内应，于是未去太阴，已传少厥，自此少厥告急，而太阴之病，俱附与少厥之篇矣。大凡少厥之死病，皆由脾阳之颓败，少厥之生证，悉因脾阳之来复，太阴一脏，是存亡生死之关，仲景四逆之垂法，大黄、芍药之示戒，不可不详思而熟味也。

2. 足少阴的病理机制

足少阴肾，属水应冬，不病则已，病则多寒，所谓"肾主寒"，即是此义也。水（肾）位于下，火（心）位于上。肾水上济交于心火，火中有液，阳中有阴，故火不上炎，心火下降交于肾水，水中有火，阴中有阳，故水不下寒，此所谓水火相济，阴阳相交，心肾相交，人之常态也。少阴以心火为主，肾水则为从化之脏，但少阴虽以心火司气，而火从水生，火根于水，水性本寒，寒为火根，故少阴一病，病于寒者多，而病于热者少也。《伤寒论·辨少阴病脉证并治》提纲条文说："少阴之为病，脉微细，但欲寐也。”揭示了足少阴肾病多寒的病理特点及主要发病特征。足少阴肾虽然从化于心火，但是，一旦发生疾病，就会还原其本来的寒水之性，造成寒水当权，独阴而无阳，寒性主蜇伏收敛，潜藏之气当令，而无一线阳光以鼓之，于是脉微细而善寐。盖脾土健旺，气血充盛，精力旺盛则不眠，胃失和降则卧不安，寒水泛滥则阴静，静则善寐，这就是自然之道。

盖水能胜火而火不能胜水，病则水胜火负，自然之理也。中气土旺，堤水之阴邪，寒水不至泛滥，水虽有胜火之权，亦不能使君火消亡。中土衰败，制水之堤防崩溃坍塌，无权制水，寒水冲破中土，上犯君王，进而水灭心火，上之则灰飞烟灭而不燃，下之则寒冰坚固而不解。虽有四逆、真武之法，恐怕也追不回离去的阳神，而只有阴魂孤存，挽之末路，桑榆难追。寒水侮土，脾胃虚寒，胃寒则气逆而呕吐，脾寒则气陷而下利，不能温养四肢，则手足逆冷。其恶寒蜷卧者，少阴之本病也。

3. 足厥阴的病理机制

足厥阴肝，以风木主令，不病则已，病则多风，所谓“肝主风”，即是此义也。木以条达为性，赖已土以达之，已土湿陷，抑制肝木条达之性，生意不遂，故郁怒而乘脾土。风性善动，而生疏泄，凡腹痛下利，亡汗失血之证，皆风木之疏泄也。《素问·阴阳应象大论》云：“风胜则动。”凡颜面肌肉抽掣、眩晕、震颤、抽搐、颈项强直、角弓反张、两目上视、口眼㖞斜等症，皆肝风之征兆也。肝以血为体，藏血而华色，主筋而荣爪。风动耗血，则色失荣养而枯，爪失濡润而脆，筋失濡养而拘急。凡眦黑唇青，爪断筋缩之症，皆风木之枯燥也。《素问·风论》云：“风者，善行而数变。”肝木发病，最易累及他脏，其传化乘除，千变不穷，故风木者，五脏之贼，百病之长，凡人之病起，无不因于肝木之郁也。

足厥阴肝木病患变化繁多，寒热皆可为之。肝木位居水火之中，水为肝之母，火为肝之子，肝木生于肾水而孕丁火，有协水上济心火之功。肝木协子气则上热，秉母气则下寒，无病之时，肾水上济而交火，心火下降而交水，水火相济，阴阳互根，二气和合，故火不上热而水不下寒，是谓平人。子胜则热，母胜则厥，热为生兆而厥为死机。热胜则火旺而土生，厥胜则水旺而土死，寒热胜负之间，中气存亡起着决定性的作用。《伤寒论·辨厥阴病脉证并治》提纲条文说：“厥阴之为病，消渴，气上撞心，心中疼热，饥而不欲食，食则吐蛔，下之，利不止。”厥阴藏气，自下上行，病则怒气郁升，木郁化火，心受其害，于是冲心痛热之证作，胃被其贼，于是吐蛔不食之病生，升令不遂，风木遏陷，于是脾蒙其害，而泻利不止，其消渴疼热者，上热也，是阳复发热之根，下利不止者，下寒也，是阴盛发厥之本，只此数证，而厥阴之病皆备矣。

4. 足三阴之病理关系密切

足太阴脾土病湿，无权制水，则肾之寒水泛滥，反侮脾土，导致水寒土湿。寒水不能生木，土湿不能培木，肝木郁滞，生意不遂，终至三阴同病，以脾土为主。

足少阴肾水病寒，寒水不能生木，则肝木郁遏，横逆克土，土湿又被水侮，终至三阴同病，以肾水为主。

足厥阴肝木病郁，郁而生风，贼克脾土，土湿无权制水，反被水侮，终至三阴同病，以肝木为主。

总之，三阴经在生理上密切联系，病理上相互影响，一经发病往往累及其他二经，终致三阴同病而杂病丛生（图 2.1）。

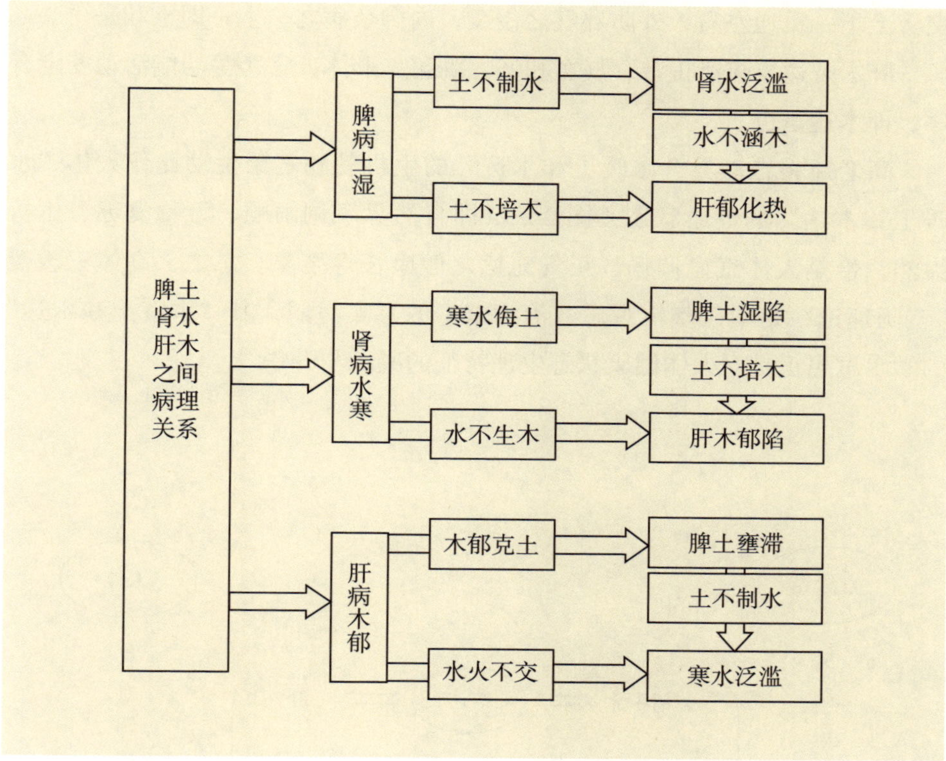

图 2.1 足三阴肝、脾、肾病理关系

四、“三阴理论”的治疗学思想

高体三教授根据足三阴肝脾肾的生理及病理特性，承袭医圣张仲景《伤寒论》扶阳法，并在此基础上加以发展，创立了“水暖土和木达”的学术思想。

高老认为，肾为人一身阳气之根，人之生死，阴阳判别。肾为水脏，寒则病生，暖则病愈。元阳充盛，阳主阴从，阴平阳秘，则机体功能正常，即水暖是也。

脾胃中气升降协调，升清阳暖肝血而化魂神，降浊阴凉肺气而化魄精，交济上下，贯通左右，外防邪气之侵袭，内御杂病之丛生，即土和是也。

肝木条达，疏泄正常，气血和畅，脏腑、形体、官窍等功能活动安定有序，即木达是也。

高老还将自然界“水暖土和木达”的生机勃勃之象生动比作人体“水暖土和木达”的健康状态（图 2.2），即自然界风调雨顺、万物复苏、生机盎然，恰是人体气血调畅、正气充盛之健康长寿之象。总之，高体三教授“三阴理论”是中医整体观念、治病求本的真实写照，其“水暖土和木达”的学术思想正是对人体健康状态生理特征的凝练与升华。

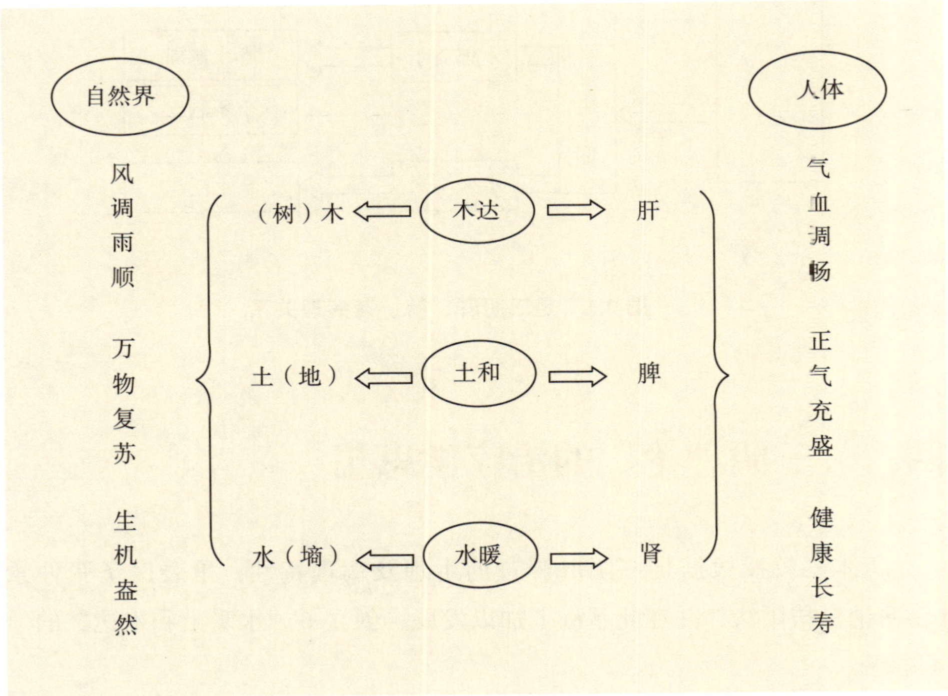

图 2.2 自然界与人体“水暖土和木达”关系

五、结 语

高体三教授经过数十年的理论探究和临床实践，形成了独特的“三阴理论”体系，创立了“水暖土和木达”的学术思想。

所谓“三阴”，是指足太阴脾经、足少阴肾经、足厥阴肝经。高老提出的“三阴理论”诠释了足三阴肝、脾、肾之间的生理、病理关系，揭示了人体内伤杂病与足三阴肝、脾、肾的密切关系。足太阴脾土，病则多湿；足少阴肾水，病则多寒；足厥阴肝木，病则多风。其中，一经发病，往往累及其他二经，终致“三阴”同病而杂病丛生。

“水暖土和木达”为高老“三阴理论”的治疗学宗旨，即肾水温暖，脾土和顺，肝木条达，则气血调畅，生机充沛，所以人体无病。临证针对慢性疑难杂症，应立足于足三阴肝、脾、肾的调理，使之达到“水暖土和木达”的正常的生理状态，则沉疴迎春，机体康复。

第三章 医论

一、论伤寒三阴经生理病理关系

所谓三阴经，是指足厥阴肝经、足太阴脾经和足少阴肾经。根据临床观察，这三经无论在生理关系上或是在病理关系上都极为密切，其发病率也最高。如果其中某一经发病，往往三经相互影响。因此，深入探讨三阴经的关系，对理解三阴经综合方剂的药物配伍意义及仲景学术思想，都将有很大帮助。

1. 三阴经的生理关系

足厥阴肝属木，足太阴脾属土，足少阴肾属水。为了说明三阴经肝、脾、肾三者之间的生理关系，我们恰切地比喻谓："肝木好比树，脾土好比地，肾水好比墒。"肝、脾、肾三经就等于树、地、墒的关系，三者不可分离，缺一不可，即：肝→木→树，脾→土→地，肾→水→墒。

三者在生理关系上相互滋助，在病理关系上相互影响，故有"见肝之病，知肝传脾，当先实脾"之论。临床常说的"木郁克土""土不培木""水不生木""调经不离肝脾""脾肾阳虚""肝肾阴虚"等，都充分说明了三者关系之密切，这对指导临床治疗启发很大，值得重视。

2. 三阴经的病理关系

脾土应长夏，属太阴而主湿，不病则已，病则多湿；肾水应冬，属少阴而主寒，不病则已，病则多寒；肝木应春，属厥阴而主风，不病则已，病则多风。此为足三阴的病理特点。所谓"肝主风""脾主湿""肾主寒"，即此义也。

脾主升清，功能运化，化生精华上奉，养于周身。病则脾湿下陷，可见食欲不振、倦怠乏力、便溏泻利等症。肾主藏精，秘而不泄，肾阴化水上交于心，病则肾寒失藏，可见小便失常、腰膝冷痛、痰饮脚气、阳痿遗精等症。肝主升发，功能疏泄，运行气血，灌注周身，病则肝气郁滞，可见胸脘胁肋胀痛、烦躁易怒、震颤抽搐等症。以上是单脏发病举例，下面介绍三者的病理影响。

脾土功能克水，土湿不能克水则肾经寒水邪气泛滥，寒水又反侮土，形成水土二者寒湿，不能生培肝木，肝木郁遏，生气不遂，于是足之三阴病作。此为太阴脾土病湿而累及肝肾，实为三阴合病，以脾为主，治宜温阳健脾为主，兼补肝肾，代表方如黄土汤。本方主治中焦虚寒，脾阳不足所致的各种出血证，属三阴同病以脾虚为主，一则肝木克土，二则寒水侮土，致脾虚失统。方中灶心土温中健脾止血为君药；臣以白术燥湿健脾，附子温肾散寒；配伍干地黄、阿胶、黄芩清滋养肝，补血寓止为佐；使药炙甘草补中培土，调和诸药。如此相伍可使水暖土和木达，脾阳复而血自止。

肾水功能生木，肾寒水不生木则厥阴肝经功能失调，肝木郁陷，反克脾土，形成脾被木克而水侮，于是三阴病作。此为少阴肾水病寒而累及肝脾，实为三阴合病，以肾为主，代表方如真武汤。本方主治脾肾阳虚之小便不利、水肿、心下悸、头眩等症，其发病乃因脾土湿陷，肾水虚寒，木郁风动致少阴寒水无制，泛滥而为水肿，治宜温肾化气行水，兼补肝脾。方中附子大辛大热入肾以温补肾命，蒸水化气为君药；白术、生姜、茯苓燥湿健脾以助运化为臣；更佐酸敛养阴之芍药以养血疏肝，清风木治头眩，并缓姜附之辛燥。诸药合用，共成温肾补脾、疏木清风、化气行水之剂。

肝木功能升发，肝风郁怒，贼克脾土，脾土湿陷，无力制水，肝木春之温气又无力解少阴肾水之寒气，于是足之三阴病作，此为厥阴肝木失调而累及脾肾，实为三阴合病，以肝为主，代表方如乌梅丸。本方主治蛔厥证又治久痢。其发病乃因脾肾虚寒，土不培木，水不涵木导致肝经血虚，化火上炎，形成虚实并见，上热下寒之证。实属三阴同病以厥阴风木为主。方中乌梅酸敛补肝，以助厥阴春生之气为君药；臣以当归、桂枝助乌梅养血补肝，疏木达郁；配人参、干姜、附子、蜀椒、细辛温补肾阳，暖脾和中为佐使，更佐连柏以清上热。诸药合用，可使水暖土和木达，以求温脏补肝成春之功。

总之，三阴经在生理上密切联系，病理上相互影响，一经发病往往累及其他二经，终致三阴同病而杂病丛生或木郁蠹生而蛔厥，或手足厥寒而脉细，或寒疝腹痛而逆冷，或木郁乘土而痛泻，或虚劳腰痛而尿频，或妇人转胞不得溺，或下消而上渴，或脐悸而奔豚，或男子失精，或女子梦交，或宿有癥病，或带下崩漏，不一而足。故在临床上，治肝之病须兼顾脾肾，治脾之湿应兼治肝肾，治肾之寒当兼医肝脾，方可获得较好疗效。

二、论脾胃升降关系

“脾主升清，胃主降浊”为中医脏腑学说重要内容之一。从临床观察看，凡属脾虚之证，大都呈现腹胀腹痛，或便溏泄痢以及清阳下陷脱肛等症；凡属胃虚之证，多见胃痛吐水，或胃脘满闷以及浊阴上逆不食等症；凡属脾胃实证，常会导致脘腹胀满，食谷欲呕，大便秘结等升降窒塞、壅塞不通等症。在这一基础上，形成了脾主升清、胃主降浊、脾主运化、胃主纳谷等理论。《内经》所谓“饮入于胃，游溢精气，上输于脾，脾气散精，上归于肺，通调水道，下输膀胱，水精四布，五经并行”，正是此义。

1. 脾胃升降的生理

脾胃升降的关键，在于燥湿从化而阴阳相济。盖脾与胃二者具有相互制约及相互资助的密切关系，故曰脾与胃相表里。脾为阴土属太阴，胃为阳土属阳明，太阴主湿而阳明主燥，乃《伤寒论》对此二经性质之定理也。然，湿者，太阴土气之所化也，在天为湿，在地为土，在人为脾。足太阴脾以湿土司气，辛金之燥从脾而化湿，故曰太阴湿土，这就是土主湿的理论依据。燥者，阳明金气之所化也，在天为燥，在地为金，在人为大肠。手阳明大肠以燥金主令，戊土从大肠庚金而化燥，故曰阳明燥金。土性本质主湿，所谓胃为燥土者，正是由此而来。

以上说明了脾土主湿而胃为燥土，还应进一步说明脾胃二者的燥湿从化及阴阳相济等关系。脾为太阴气主升，胃为阳明气主降。脾为湿土而性阴，胃为燥土而性阳。太阴脾脏湿土之阴，能济阳明胃腑燥土之阳；阳明胃腑燥土之阳，能济太阴脾脏湿土之阴，使其脾胃二者燥湿相制，阴阳相济，己土不致偏湿，戊土不致偏燥，从而燥湿平衡，阴平阳秘，中土和煦，脾胃强壮，中气旺盛，脾胃自然升降。脾气上升可促使胃土顺降，胃气下降可促使脾土上升，脾升胃降犹如车轮之枢轴，枢轴运动，升降往复而循环不息。所谓“无有升而不降，无有降而不升”者，正乃此理。

2. 脾胃升降的关系

脾胃属土，位居中焦，为四象之母，实生四象，四象即心肝肺肾。所谓土生金，金生水，水生木，木生火者是也。脾胃功能化生中气，中气旺则升降运转，纳谷运化，化生气血，滋生精华，养于四象，故称后天之本，为人体升降之枢轴。枢轴运转，除了脾胃本脏升降运化作用之外，还能协助其他脏腑的升降活动，形成整体升降功能的和调统一。例如脾气旋升，可推动肝肾上达而交于心，故水木不郁；胃气转降可带动心肺下行，故火金不滞。是以有“脾升则肝肾也升，胃降则心肺也降”之论。水升交火则心不上炎，火降交水则肾不下寒，平人上清而下温者，乃中焦脾胃土气之善运也。反之，中气衰则升降窒塞，火不交水则肾水下寒而精病，精病则遗泄而不秘；水不交火则心火上炎而神病，神病者多惊怯而不宁；肝木郁滞而血病，血病则凝瘀而不流；肺金郁滞而气病，气病则痞塞而不宣。由此可知，心肝肺肾之病，大都与脾胃升降失常有关。总之，通过脾胃中气之升降，能使坎离交济，龙虎回环，阴阳互根，气血和畅。

3. 升降与精神魂魄

如前所述，脾胃属土，为四象之母，实生四象，四象即心肝肺肾。肾藏精，心藏神，肝藏魂，肺藏魄。从精神魂魄来看，悉与脾胃升降有关。如脾胃升降运化，为化生气血之源。化生之气归于肺，化生之血藏于肝。肝血温升则魂生，温升不已，温化为热（正常）上升则生心神。肺气清降则魄生，清降不已，清化为寒（正常）下降则生肾精。心为阳而肾为阴，心火下降交于水，阴中有阳故水暖而精盈，肾水上升交于火，阳中有阴故气清而神旺。神发于心而其根在肝，神气未旺之前，先现其阳魂。精藏于肾而其本在肺，精气未盈之前，先结其阴魄。《内经》所谓“随神往来者谓之魂，并精出入者谓之魄”亦即指此。肝木应春气温而主升，肝之温气方升，未能化神而先化其魂，温气全升为热由魂而化神，魂为神之初萌，故曰随神而往来；肺金应秋气清而主降，肺之清气方降，未能化精而先结其魄，清气全降为寒由魄而生精，魄为精之始基，故曰并精而出入。总之，精神魂魄之化生，不能离开脾胃中气之升降，脾气主升，脾升肝达而化魂神；胃气主降，胃降肺敛而化魄精。所谓土为四象之母而实生四象者，道理就在于此。

4. 脾胃升降失常的病理

脾与胃相表里，脾为湿土，胃为燥土，一燥一湿而阴阳殊途。另一方面，脾土之湿济其胃土之燥，胃土之燥济其脾土之湿，彼此相济而又互为制约，使戊土不燥而己土不湿，双土之气和合，中气运转，胃降而善纳谷，脾升而主运化，所以不病。病则或湿胜其燥，或燥胜其湿，病理不同，治法亦异。

脾胃湿病。太阴脾土主气之湿现其本气，湿气偏盛，累及胃，脾湿胜其胃燥，使胃土客气之燥从脾而化湿，形成脾胃湿盛，运化失常，升降反作，脾陷胃逆，发为太阴湿盛虚寒之病。正因如此，一则可出现便溏泄痢，或腹胀、腹痛等症，二则可见到胃逆不食，或恶心、呕吐等疾，三则导致脾陷胃逆，吐利并作。治宜补中健脾、和胃降逆。如便溏、泄痢、腹痛偏重者，可补中健脾升陷为主而和胃降逆为辅；如不食或呕吐偏重者，宜和胃降逆为主而补中健脾为辅；如吐利并作且俱重者，应补中健脾与和胃降逆并济，但根据治疗经验，尽管是吐利俱重，在处方用药上，还是以和胃降逆之药微重于补中健脾之品为好，因为这样可以防止在补中健脾升陷治下的情况下，造成不食呕吐上逆更甚。若治不如法，形成上不能食，再加上泄痢滑脱不止者，往往也会导致虚脱垂危。

脾胃燥病。临床也有阳明胃土现其司化者庚金之燥气，致使胃土化燥，燥气偏盛，累及脾，胃燥胜其脾湿，使脾土之湿从胃土而化燥，形成脾胃燥盛，运化失职，升降窒塞，壅塞不通，发为阳明燥盛实热之病。所以症见脘腹痞满，或食谷欲呕，甚则发热口渴，形成高热便秘等症。在治疗方法上，轻者消积导滞，重者清热生津，再重则苦寒泻下。以上三种治法，也包括实则阳明之义。

5. 脾胃湿病偏多之大意

从临床实践看，脾胃患病的特点是湿病多于燥病。欲想研究这个问题，应抓住两点，一是重视脾胃属土而土性主湿的理论本质，二是必须从太阴、阳明二经的主客从化着眼，如此才是研究脾胃湿病多于燥病的关键所在。

根据五行学说，肺、大肠相表里属金，肝、胆相表里属木，肾、膀胱相表里属水，心、小肠相表里属火，脾、胃相表里属土。同时，中医学又提出“金主燥”“土主湿”等理论，这就充分说明了脾胃属土而土性本湿，病则脾胃现其本质主气之湿，这正是脾胃患湿病多的原因之一。

根据《伤寒论》，足太阴脾以湿土司气，手太阴肺之燥金从土而化湿，湿为太阴之主气，而肺金之燥从化为湿是客气，主气难变而客从主化，故曰太阴湿土，但不名太阴燥金，此为脾胃患湿病多的原因之二。

手阳明大肠以燥金主令，足阳明胃土之湿从金而化燥，燥为阳明金之主气，而胃土之湿从化为燥是客气，主气难变而客从主化，故曰阳明燥金，但不名阳明燥土，因土性本湿，此为脾胃患湿病多的原因之三。

总之，足太阴脾土之湿，为本质的主气，并非从化之客气。足阳明胃土之燥，乃从金所化是客气，虽曰燥土是客气，并非胃土之本气，主气难变而客从主化，究之客气终不敌主气之旺，所以脾胃病中太阴湿盛者偏多，而阳明燥盛者偏少。由此可见，脾胃属土而土主湿，乃戊己本质主气之特点。

综上所述，脾胃升降功能，主要在于燥湿互为相济，阴阳互为制约，燥湿平衡，阴平阳秘，脾胃表里关系和合，中土之气运转，为形成脾胃升降的关键所在。正由于脾胃中气运化升降，所以升清阳能助肝肾，降浊阴可敛心肺，生化气血、养育四旁、滋培精神魂魄、调济水火气血，悉与脾胃升降有关，故中土为后天之本。

三、论“脾为生痰之源，肺为贮痰之器”

“脾为生痰之源，肺为贮痰之器”出自清代李用粹《证治汇补·痰证》，对于临床实践具有重要的指导意义。因此，很有必要进一步从中医学理论有关方面加以阐述，从而更好地指导临床实践。

1. 从理论方面研究

“脾为生痰之源，肺为贮痰之器”与祖国医学的脏腑学说、五行学说、六经辨证、六气从化等有着密切关系。脾肺二脏为太阴经，脾属土而土性主湿，湿为六气之一，土为五行之一，由于足太阴脾土湿，影响了手太阴肺金，肺失宣降而化生痰浊。前人有“生我者为母，我生者为子”以及“虚则补其母，实则泻其子”等论述，也说明了太阴脾肺的母子相生关系，所谓“土生金”或“培土生金”正是此理。从临床实践看，一般来说，母壮（正常）则子强，母虚（反常）则子病，故曰“脾为生痰之源，肺为贮痰之器”。

2. 从生理方面研究

脾居中州，有运化水谷、吸收营养和升清降浊等功能。肺居上焦，司呼吸吐故纳新，有外主皮毛、内主肃降等作用。从脾肺的关系看，脾土主湿而肺金主燥，在正常生理情况下，脾土之湿可制约肺金之燥，而肺金之燥又可制约脾土之湿，如此则燥湿相敌，互为制约，使土不偏湿而金不偏燥，脾土肺金和煦，所以不病。脾升清阳滋养于肺，肺气肃降以导湿浊，故有“脾气散精，上归于肺，通调水道，下输膀胱”之论（《素问·经脉别论》）。由此可知，脾肺在生理关系上，具有相互资助和相互制约的密切关系。特别是脾为肺之母，如果脾湿不能升清而土不生金，就会导致肺之肃降失常而症见咳嗽吐痰，故有“见痰休治痰”的说法，所以前人根据临床实践提出了“脾为生痰之源，肺为贮痰之器”的论断。

3. 从病理方面研究

临床对痰的命名颇多，计有燥痰、热痰、风痰、寒痰、湿痰、顽痰等，但大都与脾湿生痰有关，其病理概述如下：

中土湿不能升清降浊，浊邪壅塞于上，影响上焦肺金肃降，手太阴肺金秘其本气而生燥，故致燥痰咳嗽，症见咳痰干黏。

中土湿不能生金，肺金失其宣降之常，手太阴肺金从足太阴脾土而化湿，致湿痰咳嗽，症见咳痰偏多，色白而不黏。

中土湿不能培木，木郁风动，肝脾失调，湿化为痰，风痰上泛，形成风痰诸候，症见头晕目眩，或心悸癫狂昏迷等。

中土湿阻气机，也有木郁化火，火刑肺金，导致热痰咳嗽，或热灼肺津而成老痰或顽痰，症见咳嗽吐痰色黄或痰黄黏稠。

中土湿不制水，造成肾虚命门火衰不能生土，脾土化寒致痰饮寒咳；或中土湿脾虚化寒，无力资助肺金，手太阴肺从足太阴脾化为湿寒，致寒痰咳嗽，症见咳痰清稀，或咳痰而凉，或遇寒咳重。

由此可知，“脾为生痰之源，肺为贮痰之器”这个论点，主要是对太阴脾肺两脏而立。中土在正常生理情况下，具有升清阳和降浊阴等功能。所谓升清阳，实际上包括了功能气化的上助调节和精华物质的上奉营养；所谓降浊阴，实际上包括了功能气化的运转下行及痰湿浊邪的顺导下出。病则中湿不运，升降窒塞，不能化气如沤，清阳不能上达，导致上焦功能气化失调及精华营养无源；浊阴不能下降，致使上焦不能化气如雾，功能气化不利及痰浊湿邪壅滞于内，累及他脏，症见痰咳喘满，或头晕目眩，或心悸癫狂，或痰蒙心窍昏迷等。

4. 从治法方面研究

根据脾土主湿而肺金主燥的原则，对脾应以补中祛湿健脾为法，对肺则宜化痰止咳为主，并需参考或清，或润，或温，或补等法。若累及肝肾，还应结合补肾疏肝之法。

5. 从方药方面研究

根据湿生痰，湿为阴邪，寒湿腻滞，肺气不利，导致咳痰喘满的特点，在一般情况下，可选用温化痰湿、渗湿健脾、理气化痰方药为主，灵活配方治疗。

二陈汤：陈皮、半夏、茯苓、炙甘草（方中陈皮亦有用橘红者）。

加味黄芽汤：干姜、茯苓、党参、炙甘草、陈皮、杏仁。

加减变化：气虚者重用党参，寒重者重用干姜，肺有燥热者可加生石膏、麦冬、全瓜蒌、黄芩，属于风痰者可加天麻、荆芥、桂枝，意取敛肺止咳者可加五味子、罂粟壳等。

6. 病案举例

痰咳证候为临床常见病之一，本病也包括急、慢性支气管炎，但也有因痰导致其他疾病出现的。现就咳嗽吐痰症录两例以供参考。

病案 1

李某，男，60 岁，省某校职工。

感冒月余，外感已罢，余留咳嗽痰多，色白而稀，脉濡，舌淡，经注射青霉素和口服止咳糖浆类药无效，于 1978 年 9 月下旬就诊，当时除上述症状外，伴有食欲不振，周身乏力，咽干不渴。

诊断：湿痰寒咳，气虚脾弱。

治法：温中补气，燥湿健脾，化痰止咳。

方药：加味黄芽汤为主，加麦冬清上以疗咽干，加五味子、罂粟壳以敛肺止咳（3 剂）。

二诊：服药后咳嗽吐痰已减轻 80%，食欲增加，体觉有力，余感咽微干微咳。加射干继服 3 剂，症状基本痊愈。

三诊：患者要求再服 3 剂，意在巩固根治，以上方减轻干姜用量，以作善后。

病案 2

王某，男，6 岁。

患儿母亲代诉：发病已 5 年余，因受寒致病，初起咳嗽吐痰，继而续发哮喘咳嗽闷气，久治效果不佳，于 1978 年 9 月就诊，当时咳嗽痰多色白，哮喘闷气，身体偏弱，饮食欠佳，舌苔白滑，脉濡无力等。

诊断：哮喘（寒饮内停）。

治法：温中散寒，燥湿健脾，止咳平喘。

方药：以加味黄芽汤及二陈汤为主，合用生脉散及桂枝加厚朴杏子汤。

二诊：喘止咳平，立竿见影。但停药若干天喘咳又作，继服上方仍效。

三诊：以桂枝加厚朴杏子汤令其常服，仍有显效（禁猪肉）。

四、论乌梅丸的方义和运用

近几年来，用《伤寒论》乌梅丸治疗胆道蛔虫病者，愈来愈多，并且疗效显著，因而一般人都认为乌梅丸是单纯驱虫的代表方剂。其实驱虫仅为乌梅丸的作用之一，并没有把乌梅丸的全部功能发挥出来。为继承发掘提高祖国医学遗产，达到“古为今用”，笔者认为，对乌梅丸的方义和运用，很有必要做进一步的探讨和研究。至于如何研究较好，就个人的看法，必须弄清以下几点：

1. 必须从足三阴的相互关系来认识足厥阴的生理病理

从祖国医学的理论和临床实践看，充分证明足三阴的相互关系是极其密切的。如“乙癸同源”“脾肾阳虚”“见肝之病，知肝传脾，当先实脾”等等，都是阐述足三阴生理病理的关系问题。所谓足三阴，即足厥阴肝、足少阴肾、足太阴脾。乌梅丸是厥阴肝经的代表方剂之一，要想掌握乌梅丸的组成方义和运用范围，就必须从肝、脾、肾的关系入手进行研究，才能理解乌梅丸的全部作用。

《伤寒论·辨厥阴病脉证并治》提纲指出：“厥阴之为病，消渴，气上撞心，心中疼热，饥而不欲食，食则吐蛔，下之利不止。”从提纲的辨证主治看，它不单纯为肝经的一经独病，实际上也包括了脾肾虚寒的下利和上热火炎之消渴在内。这就需要把肝、脾、肾三者的关系联系起来研究，才能对乌梅丸得出比较全面的结论。

足厥阴肝以风木司令，位居水火之中。水为肝之母，火为肝之子，肝木生于肾水而孕心火，有协水上济心火之功。如足少阴肾以癸水而化气于心火，无病之时，肾水上升而交火，心火下降而交水，水火相济，阴阳互根，二气和合，故火不上热而水不下寒，是为平人。但水火之相交，与肝木之协水升发上达有着一定的关系。病则肝木不能协水上济于火，就可出现厥阴上热下寒之证。

足厥阴肝木为病，寒热胜负，协子气则上热，乘母气则下寒，子胜则热，母胜则寒厥，热为生兆而厥为死机，寒热胜负之间，中气盛衰也起着决定性的作用。中气盛则阳复，中气衰则寒厥。中气者，土也。足太阴脾以湿土司气，不病则已，病则多湿多虚。从脾土的正常功能看，除了发挥运化水谷和化生气血的功能外，还具有生培肝木和克制肾水的作用。如一旦太阴中虚为病，不但不能培木克水，相反地却又遭受水侮而木贼。所以，大凡厥阴（肝）、少阴（肾）之虚寒证，悉与太阴中土虚有着很大的关系。

故乌梅丸虽是对足厥阴肝经所立，但方中选用人参、附子、干姜者，意在配合补脾虚而温肾阳，使其脾肾的水土温和，以助生培涵养肝木之用。不难看出，形成乌梅丸证，决不仅仅是足厥阴肝经一经的问题，而且与足太阴脾虚、足少阴肾寒有着十分密切的关系。所谓“夫肝属木，乃生气所寓，为藏血之地，其性刚介，而喜条达，必须水以涵之，土以培之，然后得遂其生长之意”，也正说明了肝、脾、肾三者关系密切之所在。既然如此，厥阴乌梅丸的方证，决不会不涉及太阴和少阴的病理及药物者明矣。

2. 必须从足厥阴肝的生理病理认识乌梅丸的配方意义

肝主升发，性喜条达，赖于脾肾功能之相助，使其生培有源，才能发荣畅茂，木静而风恬也。此足厥阴脏寒之证，它与脾肾虚寒不能生培相助有其一定的关系。故乌梅丸方用酸温之乌梅为主，是从其性而欲入其肝，合用味甘辛而性温之桂枝、当归养血疏肝；配伍人参归经入脾，补中气而培脾土；复用附子、干姜、细辛、花椒大热之药，温肾阳又祛脏寒；因其肝木不能协水上济而症见上热消渴，故本方又佐用黄连、黄柏苦寒泻火而清上。这就说明，乌梅丸是以补肝养血为主，温脾暖肾为辅，佐以清上之法。至于本方的安蛔驱虫功能，阐述于后。

3. 从乌梅丸的配方意义认识其应用范围

补肝养血驱蛔，补脾暖肾清上，这是乌梅丸配方的根本精神。正因为肝木发病最易乘脾土，故仲景在《金匮要略》中指出：“见肝之病，知肝传脾，当先实脾。”此足厥阴脏寒之证，乌梅丸必配补中培土之药明矣。再从仲景治少阴病来看，他在《伤寒论》中指出：“少阴负趺阳者为顺也。”这又说明了肾水寒既不能涵养肝木，又势必侮于脾土，如此则形成了肝木生培无源。此足厥阴脏寒之证，乌梅丸必配温肾之药无疑。足厥阴肝木本有协水上济之功，病则不能协水上济故致上热，因此乌梅丸又佐清上之品。由于脏寒不利蛔之生存，蛔性喜温，避下寒而就上热，故又症见吐蛔。总观乌梅丸虽没有典型的杀虫药物，但从药物的味道看，确寓有一定的驱虫作用。如方用乌梅味酸为主，酸可制蛔；细辛、花椒味辛，辛可驱蛔；黄连、黄柏味苦，苦可下蛔。正因如此，所以乌梅丸用于治疗胆道蛔虫病有显著的效果。尽管如此，也不能只强调乌梅丸的驱蛔作用而忽略了乌梅丸补肝养血、补脾暖肾的功能。因而乌梅丸除了用于治疗蛔虫外，对于经寒腹痛、虚寒性腹痛、慢性附件炎、虚寒性白带、慢性肠炎、慢性结肠炎、慢性痢疾、虚寒性胃痛、慢性前列腺炎、阳痿或遗尿、坐骨神经痛、慢性三叉神经痛以及脱肛或子宫下垂等，属于肝脾肾虚寒所致者，选用本方加减治疗，大都有效。这说明乌梅丸不单是治疗胆道蛔虫病的良方，更为治疗肝脾肾虚寒杂病的圣剂。

综上所述，从足三阴的关系入手，为研究乌梅丸方义和证治的关键所在，在弄清肝、脾、肾三者生理病理的基础上，进一步从足厥阴脏寒证分析乌梅丸的配方意义，就不至于误认为乌梅丸为单纯的驱虫方剂，而忽略了乌梅丸补肝养血和补脾温肾的强大作用。总之，乌梅丸是对肝脾肾虚寒的蛔虫证而设，非为蛔虫证而脏不虚寒者所立。故乌梅丸除用于脏寒蛔厥证外，凡属足三阴虚寒所致的多种慢性杂病，均可选用本方加减治疗。若无上热者，可去黄连、黄柏。本方为寒热并用方剂，用于上热下寒证疗效较好，临床应用也较广泛，值得重视和研究。

五、漫谈中药服法

中药服法是中医学内容之一，中医学是几千年来人们同疾病作斗争的经验总结，为了继承和发扬中医学遗产，研究“服法”也具有重要的意义。

1. 服法的含义

“服法”多被人所忽略，如果深入研究，实际上其有很大价值，因为服法是研究吃药愈病不可缺少的学问，它对辅助医疗起着十分重要的作用，如《中国医药汇海》云："凡方剂虽煎之合法，而服之不得其法，亦不能全其效力……又宜讲求乎服法也。"由此看来，服药方法是值得我们高度重视的。

2. 服法的起源和发展

"服法"源于《内经》，如《素问·五常政大论》云："气反者病在上，取之下；病在下，取之上；病在中，旁取之。治热以寒，温而行之；治寒以热，凉而行之；治温以清，冷而行之；治清以温，热而行之。故消之、削之、吐之、下之、补之、泻之，久新同法。"从这段经文看，古人不但重视"治法"，也非常重视"服法"。

"服法"为历代所重视，《伤寒论》桂枝汤服法做以代表说明："右五味、㕮咀，以水七升，微火煮取三升，去滓，适寒温，服一升。服已须臾，啜热稀粥一升余，以助药力。温服令一时许，遍身漐漐微似有汗者益佳，不可令如水流漓，病必不除。若服汗出病瘥，停后服，不必尽剂，若不汗，更服依前法；又不汗，服后小促其间，半日许，令三剂尽，若病重者，一日一夜服，周时观之，服一剂尽，病症犹在者，更作服，仍服之二三剂。"由此可见，仲景对"服法"更为重视。总之，汉代至今发展繁多，不能一一枚举，但从上例充分说明"服法"是极其重要的。

3. 服法与临床的关系

诊断治法、处方用药、服药方法，三者是互相关联而不可分割的，例如对一个患者来说，诊断治法不明，当然是不能愈病的。但是，虽然诊断治法恰当，如果处方用药不周，也是不能收效的，换句话说，即如诊断治法和处方用药恰当，但服药方法丢掉了，这样也是不能求成的。再举小承气汤服法来加以说明："上三味，以水四升，煮取一升二合，去滓，分温二服，初服汤当更衣，不尔者，尽饮之，若更衣者，勿服之。"从这段经文看，说明服少者达不到泻下则病邪不去，服多者泻下太过则损伤正气，总之，服的偏少或偏多都将会造成症状进一步发展或恶化。通过上例，我们可以认识到“服法”与临床关系是密切的。如果忽视了“服法”，轻者不能帮助愈病，重者直接影响愈病，严重者可造成疾病的恶化，更严重者亦可形成不能挽救的危险。

4. 服法简要须知

热服与冷服：所谓热服是指将药煎成而趁热吃下。这种服法多用于发汗、攻下、开腠理、行血脉、通经络、走筋骨等，因热者主阳，阳动升举，动则多行，故热服者，意取药力之易行发挥作用也。所谓冷服是指将药煎成放冷吃下。这种方法多用于收涩填固止血等，因为冷者主阴，阴主于静，静则多停，故冷服者，意取药力之停留发挥作用也。

反佐服法：是指大热病，投以大寒之剂，药反热服，大寒病，投以大热之剂，药反冷服；或以大热剂中少加寒凉之药；或以大寒剂中少加温热之品，此皆称为反佐。这种服法，主要意取因势利导，盖恐大寒大热，病或格拒不入，必从其性以佐之，方能药达病所，以达其始则同，其终则异的治疗目的。

食前服与食后服：食前服是将药吃在饭前，然后吃饭，这种服法，多用于病在下，欲药力得压力而易行，意取不为饮食所阻而滞留于上者，并借食物而抑之下行也。食后服即先吃饭而后吃药，这种服法，多用于病在上，欲药力不易下趋，意取药力为饮食所阻而停留于上者，并借谷气以鼓舞助其机势也。除此之外，大凡方药中有剧烈刺激性者，皆宜食后服用，以防止刺激胃腑，导致患者难受。总之，药物入于肠胃，其力能达脏腑周身驱逐病邪者，皆赖本身之胃气而行其药力，饱服与饥服者，是有密切之关系和一定的意义，不可不知也。

朝服与暮服：朝服者是将药吃在清早太阳初萌之时。这种服法，多用于补阳补气之剂，因平旦清阳之气上升，服药偏宜于发散升举者也。暮服者是将药吃在太阳已坠之时。这种服法，多用于补阴补血之剂，因薄暮浊阴之气下降，服药利于敛固导泄者也。除此之外，有关安神定志催眠之剂，亦暮服为佳，截痫之剂，朝服为宜。

分服与顿服：所谓分服是将一剂药分作二服、三服，或数服。这种服法，乃古人因病制剂，必然要斟酌适当其病，病有轻重，方有大小，无论是一剂、二剂、三剂或数剂，无论是一服、二服、三服或数服，均有一定之数，少则不能奏功，多则亦为不善。所谓顿服是将药作一次服用。这种服法大抵欲急去病，如大汗大下之剂，而药剂皆宜顿服，以期速攻也。

少少与服：包括陆续服、徐徐服、含口咽服等。这种方法，多用于因胃气衰惫已极，不克胜其药力，或呕剧药难下咽，或对小儿服药困难，或治在上（咽痛、舌疮、牙痛、目病等）之病而不欲药力速下肠胃者，皆可采用此法。除此之外，极轻微之病，不须服用汤剂者，亦有煎药代茶，徐徐少少而服之。

5. 服法临床体会

高老在长期的临床实践中，根据患者的不同情况采取不同的服药方法，以便达到最佳的治疗效果。

小儿服法："陆续服用，要求服量。"因为中药不同西药，西药量少，中药量多，中药只吃一点，是不能治病的，但一次服半碗，也是有一定困难的，故既要陆续，又要吃够量，俗话说"药灌满肠"，此之谓也。方法如将一剂药煎至半碗，说明在四小时内一定吃完，次数不限，但要求不让洒掉药汤，如此就达到了服量。陆续服法，是根据儿童怕吃药的特点研究的，因为小儿每见药碗总是乱哭乱闹乱跳，当父母的免不了要疼爱小儿和动摇，医者服法不明，要求不严，交代不清，往往是收不到满意疗效的。

止呕服法："点滴服用，先少后多。"剧烈呕吐，临床甚多，因呕吐不能服药导致死亡者亦为不少，呕吐患者，多为茶药入口则哕，在这样情况下，一次服用是根本不可能的，妙则一星一点一滴地陆续服用，待部分药到胃发挥止呕疗效时，后而逐渐增多而至尽剂，此法临床累收奇功，如果一次服下，多会将药完全哕出，不但不能生效，反误其症，不可不知。

大病危症服法："连续大剂，服不间断。"如周连三老医生，给患者龙九令在一日一夜中连服三大剂中药，使患者得到挽救，健康痊愈。同例不胜枚举，效果确实惊人。该老医生的理论是：病大症危，非大剂则不能胜病，非连服则不能挽救生命，故用此法。其理论是：天热汗多，水药入内，多从汗腺排泄，故亦以大剂连服。个人对此临床验证，收效者颇多，此法有理，应该重视和推广。

发汗剂服法："一剂服用，达到出汗。"发汗剂不同其他剂。其他剂如四君子汤等，可连服几剂或十几剂，发汗剂除桂枝汤对重症连服几剂外，麻黄汤是没有连服几剂的，因为表证的变化很大，汗不如法必致病势蔓延和发展。如《素问·阴阳应象大论》云："邪风之至，疾如风雨，故善治者治皮毛，其次治肌肤，其次治筋脉，其次治六腑，其次治五脏，治五脏者半死半生也。"从这段经文看，虽然是说的治法，但服法也要密切配合上去，才能药到病除，否则疾病是要由浅入深的。《伤寒论》汗不如法变证亦为不少，如"发汗过多，其人叉手自冒心，心下悸，欲得按者，桂枝甘草汤主之。"又说："太阳病，发汗太多，因致痉。"还有："太阳病，发汗，遂漏不止……"上述几例，说明了误治不能愈病，服不足量亦不能愈病，服之过量更生他病。

峻下剂服法："大剂服用，一次求成。"急下剂不同其他剂，其他剂如四物汤等，可连服几剂或十几剂，峻下剂（大承气汤）连服几剂是极稀的，因峻下剂都是用于病势危急，非峻下则不能挽救生命，非大剂服用一次求成安能胜其病邪，如临床常见阳明病之高热，神昏谵语，循衣摸床，腹满硬痛，大便闭结，甚则狂躁，舌苔黑焦，小便赤涩等，此证应宜大承气汤峻下之，在这病势危急的情况下，绝没有小剂或少吃一点试试看的道理。若投小剂或少服试看者，误人非浅，仲景虽用小承气汤探试者，实非危症急下之例。

6. 结语

综上所述，“服法”也是中医学内一个重要问题，值得重视，前人对“服法”很早就有相当细致的认识，并在每个方剂后面，均注有明确的“服法”，我们参考前人的文献，根据其精神来指导临床实践，也收到满意的疗效，充分说明“服法”也是当前值得重视研究和发扬的一个课题。

我们可根据古典文献及历代各家著作进行研究，大力谈出个人的临床经验，丰富祖国医学内容，使祖国医学在党的正确领导下，不断地发扬和成长，更要耐心细致地传授给新生力量，为祖国建设做出更大的贡献。

六、怎样学好方剂学

方剂是运用单味药治病的进化，而方剂学理论的提高和中药学理论的发展，关系是极为密切的。因为药是组方治病的基础，方是群药获效的体现。药物是以性味归经、升降浮沉为重点，方剂是以君臣佐使、配伍变化为中心。中药学和方剂学是以中医理论（理法方药的全过程）为指导，以中药药理（性味归经和功能）为基础，二者虽密切关联，但又各具特点。中药学侧重以性味归经等，阐明每味药的功能和治证；方剂学则是以君臣佐使等，结合中药的功能归经，分述详析各个方剂药物之间的内在联系和互为相助，或互为制约，或相反相成的复杂配伍关系及群药通力作用。方剂是治病的重要手段，《方剂学》为中医必读之书，必须学好《方剂学》。本辅导材料，除了帮助大家学好《方剂学》，对毕业考试也有裨益。试将本人学习体会，做一交流，供初学者参考。

1. 方剂学的含义

每学一门课程，都应该知道它的含义，在学习《方剂学》的同时，也应了解何为“方剂”及何为“方剂学”？所谓“方剂”，方，就是根据病情，选择对证的药物，配伍成方，也称药方或处方；剂，即是根据年龄，病情轻重大小，斟酌合理用量，也称药量或计量，方加量才成为一个完整的“方剂”。所谓“方剂学”，含有一定的科学道理，它是给临床各科打基础的学科之一，为中医“理法方药”中的一个重要组成部分，是重点阐明和研究“方剂”的配伍规律及临床运用的一门学科。

2. 方剂学发展简史

“方剂”的发展历史悠久，最早是从单味药治病开始，从长期经验中发展到配方治病，疗效比单味药为优，从而逐渐发展创立了方剂学。

早在春秋战国时代的《黄帝内经》一书中，载有方剂 13 首。该书内容丰富，理论比较系统。除载 13 首方剂外，并根据病情提出了治病的“七方”，即大、小、缓、急、奇、偶、复。并对组方原则提出了“主病之谓君，佐君之谓臣，应臣之谓使”的观点。目前方剂的配伍法则，还仍以君臣佐使为规范。

后汉时期，方剂发展比较迅速，如张仲景著的《伤寒杂病论》就选载方剂 314 首，并且组方严谨，因而被后世誉为“医方之祖”。《方剂学》选录张仲景方剂者，将近百首，几乎占《方剂学》的三分之一。

北朝北齐徐之才著《药对》一书，按药物的功能把方剂归纳为十种。经过金代成无已又明确为“十剂”，即“宣、通、补、泄、轻、重、滑、涩、燥、湿”。凡学习中医者，大都知道“七方”和“十剂”之内容。

晋、唐时期，随着社会的不断发展，方剂亦不断创新发展。如晋代葛洪著有《肘后备急方》，唐代孙思邈著有《千金要方》《千金翼方》，王焘著有《外台秘要》等。

宋代出现了比较有名的方剂巨著，如《太平圣惠方》载方万余首，《圣济总录》载方两万余首。另有《太平惠民和剂局方》（简称《局方》）及《济生方》，两书虽载方不多但确有良效，目前《方剂学》也收录了该两书上的一些方剂。

明、清时期，除创新方剂外，尚突出了方剂在内容上的增补和理论上的提高，代表方书如《普济方》收载方剂六万余首。清代温病学派创立了不少治温病的有效方剂。常用的方书如《医方集解》《成方切用》《成方便读》等，为研究方剂学提供了有利条件。

1949年以后，在党的中医政策关怀下，祖国医药学得到了很大发展和提高，单就方剂方面看，据了解各省均有创新印发的方书和资料，如排石汤、宫外孕方、冠心1号、清胰汤等等。

3. 学习方剂学的重要性

为何强调要学好方剂学？因为方剂是为临床治病服务的，医者无论从事临床何科，都必须运用方剂。方剂是保证实现辨证论治获效的唯一手段，医者非此不可。至于疗效的好坏，关键就在于方剂。即如辨证正确，如果选方或配伍方剂不合理，愈病就是一句空话。据此不难理解，欲学好中医者，必须重视学好方剂学。一个方剂的组成，既不是同类药物的合并，也不是同效药物的相加，而是用组方法则严谨周密配伍而成的。如果误认方剂没啥可学，那就是不懂中医。不然的话，全国重点中医院校，还举办培训方剂师资班干啥？例如治脾阳虚弱失血证的“黄土汤”，方中反而配入了归经入肝之凉药生地黄、黄芩，在方义配伍上，这总有一些道理吧？似此颇多，不一枚举。由此可知，“方剂”不但大有东西可学，并且确有一定的研究价值。现将总的学法和目的要求简介如后。

4.《方剂学》内容简介

每接触一门课程，不但要明白它的中心大意，而且要概括了解它的大体内容，使学习时心中有数，便于从纲入手，纲举目张，学有裨益。有关《方剂学》的内容，简介如下：

上篇总论为《方剂学》的理论部分，重点是介绍方剂的组成和变化，另外也包括与方剂有关的一些内容。总论共分5章。首章系方剂与治法，主要是介绍法与方的关系，即方从法立，以法统方，法是配方的依据，方是治法的体现。常用的治疗大法有八种，通过学习要求熟记。次章为方剂的分类，侧重介绍方剂分类的发展简史，其中“七方”“十剂”是重点。第三章是方剂的组成和变化，为上篇总论中之核心部分，详细阐明组成方剂的理论原则，并在组方原则的前提下，根据病情进行变化，在变化中仍寓有一定的组成原则，必须掌握“君臣佐使”的配伍作用及三个变化剂型的具体内容。第四章是剂型，通过了解剂型，要求为剂型的改革向现代化发展和推进。末章是方剂的用法，主要介绍煎药方法和服药方法，通过熟悉其内容以帮助临床提高疗效，有一定参考价值。

下篇各论为具体方剂部分。每章前言简述了定义、立法、适应范围及注意事项等，正文重点介绍每个方剂的组成、功能、主治及方义。各论共载18章，除衍化方剂列在主方后便于学习外，重点选录了正、附方剂319首，又根据我省实际需要，将其中250首较常用的方剂，具体规划为3类——掌握背诵的方剂、熟悉备用的方剂、一般了解的方剂，并对各类方剂的学习方法和目的要求等，做如后的布置和安排。

5. 方剂学的学法概述

总观常用方剂必须掌握的重点有五。第一是方药组成，第二是主要功能，第三是重点治证，例如麻黄汤，组成药物有麻、桂、杏、草，主要功能是发汗解表，重点治证是风寒感冒表实证。如能抓住这三个重点，就算初步抓住了纲，纲举才能目张，临床就不困难，其余方剂以此类推。第四，“方义”为方剂的理论部分，涉及内容较广，它概述了辨证立法，详论了方药配伍等，对提高理论知识有一定的帮助。所以，历代不少医家，对方剂均有不同的论述和阐发，对此不能强调死记硬背，只要求能够理解领会，概念清楚，而能用自己的语言，把方义反映出来，就算达到学习目的了。本人的学习经验是：抓住发病的脏腑辨证，紧扣药物的功能归经，药物对脏腑，具体又易解，理入“神明”，自然会通。第五，类方对比学习法，在同类方剂中，对功能和治证等，要求明确它们的异同点。有关具体学法，后面另有专述。

6. 方剂分型学法

前文在下篇各论第二项中，已将方剂归纳为三大类型，即掌握背诵的方剂、熟悉备用的方剂和一般了解的方剂。为了突出重点，采取先易后难的排序，不按原顺序进行介绍，试想先从一般了解的方剂谈起，继而介绍熟悉备用的方剂，最后详细介绍掌握背诵的方剂。现分述如下：

（1）对一般了解方剂的学法

本类方剂内容，另附于本文后，见附1。这里首先说明为什么要划分为三个类型学习呢？因为《方剂学》系全国中医高等医药院校通月教材，所选录的方剂是照顾全国各地运用的。因为祖国地域广阔，东南西北气候有异，发生疾病必然有殊，各省选讲方剂不会尽同。本辅导学习材料的分类，是根据我省地处中原发病特点选择的。本人的具体学法经验是：为了减轻一部分学习压力，集中精力放在常用重点方剂上，故对本类方剂不要求背诵，只要能够理解立法组方意义和重点主治证候，就算达到目的要求了。如风寒感冒证，治宜辛温解表发汗为法等，其他方剂以此类推。

（2）对熟悉备用方剂的学法

本类方剂内容，另附于本文后，见附2。对本类方剂亦应了解划分范围的意思。这是根据临床的需要，所学课程的门数，学制时间的长短，三者结合统盘考虑划分的。例如设置课程门数有规定，学制时间有限制，讲课又不能全盘端，每门课程总是要分个轻重缓急，《方剂学》也不例外。这也并非是说除了重点，其余内容皆为冗赘。从道理上讲，学得越多越好，但客观上时间短而内容多等不允，只有先保证重点，有关深度和广度待以后自修提高。对本类方剂划分的目的是：要明确在熟悉备用的方剂中，也有一部分是重点常用的，也需背诵方歌，凡要求背诵者，在方名前面加△号。所以除了部分背诵方剂外，对其余方剂的要求是：①能够理解组方的立法意义；②主要功能；③重点治证。例如苓甘五味姜辛汤（背诵），组方立法是温阳化饮，主要功能是温肺化饮，重点治证是寒饮内停、咳嗽痰稀等。凡不要求背诵者，只熟悉①②③。其余方剂，以此类推。

（3）对掌握背诵方剂的学法

本类方剂内容，另附于本文后，见附3。掌握背诵的方剂，为《方剂学》的重要部分，它们是临床运用机会最多的方剂，对本类方剂的学习方法，据观察和经验是多种多样的，大体选择归纳如下：

1）背诵方歌法　为什么要求背诵呢？因为诊治疾病最后必须要求开药方，离开药方就不能治病，既要开方就要熟背方歌。根据历代学习中医的经验看，凡初学中医者，首先要求就是背诵《汤头歌诀》。本人的背记方歌经验是：①选择优秀蓝本法（今多用《方剂学》），择其音韵相随、脍炙人口的常用方歌为主；②运用熟能生巧法，就是要反复背诵，和演员学唱词一样，忘了再背，达到熟能生巧为准；③持之以恒学习法，俗话说，铁棒磨绣针，功到自然成，学习贵在坚持，要有耐心，最终必会；④钻研发明创造法，不受限制，大胆创造，自创自记，达到易记不忘为目的，例如本人记真武汤、附子汤的方法是“真武苓术芍附姜（生姜），加参去姜附子汤”；⑤选记方剂名称法，凡一个方名能包括全方药物者，如麻杏石甘汤、薏苡附子败酱散等；⑥药方互引记忆法，凡方中药物少者，或增变亦少者，如六一散、益元散、碧玉散、鸡苏散等；⑦复合方剂助记法，凡数方合用改变方名者，如八珍汤、柴胡桂枝汤、柴平汤等；⑧基础方剂衍化法，系利用一方作基础进行变化者，如六味地黄丸加知柏，或加杞菊，或加麦味，或加归芍等；⑨方剂加味衍化法，系指原有方名又加少味药物者，如异功散、茵陈五苓散等；⑩方药减味衍化法，系指在原方基础上，去药又另立方名者，如三拗汤、四物汤、六味地黄丸等；⑪携带手册方便法，方剂手册随身作伴，随时随地学用皆宜，以臻牢记。

2）诱导弥补记方法　本法是启发诱导，弥补背诵困难的另一种方法。由于方歌韵脚有限，有些音韵重复，互为干扰，容易错记，造成方药张冠李戴，初学感有压力。本人的学习经验是：①以病记方的方法，如治头痛的有吴茱萸汤、川芎茶调散等，治痢疾的有白头翁汤、芍药汤等；②分科记方的方法，如仙方活命饮、阳和汤等可治外科疮疽证，温经汤、逍遥散等可治妇科杂病等；③病位记方的方法，如六神丸、半夏厚朴汤等可治上部咽喉类疾病，导赤散、八正散等可治下部小便不利类病证（以上三例，是为了诱导先记方名，由方名再引起记药，并非辨证之定方，即如方证不符或相反者，它与诱导记方是两码事）；④以《伤寒论》六经记方的方法，如太阳用麻桂二方等，少阳用大、小柴胡汤等，阳明用白虎、承气等，太阴用理中、四逆等，少阴用四逆、真武等，厥阴用乌梅丸、当归四逆汤等；⑤温病以“卫气营血”辨证顺序记方，如邪在卫分者，可用银翘、桑菊二方；邪入气分者，主方有白虎汤等；病邪初入营分者，清营汤是其代表方；邪热深入血分致瘀者，驰名方剂如犀角地黄汤等；⑥利用数字记方法，如一贯煎、二陈汤、三仁汤、四神丸、五苓散、六一散、七厘散、八正散、九味羌活汤、十全大补汤等；⑦拆散方剂记方法，系将一个常用方剂拆散，以各药为主另立方名者，如四物汤拆散，可以引出当归补血汤、地黄饮子、芍药汤、川芎茶调散等。

对巩固记方，前面已简要说明，但恐有误会，需再简解，目的是为了从多方、多法诱导弥补背诵记方。至于辨证立法准确用方，同此是两码事，不可混为一谈。学法应多种多样，基本功背诵仅是其中重要一种。总之，无论从病及方，或从方到卫气营血，都是为了先诱导出方剂来，由方再引出记药，最后达到方药明确。

3）理论学习法 《方剂学》是一门涉及面较广的课程，既担负阐明辨证论治之简理，又起着详述组方配伍之妙用，从理论到实践非它不可，所以又称《方剂学》为桥梁课。总之，辨证论治是方剂配伍的依据，配成之良方是辨证论治获效的体现。因此，除了背诵记熟方剂外，学习方义理论也是重要一环。背诵记方只是解决临床开方治病的重要一步，理论则是提高“理法方药”的全部知识。方剂的理论就在“方义”部分，其内容在不同程度上要涉及生理、病理、病因、辨证、治法、配方等，对“方义”学习的目的要求是：减免背诵，只要求理解，通过学习达到心中明白、概念清楚之目的。“方义”虽然包括整个“理法方药”，但重点是在方药配伍的理论上。以往不少同学感到理论难学，其实不然。所谓难学，难就难在不入门，入了门并非难，入门方法获到手，“理法方药”自然明。本人学习

“方义”之经验是：首先重点抓住药、方、法、病、脏、因六个字，即由药物开始、配伍方剂、方靠治法、法从病出、病原脏腑、发病有因。上述六步有着一定的连贯性和明显的规律性。

为了进一步说明其连贯性和规律性，现举消化系统中的常见一证为例，其常见的主要症状有脘腹疼痛、喜暖喜按、不食、泄泻等，查病因系寒湿伤中（脾胃）。胃失和降，则不食，或呕，或痛；脾失健运，故泄泻，或痛，或胀。治疗方法是温中和胃健脾。选用方药是理中丸作汤剂衍化。本例就充分体现了病因、脏腑、病症、治法、药物和方剂。结合临床实际看，绝大多数疾病的症状出现，是由脏腑功能失调所致，并且药物都有性味和归经，这就说明发病有脏腑，用药有归经，药对脏腑，目标明确，有的放矢，不为无理。总之，从发病脏腑和药物归经入手，再加上自己从中解释，既解释必然就要说话，说话就是说理，通过如此说话讲理过程，“方义”的理论自然就会出现了。所以说难就难在不入门，入了门并非难，入门六字获到手，方义自然成文章。

7. 对类方比较的学法

本类方剂内容，另附于本文后，见附 4。所谓类方，即同属一类的方剂，既属同类，必有类似之处，如解表类方剂，所谓相同者，各方都不同程度地选有味辛的解表药，都具有不同程度的解表作用，都可用于轻重不同的表证等。所谓不同者，病因有风寒和风温之分，体质有强弱之别，病程有长短之差，病证有兼夹之异等，故对药物组成、方药功能、主治证候、病因病机等，在学习方剂过程中，都需要加以比较，这对学好方剂也是不可忽视的一项，各章以此类推。

综上所述，为学好《方剂学》，对重点内容、学习方法和目的要求，在上篇总论中除全面介绍情况外，并依据《内经》“主病之谓君，佐君之谓臣，应臣之谓使”理论介绍了组方原则和变化。同时，对“七方”“十剂”等均做了说明。对下篇各论的学法和要求，按照规定的内容进行，除对各章的定义、立法、应用等熟悉外，还应抓住常用方剂的组成、功效、主治三大要点。有关属于背诵掌握的方剂与方义，应为各论重点中之重点。在保证重点的前提下重视类方比较，对提高理论和实践均有裨益。总之，通过课堂面授，分清内容主次，认真自学钻研，遇难信函解疑，那么学好《方剂学》，肯定胜利在望！

附1 一般了解的方剂

荆防败毒散、葱豉桔梗汤、葱白七味饮、加减葳蕤汤；小承气汤、调胃承气汤、舟车丸、疏凿饮子、大陷胸汤、三物备急丸；白虎加人参汤、白虎加桂枝汤、白虎加苍术汤；清络饮；附子理中汤、四逆加人参汤、黑锡丹；三黄石膏汤；异功散、六君子汤、香砂六君子汤、十全大补汤、人参养营汤、泰山磐石散、石斛夜光丸、知柏地黄丸、杞菊地黄丸、二至丸、龟鹿二仙胶、七宝美髯丹、人参蛤蚧散；磁朱丸；小儿回春丹、行军散；桃花汤、震灵丹；丁香柿蒂汤；七厘散、四生丸、十灰散；玉真散；阿胶鸡子黄汤、玉液汤、蚕矢汤、鸡鸣散；滚痰丸、定痫丸；鳖甲煎丸；化虫丸、伐木丸；盐汤探吐方；内补黄芪汤、薏苡附子败酱散等。

附2 熟悉备用方剂

麻杏薏甘汤、再造散、加味香薷饮、竹叶柳蒡汤、△柴葛解肌汤、参苏饮、△大黄附子汤、济川煎、增液承气汤；柴胡达原饮、柴胡疏肝散；△左金丸、清骨散、泻黄散、清胃散；苓桂甘露饮；大建中汤、△吴茱萸汤；五积散；△八珍汤、右归丸、左归丸、△当归补血汤、虎潜丸；珍珠母丸、甘麦大枣汤；玉枢丹、紫雪丹、至宝丹；缩泉丸、金铃子散、天台乌药散；大黄䗪虫丸、活络效灵丹、丹参饮、失笑散、桃核承气汤；△川芎茶调散、消风散、牵正散、小活络丹；琼玉膏、增液汤；二妙散、萆薢分清饮；三子养亲汤、指迷茯苓丸；△苓甘五味姜辛汤、小陷胸汤；枳实导滞丸、枳实消痞丸；布袋丸、肥儿丸；瓜蒂散、急救稀涎散；海藻玉壶丸；牛蒡解肌汤、四妙勇安汤、小金丹等。

附3 掌握背诵方剂

麻黄汤、桂枝汤、败毒散、九味羌活汤、小青龙汤、桑菊饮、银翘散、麻杏甘石汤、升麻葛根汤、大承气汤、十枣汤、新加黄龙汤、温脾汤、麻子仁丸；小柴胡汤、蒿芩清胆汤、四逆散、逍遥散、半夏泻心汤、痛泻要方；白虎汤、清营汤、犀角地黄汤、清瘟败毒饮、普济消毒饮、凉膈散、龙胆泻肝汤、泻白散、芍药汤、白头翁汤、青蒿鳖甲汤、导赤散、竹叶石膏汤、玉女煎、当归六黄汤、黄连解毒汤、王氏清暑益气汤、新加香薷饮、六一散；理中丸、小建中汤、四逆汤、回阳救急汤、当归四逆汤、真武汤、大柴胡汤、葛根芩连汤；防风通圣散；四君子汤、参苓白术散、补中益气汤、生脉散、四物汤、归脾汤、炙甘草汤、六味地黄丸、大补阴丸、一贯煎、肾气丸、补肺阿胶汤；天王补心丹、朱砂安神丸；酸枣仁汤；安宫牛黄丸、苏合香丸（不背方歌，要求掌握功能及主治）；牡蛎散、真人养脏汤、四神丸、桑螵蛸散、固经丸、完带汤；金锁固精丸、玉屏风散；越鞠丸、半夏厚朴汤、厚朴温中汤、枳实薤白桂枝汤、苏子降气汤、定喘汤、旋覆代赭汤、橘核丸、暖肝煎、橘皮竹茹汤、血府逐瘀汤、温经汤、生化汤、补阳还五汤、复元活血汤、小蓟饮子、槐花散、黄土汤、咳血方、胶艾汤；羚角钩藤汤、镇肝熄风汤、大定风珠、地黄饮子、大秦艽汤、天麻钩藤饮；杏苏散、桑杏汤、清燥救肺汤、百合固金丸、养阴清肺汤、麦门冬汤；平胃散、藿香正气散、三仁汤、甘露消毒丹、连朴饮、茵陈蒿汤；八正散、五苓散、五皮散、猪苓汤、防己黄芪汤、苓桂术甘汤、实脾散、独活寄生汤、羌活胜湿汤；二陈汤、温胆汤、贝母瓜蒌散、清气化痰丸、半夏白术天麻汤、止嗽散；保和丸、枳术丸、健脾丸、木香槟榔丸；乌梅丸；仙方活命饮、透脓散、五味消毒饮、阳和汤、苇茎汤、大黄牡丹汤等。

附4 类方比较方剂

麻黄汤与桂枝汤，银翘散与桑菊饮，大青龙汤与小青龙汤，大承气汤与小承气汤、调胃承气汤，小柴胡汤与蒿芩清胆汤，半夏泻心汤与生姜泻心汤、甘草泻心汤，大柴胡汤与小柴胡汤，白虎汤与竹叶石膏汤，清营汤与犀角地黄汤，白头翁汤与芍药汤，安宫牛黄丸与紫雪丹、至宝丹，四逆散与四逆汤、当归四逆汤，真武汤与附子汤，小建中汤与大建中汤，理中丸与连理汤、桂枝人参汤、理中化痰丸、理中安蛔汤，四物汤与八珍汤、十全大补汤，当归补血汤与归脾汤，四君子汤与六君子汤、香砂六君子汤，六味地黄丸与麦味地黄丸、杞菊地黄丸、知柏地黄丸，六味地黄丸与肾气丸，朱砂安神丸与天王补心丹、酸枣仁汤，玉屏风散与当归六黄汤，真人养脏汤与桃花汤，苏子降气汤与小青龙汤，补阳还五汤与地黄饮子，杏苏散与桑杏汤，五苓散与猪苓汤，真武汤与实脾散，胶艾汤与黄土汤，川芎茶调散与吴茱萸汤等。

七、论“清阳下陷”和“浊阴上逆”

清阳下陷和浊阴上逆为脏腑发病的病理表现，在临床上可表现出多种复杂证候。因此，深刻理解清阳下陷和浊阴上逆的实质内涵，对临证治疗具有重要的指导意义。

1. 清阳下陷

所谓清阳下陷病，就是指肝、脾、肾三经的证候。由于肝脾肾三经主升，病则多为生长之气不足，再加上三经在生理病理上关系密切，三者如果一方发病，往往可影响另外两个脏腑，因此在治疗本经病的同时，要注意兼治他经。久治不愈的疑难病症，均为多脏器的功能失调。正如《金匮要略》云“见肝之病，知肝传脾，当先实脾”，就是这个意思。例如肝硬化到后期出现腹水、饮食不下，就是三经的混合病症，但必须以肝为主，饮食不下属脾病，腹水应该归为肾病。疾病举例及治疗如下表：

表 3.1 清阳下陷疾病举例及治疗

疾病归类	疾病及证候	代表药物	代表方剂
肝经疾病	慢性肝炎、肝硬化腹水、疝气腹痛、囊部阴湿、阴部湿疹、阴部湿痒、妇科疾病等	桂枝、白芍、阿胶、当归、乌梅	桂枝汤、乌梅丸、当归四逆汤、四物汤
脾经疾病	腹痛下利、五更泄泻、胃下垂、脱肛、久痢、慢性大便下血、慢性肠胃寒病等	党参、白术、茯苓、黄芪、大枣	理中丸、四君子汤、补中益气汤
肾经疾病	腰痛、遗精、遗尿、阳痿、尿涩、慢性肾炎、肾结石、水肿、下部发凉等	附子、肉桂、杜仲、补骨脂、鹿茸	四逆汤、真武汤、肾气丸

2. 浊阴上逆

所谓浊阴上逆病，是指心、肺、胆、胃 4 个脏腑的证候。这四脏在病机关系上也较密切。因胃气不降，也往往影响心、肺、胆之降路。因此，在治疗肺咳的同时，要加降逆和胃之药，治疗心、胆也是如此。例如小柴胡汤为胆经方剂，方中加用半夏、生姜，就是降胃逆而促使胆火下降之义。疾病举例及治疗如下表：

表 3.2 浊阴上逆疾病举例及治疗

疾病归类	疾病及证候	代表药物	代表方剂
肺逆不降	咳嗽或喘，咳痰咯血，鼻衄，肺痈，胸满，胸痹	桑白皮、五味子、川贝母、杏仁、款冬花	二陈汤、泻白散、清气化痰丸、止嗽散
胃逆不降	胃痛，胃脘胀满，嗳腐吞酸，呃逆，呕吐饮液	生姜、半夏、陈皮、砂仁、竹茹	橘皮竹茹汤、平胃散、香砂六君子汤
胆火不降	口苦，咽干，目眩，寒热往来，耳聋，黄疸，头痛	柴胡、黄芩、白芍、茵陈	小柴胡汤、大柴胡汤
心火不降	心烦急躁，口舌生疮，心烦失眠，心悸怔忡，多梦健忘	水牛角、黄连、竹叶、柏子仁	异赤散、黄连阿胶汤、天王补心丹

八、论“土中泻木”

“土中泻木”一语，古人在解释某方药功用时偶有提及。如李东垣谓小建中汤“以芍药之酸，土中泻木”，汪昂谓泻黄散“重用防风者……能于土中泻木也”。高老则认为，土中泻木是“见肝之病，知肝传脾，当先实脾”理论的延伸和继续，是历代医家临床经验的总结。

肝、胆、脾、胃在生理上相互滋助，在病理过程中又相互影响（肝胆属木，脾胃属土），这一规律早为古人所重视。如《难经·七十七难》云：“见肝之病，则知肝传之于脾，故先实其脾气，勿令得受肝之邪，故曰治未病焉。”张仲景之《金匮要略》，开宗明义第一篇第一条示人以规范：“问曰：上工治未病者，何也？师曰：夫治未病者，见肝之病，知肝传脾，当先实脾。”说明了土木之间的密切关系及指导临床治疗的重要意义。清代黄元御明确提出“木生于水长于土”“甲木克戊土，痛在心胸；乙木克己土，痛在脐腹”，更清楚地揭示了肝、胆、脾、胃之间病理变化相互影响的一般规律。高老认为，土木关系这一辨证理论还应在黄氏论述的基础上加以补充阐明，即见肝之病，知肝传脾，当先实脾；见胆之病，知胆传胃，当先和胃。临床凡见肝胆之病，应预测将来有累及脾胃的可能，在疏利肝胆之时，勿忘调理脾胃；脾胃之病（特别是长期慢性虚弱性脾胃病），则应考虑其中有木郁克土或土不培木的因素存在，在调理脾胃之时，勿忘疏利肝胆，才能取得比较满意的治疗效果。

1. 疏利肝胆之时，勿忘调理脾胃

经方中的名方桂枝汤、小柴胡汤，其药物配伍即是在此思想指导下组成的。桂枝汤治太阳中风，卫病及营，营郁不能外透，症见发热。营郁即血郁，血郁可致肝郁（营即血之流布于经络肌表者，营与血实为一物，同为脾所生，肝主疏泄。此意详见《四圣心源·卷一·气血原本》），肝郁不达，犯及脾胃，故太阳中风证原条文中有“干呕”之症。方中桂枝、白芍疏木达郁，透营解肌疏表；炙甘草、姜、枣调补脾胃，滋其汗源。另《金匮要略·妇人妊娠病脉证并治》载：桂枝汤又治妊娠恶阻者，以肝木主生，胎妊之生，居于腹中（腹属脾胃），三月胎妊渐大，初犯胃气，碍胃土顺降之路，故恶阻而不食。方中桂、芍达肝郁助其生长，姜、枣、甘草调脾胃以进饮食。小柴胡汤治少阳病，方中柴胡、黄芩疏解少阳以治往来寒热、胸胁苦满，人参、半夏、姜、枣、炙甘草调补脾胃，以防邪气内传。其原方加减，则更是次序井然，“若腹中痛者，去黄芩加芍药三两”，腹中急痛，乃肝木之克脾土，故去清解少阳之黄芩，加滋木清风、归经厥阴之芍药，此即黄氏所谓“乙木克己土，痛在脐腹”。另如《伤寒论》桂枝加芍药汤治伤寒太阳误下，腹满时痛者属太阴（脾），亦取酸寒之芍药以泄木郁，桂枝辛温助升散，疏木达郁以缓太阴之急迫。后世时方逍遥散等配伍亦莫不仿此。此皆治肝胆之患，以治肝胆为主，兼顾脾胃。

2. 调理脾胃之时，勿忘疏利肝胆

既然木郁克土，而临床长期慢性脾胃疾患，木郁不达、土被木克更是在所难免，故许多治脾胃名方的药物配伍，无不以此作为立法选药的理论依据。如《金匮要略》小建中汤治虚劳里急、悸衄、腹中痛、梦失精、四肢酸痛、手足烦热、咽干口燥者，以中土颓败，不能化精血以培肝木，肝木失于条达，侵克脾土则腹中急痛，疏泄不藏则梦而失精，木郁化火则烦热咽干，木火刑金则衄，木气奔冲则悸。此皆土不培木，木郁不达，反乘脾土所致。方中胶饴、姜、枣、甘草补脾精以健中气，兼以桂枝、芍药达木郁而清风燥。《素问·脏气法时论》所说“肝欲散，急食辛以散之，用辛补之，酸泄之”，即是此义。其他如小建中汤疗胃溃疡及慢性胃炎、蛔虫型腹痛、胃肠神经官能症、阳虚发热；黄芪建中汤治疗虚劳里急诸不足及溃疡病；《景岳全书》引刘草窗之痛泻要方治腹痛泄泻，用厥阴肝经之芍药、防风；刘完素《河间六书》芍药汤治湿热痢，重用芍药；钱乙《小儿药证直诀》泻脾散，用清解少阳之栀子、辛散厥阴之防风；李东垣《脾胃论》补中益气汤，用清解少阳之柴胡、滋养肝木之当归等。以上皆以治肠胃立名，而用药常配疏木泄郁之品，后世医家何以如此制方而疗效卓著？因其照顾到了土木之间的相互关系，体现了中医学辨证论治的思想和整体观念这一特色。李东垣以善治脾胃著称，其奥妙之一在于善用风药。李氏治脾胃方中之升麻、柴胡、薄荷、当归、防风之类，辛散疏达之性，皆与木之生发相合，考其归经皆入肝胆。名为治脾胃，而兼用疏利肝胆之药，概取其木达则土亦和，亦即所谓“病在中，旁取之”之意。

总之，“土中泻木”者，意同“抑木扶土”，即寓治木于治土法中，名为治土，实则土木双治；名为调理脾胃，实则兼顾肝胆。此意皆在《难经》《伤寒论》《金匮要略》肝脾理论之字里行间，仲景虽未尽言，而已于虚劳杂病诸方中昭然若揭矣。

九、论汗法治内伤杂病

汗法为八法之一，是通过宣发肺气、调畅营卫、开泄腠理等作用，使在表的六淫之邪随汗而解的一种治法。临床以汗法治疗外感表证者居多，但实际上，汗法除透邪解表作用外，更有诸多特殊作用，汗法在内伤杂病的运用中极为广泛，现就古方的配伍分析汗法在内伤杂病中的运用。

1. 调畅营卫

营卫循行于人体经络，气血运行于周身，洒陈于五脏六腑，输布于四肢百骸，运行不息，维持人体的正常生命活动。若营卫受病，郁遏不达，则气血、脏腑功能失调，而杂病丛生。盖发汗者，必使营卫外发，方能泄而为汗。营之外发者，赖乎经中之阴盛，血属阴，司于肝而源于脾，若肝脾阴血不衰，则营血外透，汗出而病解。其阴虚者，营血郁遏，不能透发，则阴不胜其阳，营气将陷，治当益营阴而泄其阳，可借桂枝汤以疏肝郁而透营血则卫气不遏，营卫调和而中风可解；卫之外发者，必赖经中之阳盛，气为阳，司于肺而源于胃，肺卫阳气不衰，则卫气外发，汗出而病解。其阳虚者，卫气被束，不能透发，为阳不胜其阴，卫气将陷，治当宣卫阳而透营阴，可施以麻黄汤，使皮毛开而肺气宣，卫宣则营亦达，卫营调和则伤寒自愈。正如清代医家黄元御所云："营卫外发则病解，营卫内陷则病进。"

2. 消散疮痈

痈疽是因邪侵经络，致使经络不通，营卫不畅，血脉凝滞不通而发病。正如《灵枢·痈疽》云："寒邪客于经络之中则血泣，血泣则不通，不通则卫气归之，不得复反，故痈肿""营留脉中，则血泣不行，不行则卫气归之而不通，壅遏不行故热，大热不止，热盛则肉腐，肉腐则为脓，故名曰痈"。充分说明了痈疽的发生是由于经脉闭塞不通，营卫气血不畅所致。在治疗上，除清热解毒或温经散寒外，当配以汗法进行治疗，方可取得良效。代表方剂如仙方活命饮中配伍防风、白芷，阳和汤中配伍麻黄，均采用辛温发汗、透达营卫、宣通气血之法，使腠理开泄，营卫调和，血脉畅通，邪毒外泄，痈肿可消。正合《素问·五常政大论》“汗之则疮已”之旨。

3. 透散郁火

汗法具有发散郁热之功，古代医家在治疗火热证候时，除清热解毒类药物外，常配伍辛散发汗类药物，以达到更佳的清热泻火之功。如普济消毒饮主治大头瘟，是风热疫毒之邪发于头面，壅于上焦而成。方中配升麻、柴胡为升阳散火、疏散风热之品，除具有引经作用外，其升散作用符合“火郁发之”的治则，有利于郁热疫毒之邪宣散透发。另有麻黄杏仁石膏甘草汤中之麻黄，清胃散中配伍升麻，泻黄散中配防风等均属此类配法，故与此意同。

4. 调和中土

汗法在治疗消化系统疾病中运用广泛，古代医家在调治脾胃病的方剂中常配伍辛散之品，使之达到更好的治疗效果。代表方剂如小建中汤，其为治疗脾胃虚寒脘腹疼痛的代表方剂。本方是由桂枝汤倍芍药加饴糖而成，其中桂枝汤为辛温发汗之代表方剂，通过辛温行散，疏木达郁，以达到调和中土之目的。又如痛泻要方中配伍防风，藿香正气散中配伍藿香、紫苏、白芷，保和丸中配伍连翘等均体现汗法对调理中焦脾胃具有协助作用。

5. 止咳平喘

咳喘为肺脏宣发肃降功能失调所致，因肺合皮毛，且发汗解表类药物具有宣肺发表功效，通过辛散宣肺，以使肺气通调，则咳喘自除。因此，在治疗咳喘类的方剂中常配伍发汗解表类药物，以达到更佳的治疗效果。如麻黄汤、麻黄杏仁甘草石膏汤中配麻黄，止嗽散中配荆芥、白前，小青龙汤配麻黄、桂枝、细辛等，均体现汗法具有较好的止咳平喘作用。

6. 化瘀通脉

活血化瘀实际上为疏肝方法的一种，因肝失疏泄，血行不畅，可致血脉瘀阻，而发汗药物多为辛散疏肝之品，通过疏木达郁，可达到化瘀通脉之目的。如当归四逆汤中配伍桂枝、细辛，桃核承气汤中配伍桂枝，温经汤中配桂枝、生姜等，均体现汗法的化瘀通脉作用。

7. 行散止痛

发汗类药物均为辛散之品，因辛能散能行，用之可使痹阻通则疼痛止，因此汗法具有较好的止痛作用。如麻黄附子细辛汤中配伍麻黄、细辛，当归四逆汤中配伍桂枝、细辛，川芎茶调散中配羌活、白芷、细辛等一派辛散类药物组成治疗疼痛之良方。

8. 发散风湿

汗法不仅具有发散风寒和疏散风热之功，更具有良好的发散风湿之效，因此在治疗风湿病中被广泛使用。如九味羌活汤、羌活胜湿汤、独活寄生汤等方剂中配伍羌活、防风、细辛、白芷、藁本、秦艽等辛散发汗类药物，均体现其良好的发散风湿作用。

9. 疏散消肿

汗法具有发散水湿、疏散消肿之功。《金匮要略》指出："水肿病，腰以上肿，当发汗乃愈。"如越婢汤、甘草麻黄汤中配麻黄，防己黄芪汤、防己茯苓汤中配防己，五苓散中配桂枝等，均充分体现了汗法的发散水湿、消除水肿的功效。

10. 化气行水

水液的代谢依赖于三焦的正常气化，若三焦气化失常则导致水气内停。

汗法具有畅化三焦气机之功，通过发汗可达到化气行水之效。如五苓散中配伍桂枝，味辛性温入心、肺、膀胱经，一则宣肺调水，寓有“提壶揭盖”之妙，二则温化膀胱以化气行水；真武汤为温阳行水的代表方，其中生姜辛温发散，在方中起到温通行散、化气行水之目的。

11. 疏肝祛风

因风为百病之长，其性善行数变。所以风证在人体发病过程中占有相当大的比例，其临床表现或眩，或晕，或麻，或酸，或困，或皮肤如蚁行感，或口眼㖞斜，或中风偏瘫，或发热抽搐，或肢体挛急等等，尽管症状复杂多变，但概念清楚，病本在肝。因肝主风，风归肝管，所以如若祛风必需疏肝，在发汗解表药中大部分药物均归经入肝，具有较好的辛透发散、疏肝祛风之功。如桂枝汤治太阳中风，方中君药桂枝辛温疏肝，以达到有效的祛风作用，为仲景疏肝祛风之主方；另有杞菊地黄丸中配菊花，羚角钩藤汤中配桑叶、菊花，治少阳病目眩之小柴胡汤配柴胡，治血痹麻木之黄芪桂枝五物汤中配桂枝等等，均充分体现了汗法的疏肝祛风之妙。

12. 祛风止痒

痒自风来，止痒必先疏风。因汗法具有良好的疏肝祛风之功，所以发汗可达到较好的祛风止痒效果。如消风散主治风疹、湿疹，方中在清热祛湿药物的基础上配伍荆芥、防风、蝉蜕、牛蒡子等辛散发汗之品，通过辛散疏肝祛风以达到更好的止痒之功。如此相伍，组成治疗风疹、湿疹等皮肤瘙痒类疾病之良方。

总之，汗法具有发汗解表、宣利肺气、疏泄肝木、透发营卫、调畅气血之功。因此，凡因肺气失宣、肝郁不疏、营卫失调、气血瘀滞等所致的各种疾病，均可配以汗法进行辨证治疗。在具体运用中，或发散解表，或开发肌腠，或宣肺达表，或透发营卫，或消散疮痈，或泻火解郁，或通行血脉，或发散水湿，或行散止痛，或止咳平喘，或疏肝祛风，或化气行水，或疏风止痒等不一而足，可使营卫透达，气血调畅，经脉疏通，血脉通畅，而诸疾自愈。现代医学研究证明，汗法具有抗病源微生物、抗炎解热、调整免疫、镇静、抗惊、镇痛、提高心血管生理功能、解除体表血管痉挛、祛痰、止咳、平喘、利尿、改善心肌营养、改善机体反应状态、改善消化功能等多种作用。因此，汗法被广泛运用于流感、麻疹、百日咳、急性支气管炎、猩红热、流脑、肺炎、急性肾炎、肠伤寒、急性子宫内膜炎等感染性疾病，以及急性风湿热、急性过敏性鼻炎、荨麻疹、过敏性皮炎等变态反应性疾病的治疗中，起到缓解症状、促进痊愈或改善预后的作用。

汗法运用前景广阔，其综合性、多层次的作用机制有待于进一步探索。

十、论桂枝治内伤杂病

高体三教授在深入探研《伤寒论》《金匮要略》的基础上，临床善用桂枝治疗内伤杂病，并且取得了较好临床疗效。问其何故？答曰：桂枝味辛甘性温，为肝经主药，具有辛散疏木达郁之功。因肝主风，风为百病之长，肝为脏腑之贼，百病丛生，多与肝经相关，故多用之。其总结出仲景治内伤杂病用桂枝可归纳为以下 7 个方面。

1. 治心病

枳实薤白桂枝汤用桂枝一两，通阳开结，平冲降逆。桂枝生姜枳实汤，用桂枝三两，通经而达木。炙甘草汤、桂枝甘草汤分别用桂枝三两、四两，皆取其通阳复脉，以定心悸的作用。

2. 治肺病痰饮

泽漆汤用桂枝通阳以利水。苓桂术甘汤辛温通阳以行水。五苓散、茯苓甘草汤用桂枝二两，皆取其通阳化气行水之功。肾气丸用桂枝一两，疏肝行水，祛除痰饮。

3. 治肝胆病

乌梅丸用桂枝六两，合当归养血疏肝达其郁滞。当归四逆汤、黄芪桂枝五物汤两方均用桂枝三两，温肝达血以透营，配当归养血通脉，起经脉之欲绝；配黄芪补气充卫，营卫外发则痹证自去。桃核承气汤用桂枝味辛能散能行，助桃仁、芒硝、大黄破结血而荡郁陈。乌头桂枝汤用桂枝辛散疏郁、暖肝散寒，配乌头以祛里外之寒凝。蜘蛛散用桂枝半两，以散厥阴之郁滞，均因"治疝皆取肝经"的缘故。小建中汤、茵陈五苓散、桂枝加黄芪汤治黄家皆用桂枝，取其辛能散湿、温能胜湿、补益渗湿之功，配桂枝疏肝达郁，利湿退黄，亦属"火郁发之"之类。

4. 治脾胃病

《伤寒论·辨太阳病脉证并治》第27条桂枝加芍药汤、桂枝加大黄汤，皆用桂枝三两，辛温入肝，疏木达郁，倍芍药土中泻木，使木达土和，则腹满时痛自止。茯苓泽泻汤用桂枝二两，配茯苓、泽泻化气行水，水去则胃反自平。

5. 治肾病

肾气丸用桂枝辛温以助气化，则小便自出，又治"男子消渴，小便反多，以饮一斗，小便一斗"。方用桂枝一两，以肾虚失约，故小便反多，下消津液亡失，故见消渴。方以补肾固约为主，配桂枝疏肝达郁，升清举陷，肾实清升则小便约束，"津液藏焉"。桂枝加桂汤用桂枝五两，苓桂甘枣汤用桂枝四两，取桂枝辛温疏通之功，行阴水而发阳气，木气条达则奔豚自息。仲景《伤寒论》第386条理中丸原方加减——"若脐上筑者，肾气动也，去术，加桂四两"，可谓一语道破。

6. 治虚劳杂病

小建中汤、黄芪建中汤、桂枝龙骨牡蛎汤皆用桂枝三两，以虚劳之病，皆生长之气不足而为，脾土应长夏而主长，肝木应春而主生，方用饴糖、黄芪、姜、枣、炙甘草补脾土以助其长，桂枝、芍药养血疏肝以助其生，桂枝辛温通达，生机充沛，则虚劳杂病，何患之有！薯蓣丸用桂枝十分，防风六分者，达木郁助生机，用治“虚劳诸不足”者，理无二致也。

7. 治妇科杂病

桂枝汤原方原剂量治妇人妊娠恶阻，以肝木主生，胎妊之生，居于腹中，妊娠三月，胎妊渐大，初犯胃气，碍胃土顺降之路，故恶阻而不食，方用桂枝白芍达木郁而助其长，姜、枣、炙甘草调脾胃而进饮食。竹皮大丸治“妇人乳中虚，烦乱呕逆”，用桂枝一分达木郁而降冲气，则呕逆自平。桂枝茯苓丸、温经汤方用桂枝二两，土瓜根散方用桂枝三两，皆取桂枝辛温疏通、达木郁而行瘀血之功。

据此，高体三教授认为：虚劳杂病，或病起于内，或病自外至内，或先天不足，或后天失养，多表现为病程较长，五脏气血阴阳不足，脏腑功能受损，且往往是一脏功能失调为主，累及其他脏腑，因而临床表现证候及发病机制也常较急性病复杂。纯虚无实，或虚实兼夹，或阳虚气弱而见寒证，或阴寒之中兼有虚热（如小建中汤治虚劳里急腹中痛，症有咽干口燥；温经汤治带下，少腹寒久不受胎而手掌烦热，口唇干燥），故高体三教授早年总结为“急性病多实多热，慢性病多虚多寒，慢性病多有上热”，是符合临床客观规律的。而虚劳杂病（包括妇科杂病），发病机会较多的，不外五脏两腑（心、肝、脾、肺、肾、胆、胃），按气、血、阴、阳等法辨证，除出现虚劳诸不足外，其脏腑异常病理表现的共同特点是：肝、脾、肾清阳不升，心、肺、胆、胃浊阴不降。足三阴清阳不升，或木郁虫生而蛔厥，或手足厥寒而脉细，或寒疝腹痛而逆冷，或木郁乘土而痛泻，或虚劳腰痛而尿频，或妇人转胞不得溺，或下消而上渴，或脐悸而奔豚，或男子失精，或女子梦交，或宿有癥病，或带下崩漏，不一而足。心、肺、胆、胃浊阴不降，或胸痹而心中痞，或过汗而脉结悸，或短气有微饮，吐涎沫而癫痫，或水入即吐，胃反而呕逆，恶阻而不食，或小便不利而身黄，或咽干口燥，或入暮发热等诸病丛生。或虚或实，或寒或热，皆为生气不足所致。桂枝辛温发散，入肝脾而行营血，通达经络，泄营郁而发皮毛，故善发散风邪。肝应春而主生，木生于水而长于土，水暖土和，阳气升达则生气畅茂；水寒土湿，生气失政，于是滞塞而乘脾土，以其生机不遂，故抑郁而作贼也。桂枝温散发疏，性与肝合，得之脏气条达，经血流畅，是以善达肝郁，经脏荣舒而条风扇布，土气松和则土木双调矣。土治于中则枢轴旋转而木气荣和，是以既能降逆，亦能升陷；善安惊悸，又止奔豚；至于调经开闭，疏木止痛，通关逐痹，活络舒筋，泄哕吞酸便血之属，胎坠脱肛崩中带下之条，皆其所优为之能事也。大抵杂症百出，非缘肺胃之逆，即因肝脾之陷。桂枝既宜于逆，又宜于陷，左之右之，无不宜之，良工莫悉，殊效难详，凡润肝养血之药，一得桂枝，则化阴滞而为阳和，滋培生气，畅遂荣华，非群药所能及也。

桂枝乃调肝之佳品，《长沙药解》：“桂枝，入肝家而行血分，走经络而达荣郁。善解风邪，最调木气。升清阳之脱陷，降浊阴之冲逆，舒筋脉之急挛，利关节之壅阻。入肝胆而散遏抑，极止痛楚，通经络而开痹涩，甚去湿寒。能止奔豚，更安惊悸。”总之，桂枝味辛甘性温，入心、肺、肝、肾及膀胱等经，具有解肌发表、温经通脉、疏木达郁、通阳散寒之功。临证用之，可使郁者散、痹者通、陷者举、逆者平，虚劳杂病皆可用之，实为用治虚劳诸疾之良药也。

十一、麻黄附子细辛汤治疗杂症

麻黄附子细辛汤出自《伤寒论·辨少阴病脉证并治》：“少阴病始得之，反发热，脉沉者，麻黄附子细辛汤主之。”因其具有温经散寒、助阳解表之功，后世皆以之为治疗阳虚外感之方（太阳表热、少阴里寒证）。正如清代名医柯琴曰：“少阴主里，应无表证；病发于阴，应有表寒。今少阴始受寒邪而反发热，是有少阴之里，而兼有太阳之表也。”高老认为：麻黄味甘温，归肺、膀胱经，不但能透邪于皮肤毛孔之外，又能深入积痰凝血之中，温通经脉；附子，辛甘热，归心、肝、脾、肾经，补火助阳，散寒止痛逐瘀。如《神农本草经读·附子》云：“气味辛、温，有大毒。主风寒咳逆邪气，温中，金疮，破癥瘕、积聚、血瘀，寒湿痿躄，拘挛，膝痛，不能行步。”细辛，辛温性烈，外散风寒，内化寒饮，上疏头风，下通肾气。三药合用有极其强大的温阳通脉、涤痰祛瘀之功，凡属寒邪久凝、血脉瘀阻之证皆可应用。

验案 1：痹证（类风湿关节炎）

朱某，女，50 岁。2008 年 11 月 22 日初诊。

主诉：膝关节及背部疼痛 4 年余，加重 1 年，伴头痛。

现病史：患者 4 年前不明原因出现膝关节及背部疼痛，遇冷加重，到某西医院确诊为“类风湿关节炎”。给予止痛药治疗，症状暂时缓解，但效果欠佳，后经人介绍遂来诊。就诊时膝关节及背部疼痛，头痛，口干，畏食生冷，舌淡，苔白，脉弦数。

辨证：肝、脾、肾功能失调。

治法：温补三阴，散寒通滞。

处方：麻黄附子细辛汤合通脉四逆汤加减。

炙麻黄 6g	附子 6g	细辛 3g	当归 15g	通草 15g
桂枝 15g	白芷 15g	炙甘草 10g	茯苓 20g	党参 15g
干姜 12g	黄芪 30g			

水煎服，每日 1 剂，连服 6 剂。

后加减续服 90 剂，于 2009 年 3 月 11 日患者来诊，自述疼痛全部消失。

验案2：癥瘕（卵巢囊肿）

汤某，女，40岁。2007年6月28日初诊。

主诉：月经后期，下肢瘀胀1年余。

现病史：患者到某医院体检，B超提示卵巢囊肿，给予西药治疗，效果欠佳，故求治于中医。其月经后期，下肢瘀胀年余，腰部痿困，双上肢瘙痒，纳可，二便调，舌质淡，苔薄白，脉沉。

辨证：肝、脾、肾功能失调。

治法：疏肝解郁，温肾健脾，散结消癥。

处方：麻黄附子细辛汤与桂枝茯苓丸加减。

炙麻黄 6g	细辛 5g	桂枝 15 g	桃仁 12g
牡丹皮 15g	茯苓 10g	赤、白芍各 15g	白术 10g
生地黄 15g	怀牛膝 20g	干姜 10g	泽泻 20g
党参 15g	炙甘草 10g	连翘 20g	赤小豆 20g
桑白皮 12g	当归 15g	通草 15g	大黄 6g
生姜 6g			

水煎服，每日1剂。

后加减连服150日，于2007年11月16日体检卵巢囊肿消失。

十二、治胃病重在调理肝胆

临床常遇到慢性胃病患者，病情缠绵反复，历久不愈，均诉服用了不少治疗胃病的中西方药但效果不佳，临床常出现胃脘胀满，或痞塞时痛，食欲不振，消化不良，或呕逆吞酸，嘈杂难受，或兼胸胁胀痛，口苦咽干，苔白腻或黄腻，脉象细数或弦数等，多见于西医学之慢性胃炎、消化性溃疡、胆囊炎及肝炎等消化系统疾病的过程中。在治疗上高老认为除按胃腑本经虚实寒热失调论治外，应充分考虑与肝胆功能失调之密切关系。故有“肝胃不和”“土壅木郁”“甲木克戊土，乙木克己土”“见肝之病，知肝传脾”之论。经方小柴胡汤是医治足少阳胆经功能失调的代表方剂。运用小柴胡汤化裁治疗胃失和降证，即是治疗胃病时运用一些调理肝胆的药物，其效果比单纯运用胃药治胃病优越得多。再从李东垣治疗脾胃病的组方规律看，除用脾胃药物组方外，妙在配合疏理肝胆之药，验之临床，疗效颇佳。故后世医者认为李东垣是脾胃疾病论治专家。

基本方：柴胡 15g，黄芩 10g，党参 15g，半夏 15g，炙甘草 10g，陈皮 20g，木香 10g，生姜 10g。

随症加减：食欲不振者，配合保和丸等；呕逆欲吐者，重用半夏、生姜、陈皮，加竹茹、砂仁等；胃部胀满者，去党参，加枳实、焦三仙（焦山楂、焦神曲、焦麦芽）等；胃脘时痛者，配用柴胡桂枝鳖甲汤及延胡索、川芎等；如系慢性浅表性胃炎镜检有充血者，加金银花、连翘；水肿者加茯苓、泽泻等；如系胆囊炎类疾病影响于胃者，加金钱草、茵陈、白芍等；胆区不舒时痛者，加郁金、延胡索、青皮等；如属慢性肝炎影响于胃而食欲不振者，合用四君子丸或逍遥散等；如系急性便秘属实热者，去党参，加用小承气汤或麻子仁丸等；慢性便秘属虚者，配合济川煎加阿胶；慢性腹泻或慢性结肠炎影响于胃者，可配用痛泻要方或升陷汤等；如系胃及十二指肠溃疡者，可加小建中汤或黄土汤。

验 案

张某，男，42 岁。

主诉：胃脘部胀满疼痛 3 年，加重 1 个月余。

现病史：患者 3 年前无明显原因出现胃脘部胀满或疼痛，无明显时间性，饮食稍有不慎，症状即加重，钡餐检查无明显异常，B 超提示慢性胆囊炎，常服消炎利胆片、香砂养胃丸、三九胃泰、多潘立酮等无明显效果，多处服用中药无效。1个月前因饮食不慎而上述症状加重，无反酸、烧心等。胃脘部有轻微压痛，上腹部叩诊呈鼓音，舌暗红，苔黄腻，脉弦细；钡餐X线片示食道及胃未发现明显异常；B超示慢性胆囊炎。

辨证分析：肝胆郁结，郁而化热，横逆犯胃，气滞血瘀，胃络阻滞，不通则痛，胃纳脾化失职，升降失常，故胃脘胀满、纳差。

中医诊断：胃痛，证属肝胆郁热犯胃。

西医诊断：慢性胆囊炎。

治法：清利肝胆，和胃止痛。

处方：柴胡桂枝鳖甲汤加味。

柴胡 20g	桂枝 10g	鳖甲 15g	白芍 20g	制半夏 15g
炙甘草 10g	黄芩 10g	茵陈 20g	郁金 20g	厚朴 12g

3剂，水煎服，每日1剂。

二诊：自述有效，精神好，胃脘疼痛减轻，腹胀好转，食量稍增，舌暗红，苔薄黄腻，脉弦细。证属肝胆郁热，影响于胃，故应效不更法，照上方加木香10g，继服3剂。

三诊：自述胃脘部基本不痛，稍感胀满，食量同前，胀满乃肝胆郁滞时间较长所致，舌暗红，苔薄黄腻。故照上方去木香，加枳实15g合四逆散加强疏肝理气作用。继服3剂。

四诊：患者自述精神好，胃脘部已无不适感，食欲及食量基本正常，查舌质淡红，苔薄白，脉弦细。患者要求再服6剂以巩固疗效。

随后患者电话联系诉：精神好，胃脘部无胀满疼痛，食量已恢复正常。

十三、治咳嗽当立足太阴

咳嗽为临床常见疾病之一，为西医学之急、慢性气管炎，支气管炎等呼吸系统疾病的主要症状，多为感染，物理、化学刺激或过敏引起的气管、支气管黏膜的急性炎症。不论老幼皆可发病，常在寒冷季节或气候突变之时诱发。起病较急，常先有急性上呼吸道感染症状，如鼻塞、流涕、咽痛、头痛、恶寒发热、咳嗽咳痰，如支气管痉挛，可出现哮喘，X线大多正常或肺纹理增粗。慢性支气管炎是由多种因素引起的气管、支气管黏膜及其周围组织的慢性非特异性炎症，临床表现为反复发作咳嗽、咳痰或伴有喘息，可逐渐成为慢性阻塞性肺气肿或肺心病，X线可见肺纹理增粗、紊乱或呈网状或条索状。

高体三教授治疗咳嗽，具有独特的临床经验，一般3剂，或咳嗽即止，或大为减轻。问其体会，回答说："特殊之处不过干姜、细辛、五味子三味。"因为应诊患者，在以前或已输注、口服抗生素，或已用过咳特灵、祛痰灵、复方甘草片，中药清热解毒止咳化痰更为常用之法，之所以不效，说明患者不只是外邪所伤，往往与内因相合，内因不过"寒饮痰湿"，故一味清热止咳而咳反不愈。因"脾为生痰之源，肺为贮痰之器"，脾属土，病则多湿，痰湿之病非温化不能祛之。

基础方药：茯苓30g，干姜15g，五味子15g，细辛3～5g，炙甘草10g，紫菀15g，款冬花10g，白前10g。

诊疗经验：必须首先问清是否外感引发。如果是感冒后久咳不已，说明患者同时存在邪郁不达的情况，故在基本方药的基础上应加解表药，解表药又宜辛温复辛凉：柴胡15g，葛根20g，防风10g，桂枝10g，麻黄10g等。如果患者发热、痰质黄稠、口干口渴，可以基础方加石膏30g，知母20g，柴胡15g，黄芩15g，以清泻阳明、和解少阳。如果患者外感征象不明显，或纯属慢性支气管炎，则又当以基础方合真武汤或苓桂术甘汤以温化痰饮，杜绝生痰之源。若胸闷、气喘、心悸者，合《金匮》橘枳姜汤、茯苓杏仁汤以健脾理气宣肺，有热象之喘证合麻杏石甘汤。若心悸气短者，合生脉饮以益气养阴。

验案

陈某，男，65岁。

主诉：感冒后咳嗽不愈1个月余。

现病史：患者1个月前因感风受寒引起鼻塞、头痛、恶寒、发热（体温38.2℃），经服Vc银翘片、APC、急支糖浆，并静脉滴注先锋霉素V（每日6g），发热及头痛等外感症状消失，但吐痰量多，咳引胸腹疼痛，服甘草片、止咳糖浆无效，并静脉滴注先锋霉素也无效。现咳嗽，吐痰色黄，量较多，胸痛，咳引腹壁疼痛，恶心，纳差，神疲乏力，咽痛咽痒，舌红，苔腻微黄，脉细数。胸部X线片示两肺纹理增粗。

辨证分析：风寒外束，不能外发，邪陷于里（肺），肺失宣降，故咳嗽经久不愈，脾为生痰之源，肺为贮痰之器，脾湿生痰，壅滞于肺，日久化热，故痰稠多色黄。

中医诊断：咳嗽，证属风邪郁闭，肺失宣降。

西医诊断：肺部感染。

治法：解表宣肺，化痰止咳。

处方：止嗽散、小柴胡汤、苓甘五味姜辛汤加减。

柴胡 15g	黄芩 10g	陈皮 20g	半夏 15g	紫菀 15g
百部 10g	苦杏仁 10g	羌活 10g	防风 10g	茯苓 20g
炙甘草 10g	五味子 10g	细辛 3g	干姜 10g	

3剂，水煎服，热饮令微汗出。

患者服药3剂，咳嗽大减，痰量减少，精神好转，纳食增加，舌淡红，苔薄白。方药对症，继服3剂以巩固疗效。

十四、肾病应从三阴论治

肾病综合征是在肾小球疾病中表现出的一组症候群，以肾小球毛细血管壁对血浆蛋白通透性明显增高为特征，可伴或不伴肾小球的炎性改变。临床表现有大量蛋白尿和继发于蛋白尿的低蛋白血症，水肿，以及高脂血症等。由于血浆蛋白低，免疫球蛋白低，有时还有细胞免疫功能不足，因此易患感染，而感染又可使肾病综合征加剧。本病属中医学“水肿”“虚劳”等病范畴。

高老认为，肾病综合征归为中医学“水肿”“虚劳”范畴，本身就已说明此病属虚实夹杂。因为本病病史较长，迁延难愈，而慢性病又多虚多寒，即便有热，也是肝经血虚有热。故辨证治疗前应弄清：寒有寒所，热有热处，不可不明。因此，本病大致可分为两大类进行施治：

1. 有热象

面部及下肢浮肿，腰膝酸软，头晕心烦，口干口苦，腹胀，嗳气，小便黄少，大便偏干，舌红，苔黄而干或黄腻，脉弦细或数。

此类为三阴综合病，肝经血虚，郁而化热，脾肾虚寒。

方选乌梅丸合真武汤加减。

乌梅 20g，当归 15g，桂枝 12g，白芍 20g，黄连 10g，黄柏 10g，附子 12g，细辛 3g，干姜 15g，党参 20g，茯苓 30g，白术 20g，生姜 30g。

2. 无热象

水肿较甚，以下肢腰背为主，小便不利，少气乏力，面色萎黄或㿠白，纳差便溏，形寒肢冷，易于感冒，舌质淡体胖，苔白，脉沉细。

此类为三阴综合病，以脾肾为主。

方选茯苓四逆汤、真武汤加黄芪等。

附子 15g，干姜 15g，党参 20g，白术 20g，茯苓 30g，黄芪 50g，白芍 20g，当归 15g，大腹皮 20g，炙甘草 6g。

验案

赵某，女，26 岁。

患者 2 年前周身水肿，腰部酸痛，经尿常规、肾功能等检查，诊为肾病综合征。既往多次住院，曾用白蛋白、利尿药，并多方中药治疗，观其处方，寒热补泻、解毒利水活血等法，均已用过，但不能奏效，强的松治疗初始尚可减少蛋白尿，但随后无效，体质日差，病情进行性加重。现症：面色㿠白，神疲乏力，周身浮肿，小便量少，咽痛，口干口苦，纳差嗳气，胃脘胀满，腰痛酸困，动辄感冒，时有发热（T：37.3℃～38.5℃），舌红，苔黄腻，脉沉细数；血压 130/80mmHg，血红蛋白 76g/L，尿蛋白（++++），白 / 球倒置，尿素氮 17.22mmol/L，二氧化碳结合力 25mmol/L，并呈高脂血症。

辨证：肝脾肾功能失调，水湿内聚，精微外泄。

处方：乌梅丸合真武汤加减。

乌梅 20g	桂枝 12g	白芍 20g	干姜 15g	附子 15g
细辛 3g	党参 12g	当归 15g	黄连 10g	黄柏 10g
茯苓 40g	白术 15g	生姜 10g（为引）		

6 剂，水煎服。

二诊：自述水肿减轻，小便量多，精神好转，纳食增加，体温已基本降至正常，尿蛋白（+++）。上方加黄芪 30g，继服 20 剂。

三诊：水肿基本消退，大部分症状明显减轻，尿蛋白（++）。中药照上方去细辛加防风（含玉屏风散之意）以益气固表祛风，继服 60 剂。

四诊：患者自觉症状基本消失，精神好，面色转润，饮食二便恢复正常，血压 110/70mmHg，尿蛋白（－～±），血红蛋白 108g/L，尿素氮 12.36mmol/L，白蛋白 4g/L，球蛋白 32g/L，舌淡红，苔薄白，脉沉细。患者要求上方制成水丸长期服用。1 年后患者来访，病情稳定，体质增强，未再感冒，能从事一般体力劳动，多次复查尿蛋白均（－）。

按：本病属中医学“水肿”“虚劳”范畴，常规治疗无效，当属顽症。本病案除有脾肾阳虚水泛的一系列表现外，尚有发热、口干口苦、咽痛、舌红苔黄腻之肝经血虚郁热之象。蛋白下泄者，因肝脾肾俱虚，使肝虚不能藏精血，脾虚失统，肾虚失封。水肿不消者，因脾土虚寒不能制水、肾阳虚衰不能主水、肝虚木郁不能疏泄水湿，共致水湿停聚。正愈虚而邪愈实，终成难症。此时，单纯温阳有增上热之虞，单纯清泻又可伐阳增水。故本方乌梅、当归、白芍、桂枝养血补肝，疏泄水湿；黄连、黄柏可清其热而解其毒；黄芪、人参、干姜、茯苓、白术温补健中，培土制水；附子、细辛温肾暖水，开阖司职，化气行水。诸药合用，寒温并举，使木达、水暖、土和，精微可藏，水肿自除。

十五、治胸痹配合调肝

冠心病最常表现为心绞痛，是由于冠状动脉供血不足，心肌急剧缺血缺氧所引起的一组症候群。随着生活方式的改变，工作环境的压力，以及饮食结构的改变，本病成为危害中老年人身心健康的主要疾病之一。临床主要表现为胸骨后或心前区窒闷，气短，疼痛放射至左肩颈，一般持续在 5 分钟以内。本病属中医“胸痹”范畴，一般认为与寒邪内侵、饮食不当、情志失调、年老体虚有关。其病机有虚实两方面：实为寒凝、气滞、血瘀、痰湿，痹遏胸阳，阻滞心脉；虚为心脾肝肾之虚，心脉失养。一般治疗胸痹、心悸病证，大多从瘀、虚、痰论治。随着中西医结合的不断深入，益气活血化瘀法几乎成为该病的常规用法，常用药物有黄芪、丹参、赤芍、桃仁、红花等，但是临床上相当一部分患者仍效果不好。

高老根据中医基本理论，辨证与辨病相结合，认为胸痹病位在胸，除从心、肺论治之外，不要忽略肝之经脉布于胸胁，故以柴胡之剂为主治疗许多心系证候每获良效。其用药规律：①首应注意大便通畅与否。大便正常者以小柴胡汤为主，大便秘结或呈现一派实热证候者以大柴胡汤为主。②心悸、气短者合生脉饮，胸闷窒痛者合《金匮要略》之橘枳姜汤、茯苓杏仁汤。

验　案

牛某，男，48 岁。

主诉：心前区闷胀时痛 2 年，加重 2 个月。

患者既往身体健康，嗜烟酒。于 2 年前每在劳累或情绪激动时出现胸闷而不适，时有短时针刺样疼痛，心电图提示心肌缺血，血压 140/90mmHg，血脂偏高，曾在省人民医院按冠心病给予极化液、硝酸甘油、脉络宁、心痛定、消心痛治疗，发作次数似有减少，常备速效救心丸。患者于 2 个月前无明显原因上述症状加重，输液无效。现症：左胸憋闷，时有刺痛，短气，乏力，头晕，大便干结，3 日一行，胃脘胀满，嗳气，心悸，舌淡红，苔黄腻，脉弦细。

辅助检查：心电图示心肌缺血。X 线胸片未见异常。血脂：TC 6.1mmol/L，TG 2.2mmol/L，LDL 4.32mmo/L。

辨证分析：肝之络脉，布于胸胁，肝气不疏，气滞血瘀，故胸闷刺痛。肝胆相表里，肝胆气郁化热，横逆乘土，腑气不通，纳化失常，故便秘、胃脘胀满等。

中医诊断：胸痹（气滞血瘀，腑气不通）。

西医诊断：冠心病（心肌缺血）。

治法：疏利肝胆，通腑活瘀。

处方：大柴胡汤合茯苓杏仁汤加味。

柴胡 20g	白芍 20g	大黄 10g	枳实 10g	黄芩 15g
半夏 15g	茯苓 30g	杏仁 10g	陈皮 20g	桃仁 10g
甘草 10g	生姜 3 片	大枣 3 枚（为引）		

水煎服。

二诊：患者服药 3 剂，胸闷减轻，大便通畅，1 日一行，不成形，嗳气及胃脘胀满也相应减轻。患者自述上下通利，精神好转。中药照上方减大黄至 5g，加川芎 10g 以增强活血之力。

三诊：患者自述，共服中药 9 剂，胸闷症状已基本消失，二三日 1 次左胸刺痛约 10 ～ 15 秒，胃脘部症状也消失，精神好转，心悸消失，大便通畅，1 日一行，成形。方药对症，故能奏效，舌淡红，苔薄白，脉弦细，中药照上方 6 剂，水煎服。

四诊：患者述共服中药 30 余剂，初诊时症状全部消失，后测血压 135/80mmHg，复查心电图正常。为预防再发，患者要求服用中成药巩固疗效。予小柴胡片 3 瓶，每次 4 片，每日 3 次；复方丹参片 3 瓶，每次 3 片，每日 3 次；通便灵 1 瓶，每次 2 片，大便秘结时服。

十六、温补脾肾治疗顽固性湿疹

顽固性湿疹性质属于湿寒，本病系常见难医病之一，一般多从肌表皮肤论治，着眼于内在因素论治者少。湿疹症状虽表现在皮肤，但其病根内连脏腑，究其病理机制，实为卫气内陷而营血寒湿不能外透。盖脾主生化气血，气血循行周身内外，内行脏腑者称气血，外行经络者名营卫，营卫即经络之气血也。营卫如气血之枝叶行于表，气血似营卫之根本发于里。气血是营卫之后盾，气血内足则营卫外发，气血内虚则营卫内陷。阳气内虚致卫不外发，阴寒内盛致营郁不达，卫陷营郁发为寒湿顽疹。然湿归于脾，寒司于肾，脾肾阳虚不能温化内外寒湿，寒湿郁滞经络肌表营分，卫气内虚无力温营透邪外出，此乃形成顽固性湿疹之关键所在。由此可知，表为卫虚营寒，里系脾肾阳虚。治以温肾健脾利湿，补气充卫透表，以真武汤、五苓散、黄芪桂枝五物汤合用。

处方：茯苓 20 ～ 30g，白术 10 ～ 15g，附子 10 ～ 15g，白芍 10 ～ 20g，猪苓 10 ～ 15g，泽泻 10 ～ 20g，黄芪 30 ～ 60g，桂枝 10 ～ 15g，生姜 10 ～ 15g，大枣 3 ～ 6 枚。

上方为成人量，儿童酌减，每日 1 剂，水煎分次温服，早晚各服 1 次；服后药渣也可煎水熏洗患部。

配伍变化：初诊寒湿重者，可加干姜 10 ～ 15g；如肌表有郁热者，可加少量麻黄及连翘、赤小豆各 10 ～ 15g。服药后湿证减轻者，可去猪苓、泽泻，服至症状消失为止。

十七、寒热并用治疗顽固性口疮

口腔溃疡是临床常见的杂病之一，主要表现为口腔黏膜溃疡、糜烂、疼痛等。顽固性口腔溃疡呈反复性发作，一般认为是由于体内缺乏维生素 B_2，机体免疫力低下所致。轻者数日可愈，重者迁延不愈，寝食难安。中医认为本病多因心火上炎或脾胃积热而发，故一味清热泻火、解毒养阴凉血为贯常用法，但对其中一部分患者往往无效。高老认为顽固性口疮之所以难治，是因为临床往往按照常规习惯从热论治，故屡治屡败。此时一定要注意，凡是疑难杂症，均非单一的病机，往往蕴含着寒热错杂、虚实并存的复杂病机。因此，不要从众走老路，应寒热并用，攻补兼施，往往可获得意想不到的效果。

验 案

沈某，女，83 岁。

患者持续性口腔、舌面多发性溃疡 1 年余，多处求治不效，西药多以消炎抗菌，中药多从胃热心火论治，投以清热解毒、滋阴凉血解毒之剂均不效。现症：口腔黏膜、舌面弥漫性溃烂，疼痛异常，发音困难，饮食难以入口而消瘦不堪，神疲乏力，口干口苦，头晕目眩，肢冷腰酸，大便偏干，舌体鲜红，无苔，脉沉细数。

辨证分析：肝经血虚有热，脾肾虚寒，使寒水冰凝无以上济。

处方：乌梅丸合导赤散加减。

乌梅 15g	当归 20g	桂枝 6g	干姜 6g	附子 6g
细辛 3g	黄连 10g	黄柏 10g	生地黄 12g	木通 10g
竹叶 10g	甘草 6g			

3 剂，水煎服。

二诊：口腔溃疡疼痛明显减轻，并开始愈合，且食量增加，头晕减轻，肢冷好转。说明药中病所，效不更方，仅干姜、附子增为 10g，继服 3 剂。

三诊：口腔溃疡全部愈合，精神好转，饮食复常，肢冷缓解，舌红程度明显减轻，且已生出薄白苔。上方继服 6 剂巩固疗效。2 个月后随访未复发。

按：一般治疗口疮多以胃中积热、心火炽盛或阴虚生热而投以清热解毒、滋阴凉血泻下之剂。如果不效，当审证细辨。此病属清阳下陷、浊热上逆之证，总属肝脾肾三脏功能失调。肝血亏虚生风，木郁化火，风火相煽，炽炎于上，而脾湿肾寒无以济火，形成上热下寒之疑难病证。乌梅合当归、桂枝，酸收养肝疏木，加黄连、黄柏之苦寒，配导赤散，使上热可清；干姜、附子、细辛燥湿健脾，温肾化水，可补阳祛寒。诸药合用可使郁火能清而寒湿得除，真正达到水火相济，阴阳平衡。本案治疗独到之处是在一派火炎炽烈之中加入干姜、附子、桂枝等温热之药，从小量开始，逐渐温化寒水，实寓引火归元之意。

十八、五更泻病机剖析

五更泻临床较为常见，因其病程长且难以治愈，故为疑难杂症之一。高教授通过天人相应的理论结合六经、脏腑辨证对本病做了详细的剖析。

1. 五更泄泻的发病机制

五更泄泻，又名肾泻。因泄泻多在五更，其病变以肾为主，故得此名。泻而有时，期如潮汐者，天人相应使之然。人生活在自然界中，自然界的运动变化，亦时刻影响着人的机体，而人体受自然界阴阳周时的影响也必然会在生理或病理等方面产生相应的反应。天时昼为阳，夜为阴，而人体之阳气亦应天时，寤则行于外，寐则行于内，此即常谓之天人相应。《伤寒论·辨脉法》曰："假令夜半得病者，明日日中愈；日中得病者，夜半愈。何以言之？日中得病夜半愈者，以阳得阴则解也；夜半得病明日日中愈者，以阴得阳则解也。"亦即指此而言。

本病原属肝肾阳气不足，命门火不生土。肝肾昼则得天时之阳气相助，夜则得人身之阳气相辅，故不作泄。鸡鸣更尽人寤，人身之阳气自里达外，而自然界之阳气刚刚萌生，微弱未至隆盛。此时，肝肾外不得天时之阳气以助之，内又失人身之阳气以煦之，肾阳乍虚，关门不约，而五更拂晓恰是肝木得令之时，欲愈发阵疏泄。肾虚水寒，木欲达而不能达，寒水侮土，脾土湿陷而不升（木生于水，肾水温暖则肝木升达，脾土升运；肾水沉沦则肝木遏陷，脾陷不升）。既不上达，则必下泄，木气不泄而肾不封藏，肾不能纳气于下，大肠庚金不敛，脏气虚馁，清阳脱陷，肠中积谷，一泻无余。阳本不足，再经泄泻，故患者五内虚洞，症见气短懒言。待新谷入胃，人气渐生，天值日高，自然界之阳气隆盛，肝肾虚惫之气，渐而恢复，肝木自能上达，而肾气复得谷气以充之，肾能封藏，大肠庚金能敛，故魄门约闭，泄利又止。奈何人不得长寤而不寐，而自然界昼夜递更，阴阳有纪，循行有序，亦非人所能违，是以夜卧晨起，复又泄泻如是，故此病常经久不愈。

2. 五更泄泻的治则方药

本病证属虚寒，但寻常温补之法，初试尚可小瘥，继服则多罔效。治必温肾暖肝，益气健脾，升清举陷。因属久泻，辅以涩肠固脱。其代表方为四神丸。本方是由《普济本事方》二神丸与五味子散二方合成，方中主药选用补骨脂，味辛、苦而性温，入肾、大肠等经，以温补肾阳，壮火益土，暖脾化谷，治腰膝冷痛，疗肠滑肾泻；辅以吴茱萸、生姜、大枣，温肾暖肝补脾，医久病沉寒；另佐涩肠专药之肉豆蔻以涩肠止泻，五味子敛金纳气。诸药相伍，可使水暖、土和、木达，肾能封藏，肝木升达，脾土健运，清升陷举则五更人寤，自不再泻。正如汪昂云：“此足少阴肾药。破故纸辛苦大温，能补相火以通君火，火旺乃能生土，故以为君。肉蔻辛温能行气消食，暖胃固肠，五味咸能补肾，酸能涩精。吴茱萸辛热除湿燥脾能入少阴、厥阴气分而补火。生姜暖胃，大枣补土，所以防水。盖久泻皆由肾命火衰，不能专责脾胃，故大补下焦元阳，使火旺土强，则能制水而不复妄行矣。”

3. 五更泄泻与一般泄泻的区别

一般泄泻，其病机多为肝脾两虚或肝脾肾三虚，但均以脾虚为主。脾土虚不能培植肝木，木郁不达反克脾土；或脾土虚不能制水，少阴寒水之气反得侮土，故见腹痛泄泻。脾虚不能上运，纳之则泻，故其泻不分旦暮，一旦可数次或十数次不等。

五更泄泻，其病机多为肝肾两虚，以肾为主，而中焦脾胃尚保留部分受纳沤运的功能。脾运而便稀者，以久病虚寒，咎在肝肾，肾寒则大肠庚金之气亦陷泄而不收，但能排泄糟粕，不能吸收水液所致。故以温肾暖肝为主，以治其沉寒另加收涩，以止其泄泻。柯韵伯曰："泻利为腹疾，而腹为三阴之都会，一脏不调便能泻利。故三阴下利，仲景各为立方以主之。太阴有理中、四逆，厥阴有乌梅、白头翁，少阴有真武、猪苓、猪肤、四逆散、白通、通脉等剂。可谓曲尽病情，诸法备美，然只为一脏立法。若三脏相关，久留不痊，如子后作泻一症，犹未之及也。夫鸡鸣至平旦，天之阴，阴中之阳也，因阳气当至而不至，虚邪得以留而不去，故作泻于黎明，其由有四。一为脾虚不能制水。一为肾虚不能行水，故二神丸君补骨脂之辛燥者，入肾以制水也；佐肉豆蔻之辛温者，入脾以暖土，丸以枣肉，以辛甘发散为阳也。一为命门火衰不能生土。一为少阳气虚无以发陈，故以五味子散君五味子之酸温，以收坎宫耗散之火，少火生气以培土也；佐辛热之吴茱萸，以奉春生也。此四者，病因虽异，而见症则同，皆水亢为害。二神是承制之剂，五味子散是生化之剂也，二方理不同而用则同，故可互用而助效，也可合用以建功。合为四神丸是制生之剂也，制生则化，久泄自疗矣。称曰四神，比理中、八味二丸较速欤。"(《名医方论》)《伤寒论》第 352 条曰："若其人内有久寒者，宜当归四逆加吴茱萸生姜汤。"159 条曰："理中者，理中焦，此利在下焦。赤石脂禹余粮汤主之。"四神丸方用补骨脂温肾纳气，另选吴茱萸、生姜、肉豆蔻、五味子者，正此义也。

十九、论风湿病证治机理

风湿病为临床疑难杂病之一，高老认为风湿病实际上包括西医学所说的类风湿关节炎、风湿性关节炎、风湿性心脏病、肩周炎、坐骨神经痛、血管神经性头痛以及骨质增生、颈椎病、强直性脊柱炎、腰椎间盘突出等一系列疾病，均属中医学"痹证"范畴。《内经》曰："风寒湿三气杂至，合而为痹。"然而"邪之所凑，其气必虚"，所以痹证的发生主要由内虚所致，即外邪通过内虚而致痹。所谓内虚实际上是肝脾肾三虚，因肝主风，脾主湿，肾主寒，肝脾肾三脏功能失调，导致风湿类疾病的发生，具体而言即肝虚则生风，脾虚则生湿，肾虚则生寒。所以，风湿病应该是双方面的，一方面因气候的变化，或者起居不慎，或居住潮湿，导致风寒湿邪外袭；另一方面为肝脾肾三脏功能失调，导致风湿病内生。因此，无论外感或内伤，肝脾肾三脏功能失调为本病发病之关键，换言之，风湿类疾病就是一个肝脾肾方面的综合性疾病。根据肝脾肾三脏功能失调的侧重点不同，故有行痹、痛痹、着痹之分。又因在风寒湿三种邪气中，寒湿性质已定，只有风邪不定性质，有热风有寒风，风归肝管，若肝经功能失调木郁化火，又可导致热痹，即所谓风湿热。简单而言，肝脾肾三脏功能失调，若肝经有热，即为热痹。

在治疗上应采取外散风寒湿、内补肝脾肾之治疗方法，即补肝在于祛风，健脾可以祛湿，温肾方可散寒，如此以达到祛除风寒湿之目的。在选药配方时，高老擅长使用经方治疗，肝经常以桂枝汤、当归四逆汤类养血补肝祛风；脾经常以理中丸类温阳健脾祛湿；肾经常以四逆汤类温肾壮阳散寒；对于热痹则在温补三阴的同时，可配合桂枝芍药知母汤及牡丹皮、生地黄、黄连、黄柏等清肝泻火类方药。例如，在颈椎病方面，高老有自己的看法：颈椎病可以认为是感冒后遗症的一种，其发病原因在于外感风寒湿邪，经过发散解表治疗未能痊愈，加上内在的肝脾肾虚弱，日久逐渐形成了颈椎病。《伤寒论》中提出：“太阳之为病，脉浮，头项强痛而恶寒。”这里所说的头项强痛应包括局部酸、困、胀、麻、木、痛等不同表现。主方选用以葛根汤为主合麻黄附子细辛汤加减治疗，临床可获佳效。

总之，治疗痹证只要紧紧围绕肝脾肾三个脏腑进行论治，均能达到理想的治疗效果。

二十、论糖尿病病机

糖尿病乃西医学之病名。中医学将糖尿病称为消渴证。根据临床观察看，本病近年来仍在不断地增加，似乎成了临床常见的慢性难医杂病之一。

1. 糖尿病的发病原因

西医学指出糖尿病系胰岛素出现了问题。中医学对化生胰岛素的脏腑，截至目前还缺乏一个明确的说法，正因如此，下面就试谈一下哪些经脏功能失调导致了胰岛素的发病。

化生胰岛素的经脏，好像与手少阳三焦有关，但三焦这个脏腑现处于有名而无实。从经脏的关系看，手少阳三焦与手厥阴心包是表里关系，足少阳胆与足厥阴肝是表里关系。

以上两经四脏，在正常情况下是相互资助关系，在发生病变的情况下则互为影响。有关三焦、胰岛素的问题，简述到此，下面再谈谈消渴证的病理机制。

糖尿病为中医学之消渴证，本病见于仲景《伤寒》《金匮》，如《伤寒论》厥阴篇提纲指出："厥阴之为病，消渴……"这就说明了糖尿病的病源就是足厥阴肝经风木失调所导致。

从胰岛素手少阳三焦功能失调，又内连及足厥阴肝经之消渴证。由此可以看出"糖尿病"始发于手少阳三焦，内连足厥阴肝经。由足厥阴肝经风木失调，进一步影响足太阴脾和足少阴肾，形成了足三阴功能失调的许多慢性疑难杂病，糖尿病就是其中之一。

2. 足三阴经的生理病理关系

所谓三阴经，是指足厥阴肝经、足太阴脾经和足少阴肾经。根据临床观察，这三经无论是在生理关系上还是在病理关系上，都是极为密切的，同时其发病率较高，如果其中某一经发病，往往三经互为影响。糖尿病为厥阴经病证，久而久之本病也同样会影响到脾肾，所谓糖尿病并发症，正是指这三脏的关系问题。就三者之间的生理病理关系打个比方，谓“肝木好比树，脾土好比地，肾水好比墒”，肝、脾、肾三经就等于树、地、墒的关系，三者不能分离，缺一不可。

肝→木→树

脾→土→地

肾→水→墒

三者在生理关系上相互滋助，在病理关系上互为影响，故有“见肝之病，知肝传脾，当先实脾”之论。临床常说的木郁克土，同时又有木生于水而长于土，水暖则土和，肝木才能升发畅达，如果水寒土湿，肝木是不会健康旺盛升发畅达的。糖尿病的病理也正是如此。

总之，初步认为糖尿病即中医学之消渴证。本病发于手少阳三焦经，内连足厥阴肝经，最后由足厥阴肝经风木失调，影响足太阴脾经和足少阴肾经，结果成了以肝为主的三阴综合性的慢性疑难杂病。在临床选药配方时，常用少阳经之小柴胡汤，厥阴经之乌梅丸加减治疗，最后参考仲景对本病设立的三阴综合方剂金匮肾气丸。

二十一、强直性脊柱炎治疗经验

强直性脊柱炎（AS）是一种原因不明，侵犯脊柱及骶髂关节为主的慢性自身免疫性疾病。临床发病早期多呈慢性迁延性，因其隐匿性不易早期诊断，晚期则出现脊柱强直、畸形，单凭药物难奏良效，故早期诊治是提高疗效的关键。高体三教授采用温补肝脾肾方法治疗强直性脊柱炎，均取得满意疗效。

治疗方法：桂枝 20g，白芍 20g，麻黄 6g，附子 15g，干姜 15g，炙甘草 6g，细辛 3g。上七味，加水 500mL，煎 20 分钟，取汁 300mL，二煎加水 300mL，煎 20 分钟，取汁 200mL，2 次药汁混合，分早晚 2 次温服，每日 1 剂。

辅助疗法：①服药后多饮热水，令微汗出；②体育锻练，双脚并拢，反复进行下蹲—站起运动，每日不少于 20 次，并适当进行原地跳跃。

强直性脊柱炎属中医“痹证”范畴，相当于“尪痹”“骨痹”。《素问·逆调论》中说：“肾者水也，而生于骨，肾不生则髓不能满，故寒甚至骨也。……病名曰骨痹，是人当挛节也。”《济生方·痹》曰：“皆因体虚，腠理空疏，受风寒湿气而成痹也。”说明痹证的病因病机是因正虚复感外邪。正虚主要责之于肾阳不足，致风寒湿邪内伤，并深侵督脉，气血凝滞不通，脊骨失养，故关节僵直疼痛，不能俯仰。由于肝虚生风、脾虚生湿、肾虚生寒，即肝脾肾功能失调导致风寒湿邪内生，是本病的根本病机。

本方药物组成依据《伤寒论》用于治疗肢节疼痛的方剂，以麻黄附子细辛汤合桂枝汤加味针对其病因病机，以调理肝脾肾为总的治疗原则。方中附子入肾壮阳祛寒为君，麻黄、细辛辛温行散可温通经络而止疼痛为臣，佐以桂枝汤归肝疏散风邪，加干姜、炙甘草入脾补益中土以助祛除湿邪。诸药合用，调理肝脾肾，以达到祛除风寒湿邪之功。嘱患者服药的同时，加强体育锻炼，促进脊柱活动，符合中医“动则生阳”的理论，更有利于畅通血脉，促进身体康复。

验　案

马某，女，43 岁。

主诉：腰部僵硬酸痛 1 年。

患者 1 年前无明显原因出现腰部酸困疼痛，四肢关节也疼痛，但程度相对较轻，每遇阴冷天气疼痛加重，先后多次用麝香止痛膏类无效，后查腰部 X 线检查未见明显异常，血沉、抗“O”均基本正常，常服活血化瘀及治风湿药效不显著。近 1 个月来腰部又僵硬疼痛，舌淡红，苔薄白，脉沉。抗“O”＜ 500U/mL，类风湿因子阴性，血沉 16mm/h。

辨证分析：本因肝脾肾亏虚，标因风寒湿乘虚入侵，内外合邪，寒湿凝滞，气血阻滞于腰脊，不通则痛。

中医诊断：痹证（寒湿阻滞）。

西医诊断：强直性脊柱炎。

治法：温补肝脾肾，祛除风寒湿。

处方：麻黄附子细辛汤合桂枝汤加减。

桂枝 20g　白芍 20g　附子 15g　干姜 15g　细辛 3g
炙甘草 6g　麻黄 6g
6 剂，水煎服。

嘱其多饮热水并原地活动。

二诊：患者腰痛及强硬减轻（但患者一直服布洛芬，嘱其逐渐减量），服药平和，精神好转，纳食正常，舌淡红，苔薄白，脉沉。患者顽疾，只要能减轻，说明有效，暂不更方，嘱停服布洛芬。

三诊：患者已停服所有其他药物，只服上方 10 剂，感腰部强硬改善，可增加局部活动度，扩胸度改善，疼痛也有减轻。患者精神尚可，体力增加，且经济宽裕，要求继服，予上方加土鳖虫 10g。

四诊：患者共服中药约 1 个月，腰部僵硬疼痛均有明显改善，可进行日常工作生活，仅在阴天下雨时症状可见，但程度减轻，患者要求上方做成丸剂长服以治本。10 剂，研面共为水丸，每次 6g，每日 3 次，口服。

二十二、论治未病

未，通假字，作味讲，即滋味，六月滋味也，《韵会》引作六月之辰也。《律书》：“未者，言万物皆成，有滋味也。”《广雅·释言》：“未，味也。”

未者，用以纪时，言木老于未。未，为地支第八，配以天干，以纪年、纪月、纪时。《淮南子·天文训》云“木生于亥，壮于卯，死于未”，其在五行，属土，其禽为羊。《论衡》：“丑、未，亦土也”“未禽羊”。

未者，象形字也。象木重枝叶也，老则枝叶重。取象比类，表现繁叶叠枝、根深木荣之象，一木发为繁叶，一而二，二而三，三生万物，喻作繁茂，可以作趋势或倾向性讲，是生命发展的必然趋势，亦可作细微讲。

未，又言凡未之属皆从未，又作昧讲。《淮南子·天文训》：“未者，昧也。”《律历志》：“昧薆于未。”《释名》：“未，昧也。日中则昃，向幽昧也。”此即昧薆之说也。即隐而未显，不为世人所周知，引申为隐蔽的，不显于外的，即隐而不彰，是潜藏于表象下的本真。亦可引申为将来。未字否定过去，不否定将来，可作将来讲，表示还没有发生的，将要发生的。

病，疾加也，从疒丙声，甲骨文字的字像一个人躺在床上的样子（人和床都竖着写），后来加“丙”旁以表声。包咸注《论语》：“疾甚曰病。”病与疾相对而言，从病势上讲，病为多种疾病叠加为患，势凶力猛者也；从病程上讲，疾，病之微也，病之未也；病，疾之渐也，疾之终末。《释名》：“病，并也，并与正气在肤体中也。”病与正气相携同行，相形而生，病与不病，取决于正气，正行有常，则不病，正循失布，则病加于身。正如《素问·评热病论》云：“邪之所凑，其气必虚。”

中医治未病思想见于《素问·四气调神大论》《灵枢·逆顺》等篇，篇中提出“上工治未病，不治已病，此之谓也”“圣人不治已病治未病，不治已乱治未乱”之论。“不治已病治未病”是早在《黄帝内经》中就提出来的防病养生谋略，是我国医药卫生界所遵守的“预防为主”战略的最早思想，它包括未病先防、已病防变、已变防渐多个方面的内容。历代医家都非常重视“治未病”，对“治未病”多有阐发。这就要求人们不但要治病，而且要防病，不但要防病，而且要注意阻挡病变发生的趋势，并在病变未产生时就想好能够采用的救急方法，这样才能掌握治疗疾病的主动权，达到“治病十全”的“上工之术”。朱震亨在《格致余论》中说：“与其求疗于有病之后，不若摄养于无疾毫先；盖疾成而后药者，徒劳而已。是故已病而不治，所以为医家之怯；未病而先治，所以明摄生之理。如是则思：患而预防之者，何患之有哉？此圣人不治已病治未病之意也。”

中医治未病思想，发展到今天，大致包含三种意义：一是防病于未然，病之起于微末，尚未成疾之时，微未之病也。此时病之未起，疾不成行，邪未加于身，强调养生调摄，预防疾病的发生，不使疾病成行，遏之于摇篮，此即“防微杜渐”。二是既病之后防其传变，病即加于身，必是由疾发展而来，正失循布，故而要从源头着手，及早发现，及早治疗，及时控制疾病的发展演变；由表及里，由表象看本质，准确预判疾病的发展走势，及时采取措施，扑火于根，谨防复燃。此即《金匮要略》“若人能养慎，不令邪风干忤经络，适中经络，未流传脏腑，即医治之，四肢才觉重滞，即导引、吐纳、针灸、膏摩，勿令九窍闭塞”之意。三是预后防止疾病的复发及治愈后遗症。

高老认为肝脾肾三脏生理上联系密切，病理上相互影响，以“治未病”的独特视角，精研岐黄，融汇黄氏（黄元御）、仲景之学，创立了“水暖土和木达”三阴学术思想。

高老认为人体与自然生存环境密切相关，人类生活在自然界中，自然界存在着人类赖以生存的必要条件，同时自然界的变化又可以直接或间接地影响人体，而机体则相应地产生反应。属于生理范围的，即是生理的适应性，超过了这个范围，或人体的适应能力较差，则会引起人与自然环境的关系失衡，即是病理反应，从而导致病变。故《灵枢·岁露》曰：“人与天地相参也，与日月相应也。”

高老主张整体就是统一性和完整性，重视人体本身的统一性、完整性及其与自然界的相互关系。人体是一个有机整体，构成人体的各个组成部分之间，结构上不可分割，功能上相互协调、相互为用，病理上相互影响。中医认为人体以五脏为中心，通过经络系统，把六腑、五体、五官、九窍、四肢百骸等全身组织器官联系成有机的整体。如肝属木应春，脾属土应长夏，肝藏血而主疏泄，脾统血、主运化而为气血生化之源。肝脾两脏的关系，犹如树木花草与土地的关系一样的密不可分，在人体则首先在于肝的疏泄功能和脾的运化功能之间的相互联系，脾的运化必赖于肝的疏泄功能，肝的疏泄功能正常，则脾的运化功能健旺，若肝失疏泄，就会影响脾的运化功能，从而引起肝脾不和的病理表现。

水者，肾也，足少阴肾经也，水曰润下，润下作咸。水性寒凉，其性属阴，外应于冬。水性本寒，水中无火，其寒必极，寒极则亡阳，而万物寂灭矣。肾主水，内寄元阴元阳。肾阳为一身阳气之根本，“五脏之阳气，非此不能发”，体内五脏六腑、形体官窍均赖此以温煦，五脏六腑之机能均赖此以推动，精血津液的化生和运行输布均赖此以完成。高老认为：肾中之水，寒则病生，暖则病愈，阳主阴从，机体机能正常，必须元阳充盛，即水暖是也。

土者，脾也，足太阴脾经也，土爰稼穑，稼穑作甘，应于长夏，具有濡润、化育沉静的特性，旺于四时，为后天之本。脾为气血生化之源，五脏六腑、四肢百骸皆赖其化生的水谷精微以奉养，故称后天之本，为人体升降之枢轴。脾胃之中气，为升降之枢纽。脾主升清，则肝肾亦升，故水木不郁；胃主降浊，则心肺亦降，金火不滞，火降则水不下寒，水升则火不上热。平人下温而上清者，以中气之善运也。总之，通过脾胃中气之升降，能使全身气机调达，清阳得升，浊阴得降，阴平阳秘，气血和畅。高老认为：脾胃气机升降正常，则全身气机调畅，则百病不生，则为土和也。

木者，肝也，足厥阴肝经也，木曰曲直，曲直作酸，为阴中之阳，外应于春，具有温和、生发、条达的特性。《素问·四气调神大论》说：“春三月，此曰发陈，天地俱生，万物以荣。”春为风气当令，风气通于肝。风者，厥阴木气之所化也，在天为风，在地为木，在人为肝。肝气通于春，内藏生升之气，肝气升发则生养之机可化，诸脏之气生升有源，化育既施，则气血冲和，五脏安定，生机不息。少阳肝脏应阳升之方，行春升之令，其气以升发为顺，主人体一身阳气之升腾。肝之疏泄，疏通、畅达全身气机，促进精血津液的运行输布，而且对于脾胃气机升降及情志的舒畅等均具有重要作用。高老认为：肝木条达，疏泄正常，则为木达也。

高老既重视脏腑间相互关系，又重视自然环境对人的影响。如春季多风病，夏季多热多湿，秋季多燥，冬季多寒，在遣方用药时，根据患者体质进行适当地调理。

1. 调肝，不离脾肾

木生于水，而实于土，肝属木，木生于水；水者，肾也，五脏六腑之根，为先天之本，内蕴真阴真阳，木得水之精而生，故能藏养精气而不泄，充养己脏而成形，肝木之形体即成，形体尚弱，还需要脾土的滋养，才能发挥肝木的功能。

脾居中央，属土，为后天之本、水谷之海、气血生化之源，主散精。脾胃腐熟运化水谷精微，奉心化赤为血，血藏于肝，荣养肝木。脾胃中气斡旋，脾气旋升，带动肝气升发，运输精血上奉于心，心胆火气下蛰，从而形成“坎离交媾”，则上下回环，气血周流，机体生机盎然。

肝与脾肾两脏生理上联系密切，病理上相互影响。高体三教授认为肝木条达行令，全赖脾肾温升，水暖肝温，土和肝升。水寒，木不得温升而为郁；土湿，木被抑遏亦为郁。水寒，木陷失于行运而为瘀；土湿，阻滞气血循行亦为瘀。肝病多郁多瘀，其病在肝，而根在脾肾，实为肝脾肾三阴合病。

（1）知肝传脾，当先实脾

肝为刚脏，主升发条达，肝气正常升发，有助于胆汁的排泄，以助运脾胃，亦有益于脾升胃降功能的发挥。肝木功能升发，肝风郁怒，贼克中土，脾土湿陷，无力制水，肝木克之，湿气又无力解少阴之寒气，于是足之三阴并作，此为厥阴肝木失调而累及脾肾，实为三阴合病。《难经·七十七难》云：“见肝之病，则知肝传之于脾，故先实其脾气，勿令得受肝之邪，故曰治未病焉。”张仲景《金匮要略》：“夫治未病者，见肝之病，知肝传脾，当先实脾。”说明了土木之间的密切关系及指导临床治疗的重要意义。清代黄元御明确提出“木生于水长于土”“甲木克戊土，痛在心胸；乙木克己土，痛在脐腹”，更清楚地揭示了肝、胆、脾、胃之间病理变化相互影响的一般规律。高老认为，土木关系这一辨证理论还应在黄氏论述的基础上加以补充阐明，即：见肝之病，知肝传脾，当先实脾；见胆之病，知胆传胃，当先和胃。临床凡见肝胆之病，应预测将来有累及脾胃的可能，在疏利肝胆之时，勿忘调理脾胃。

（2）治肝之要，防患未然

高体三教授根据肝病多风、多虚、多瘀、多郁、多热的病变特点，认为治肝（胆）之法不应局限于药性之寒热温凉，依据肝病传变的特点，提出凡是有助于恢复肝胆正常生理功能的药物，不论寒热温凉、辛散补泻，皆能入肝（胆）。并根据肝胆的生理功能特性和发病规律，总结出调肝（胆）30法（表3.3）。临床具体用药时，高老又强调立足三阴辨证论治，在三阴大纲的指导下，确立了以调肝（胆）为子目的治疗方法，并根据肝（胆）病的复杂多变，把温、清、补、泻、平、柔、疏、敛、镇等法结合使用，已病治病，未病防传，旨在恢复肝胆正常生理功能。

表3.3 调肝（胆）30法及代表药物

类别	功效	代表药物
1	发散风寒调肝	桂枝、荆芥、防风
2	疏散风热理肝	桑叶、薄荷
3	疏散风湿	羌活、秦艽
4	通络祛风	金银花、蒲公英、紫花地丁
5	泻火清热	黄连、黄芩、黄柏
6	清热滋阴柔肝	生地黄、白芍、炙甘草
7	补肝养血	当归、熟地黄、阿胶
8	祛风止痉	全蝎、蜈蚣
9	活血化瘀	赤芍、桃仁、红花
10	行气活血	川芎、土鳖虫
11	止痛活血	苏木、乳香、没药

续表

类别	功效	代表药物
12	止血活血	三七、地榆
13	疏肝解郁	柴胡、郁金
14	理气疏肝	香附、川芎
15	除蒸退热利胆	青蒿、鳖甲
16	镇肝息风	石决明、龙骨、牡蛎
17	收敛补肝	乌梅、山楂
18	苦寒泻肝	龙胆、黄芩、黄连
19	解毒清热	蒲公英、紫花地丁
20	暖肝散寒	吴茱萸、姜黄
21	祛风除湿	木瓜、五加皮
22	息风开窍	羚羊角、牛黄
23	疏肝软坚	川楝子、昆布
24	疏肝明目	菊花、蝉蜕
25	通络下乳	穿山甲★、王不留行
26	强筋壮骨	虎骨★、狗脊
27	清导退黄	茵陈、栀子
28	舒筋活络	白花蛇舌草、伸筋草
29	破血通经	水蛭、虻虫
30	平肝潜阳安神	珍珠母、龙齿

注：★为珍稀野生动物制品，现已不应用于临床，此处仅作为理论阐述以供参考。

（3）三阴同调

高体三教授认为肝（胆）与脾肾两脏，生理上关系密切，病理上相互影响，肝胆为病，表里、寒热、虚实，诸症均有，病变复杂多样，病邪交杂交互为患，且易累及脾肾，致使三脏同病。所以，临床上单一地治肝

（胆），疏肝理气，往往达不到理想的效果。高体三教授从肝胆生理病理的特性出发，提出以肝脾肾三脏同调为纲，辨证时提纲挈领，很多疑难杂病得以抽丝剥茧，直中病所。一脏为病，往往殃及其他两脏，以致水寒土湿木郁三阴交杂为病，所以临证时，高老非常重视肝脾肾三脏同调论治肝胆疾病，把三阴同治作为临证施法的大纲，临证辨治肝胆疾病时，层次分明，每愈疑难杂病。

2. 实脾，有赖肝肾

脾胃之中气，为升降之总枢。脾气从左旋升，可推动肝肾也升；胃气从右转降，可带动心肺也降。脾升故水木不郁，胃降故火金不滞。火降则水不下寒，水升则火不上热。平人下温而上清者，实乃脾胃中气之善运升降。中气衰则升降窒塞，肾水下寒而精病，心火上炎而神病，肝木左郁而血病，肺金右滞而气病。神病则惊怯而不宁，精病则遗泄而不秘，血病则凝瘀而不流，气病则痞塞而不宣。四旁之病，均与中气有关。故中气为和济水火之机，升降金木之枢。

足厥阴肝属木，足太阴脾属土，足少阴肾属水。三脏无论在生理上或是在病理上都有着极为密切的关系，其发病率也较高。脾土应长夏，属太阴而主湿，不病则已，病则多湿；肾水应冬，属少阴而主寒，不病则已，病则多寒；肝木应春，属厥阴而主风，不病则已，病则多风。脾土功能制水，土湿不能制水则肾经寒水邪气泛滥，寒水又反侮土，形成水土寒湿，不能生培肝木，肝木郁遏，生气不遂，于是足之三阴病作。

（1）健运脾胃，当先疏肝

脾胃居于中焦，属土，主司运化水谷精微，脾以升清为顺，胃以降浊为和，为气机升降之中枢，脾升胃降功能的发挥，有赖于肝肾两脏功能的正常发挥。肝属木，主升发条达，肝气升，脾气始能得升，肝升肺降，带动胃气和降。清升浊降才能维持人的消化吸收与排泄功能正常，而这一过程有赖于肝之正常疏泄，使胆汁顺降以利消化。若忧思恼怒等因素，使肝失疏泄，肝胆郁热逆乘脾胃所表现的胃部症状则是本病的病理表现。或因饥饱失常、劳倦过度、久病本虚致脾胃虚弱，此时更易诱发肝胆郁滞，使虚者更虚，郁热更重。临床顽固之脾胃疾病则应考虑土不培木，木郁化火，肝胆郁滞，贼克中土，土不制水，寒水侮土，脾失健运，胃失和降。

肝为风木，主疏泄，喜升发条达而恶抑郁，在时应春，肝不病则已，病则多郁。脾属土，喜升清，喜燥恶湿。肝木失疏，肝气郁滞，气郁不行，不利于胆汁的正常排泄，不能正常参与脾胃运化；肝气不升，脾亦难升，清阳不升，浊阴不降，升降反作，阴阳逆从，杂病丛生。

临床常遇到许多慢性胃病患者，缠绵反复，历久不愈，均诉服用了不少治疗胃病的中西方药但效果不佳，临床常出现胃脘胀满，或痞塞时痛，食欲不振，消化不良，或呕逆吞酸，嘈杂难受，或兼胸胁胀痛，口苦咽干，苔白腻或黄腻，脉细数或弦数等。以上表现多见于现代医学之慢性胃炎、消化性溃疡、胆囊炎及肝炎等消化系统疾病的过程中。在治疗上高老认为除按胃腑本经虚实寒热失调论治外，应充分考虑与肝胆功能失调有密切关系。故有“肝胃不和”“土壅木郁”“甲木克戊土，乙木克己土”“见肝之病，知肝传脾”之论。高老主张治疗脾胃疾病，应先调理肝胆，预判性用药，在肝木克伐脾土之前，就先疏理肝胆，以使肝气条达，脾胃健运，则脾不病矣，病则易愈。

（2）实脾之要，在于温肾

足太阴脾，五行属土，喜燥恶湿，主运化水湿，为“气血生化之源”“水谷之海”“后天之本”。肾为癸水，禀受先天之精而藏之，故内蕴真阴（水）真阳（火），为先天之本，坎中之阳为一身阳气之根，命门之火能生脾土，脾胃的纳运功能必须借助肾命之阳气温煦，才能运化健旺。如赵献可《医贯》云：“饮食入胃，犹水谷在釜中，非火不熟。”而肝脾之气的升发，上下一气周流，均有赖于肾中真阳的温煦和资助。如黄元御云：“阴升阳降，权在中气”“以脾陷之由，全因土湿，土湿之故，全因水寒”。肾水温暖，真火旺盛，不仅能够温壮脾阳以升清，而且能使脾祛湿就燥以强健运。总之脾肾两脏先后天相滋互济，温热与湿寒两气相辅相成，从而共同构成脾肾两脏的密切关系。

足少阴肾，五行属水，在时应冬，不病则已，病则多寒，正所谓“癸水病则必寒”。脾居中央，为太阴湿土，喜升清，主运化。肾水寒，寒伤阳，则脾阳失却温助，化源不足而失健运；坎阳亏虚，则真火亦衰，无火生土，致使土虚不能制水；肾阳虚，湿气当令，土虚湿盛；脾气得坎阳温升，使能升举清阳，坎阳亏虚，升降反作，致使脾虚气陷，正所谓“以脾陷之由……全因水寒”。

故而临床上，治脾勿忘温肾，肾水温暖，生化有源，脾土健运，不易为病。高老临证中，治疗脾胃疾病，时刻不忘温肾，温肾以暖土，土湿健运，往往收获奇效。

（3）三阴同调

综上可知，脾与肝肾两脏关系密切，相互影响。脾属土，主司运化水湿，喜燥恶湿，故脾不病则已，病则多湿。土湿之由，全因水寒，水寒土湿，以致木郁，乘克脾土。基于对肝脾肾三脏关系的认识，高老认为治脾之要，在于调治肝肾，治在病先，不等肝肾受累，先调治肝肾，故而主张肝脾肾三脏同调，三阴同治，以求恢复“水暖土和木达”的正常生理状态。

3. 心肾一体，肝脾相关

足少阴肾，属水应冬，不病则已，病则多寒，所谓“肾主寒”，即是此义也。水（肾）位于下，火（心）位于上。肾水上济交于心火，火中有液，阳中有阴，故火不上炎，心火下降交于肾水，水中有火，阴中有阳，故水不下寒，此所谓水火相济，阴阳相交，心肾相交，人之常态也。肾水寒，真火虚无以生土，土虚不能制约湿气，升降反作，阴阳逆从，以成水寒土湿，木不得温，肝不得升而陷下于寒水，乙木不升，甲木不降，没有相火下滋肾阳，肾水更寒，则反过来祸乱肝脾，三阴杂合为病。

（1）肾居先天，全赖后天以养

足少阴肾者，为癸水之脏，主水而藏精，内蕴真阴真阳，为先天之本。足太阴脾，五行属土，喜燥恶湿，主运化水湿，为“气血生化之源”“水谷之海”“后天之本”，脾居中央，为后天水谷气血之海。先天禀赋有之限，全赖后天气血以养先天，肾水功能才能得到正常发挥。脾胃腐熟运化水谷精微，化赤为血，荣养肝木，脾胃中气斡旋，脾气旋升，带动肝气升发，运输精血上奉于心，心胆火气下蛰，以成“坎离交媾”，则上下回环，气血周流，机体生机盎然。

足少阴肾，在时应冬，不病则已，病则多寒，肾水多寒，足太阴脾，五行属土，在时应长夏，病则多湿，脾病多湿。肾水寒，肾中坎阳亏虚，无真火以助脾胃腐熟运化水谷精微，无以助脾土散运水湿，故而脾病多湿，脾湿，健运失司，无以养先天；土湿，清阳不升，肝木郁遏不升，无以上输真火以奉君火，君火亏虚，真火不得以秘，肾阳更虚。由此水寒土湿木郁，交互为病，三阴杂病丛生。

故而高老主张脾肾同治，治肾，当先治脾，脾土健运，气血充盈，先天得后天以养，则肾不易病，病则易愈。

（2）木生于水，调肝理肾一体

水者，肾也，五脏六腑之根，为先天之本，内蕴真阴真阳，木得水之精而生，故能藏养精气而不泄，充养己脏而成形。足厥阴肝者，为阴中之少阳，根植于肾水，禀受风木之气而生，主疏泄，喜升发条达而恶抑郁，具有启发脏腑气机的作用；肝脾配合，生血行血，输布气血精微物质至全身各处，发挥濡养机体的功能。胆附属于肝，内涵相火，下秘蛰于肾，以强根本，根本强壮，则能生土涵木，才能枝繁叶茂。

足少阴肾，五行属水，在时应冬，不病则已，病则多寒，正所谓“癸水病则必寒”。水寒则更耗肾阳，坎中真火亏少，则对人体的资助和激发作用减退，从而影响肝脏功能的正常发挥。正所谓“坎阳温升，而生肝木”，若肾阳失缺温煦，则致水寒木陷，“坎阳亏虚，不能生发乙木……故木陷而血瘀”；坎阳亏虚，则肾水寒，木气不得温升条达而木郁，郁久又能化热；癸水寒，肝木根本动摇，木摇风动而为风。

由此可知，肝肾两脏，木水二质，联系密切，不病则已，病则相互影响。认识到肝肾两脏的发病特点，基于这个生理病理特点，高老主张肝肾同调。肝木不达，肾气不张，循布失常，而为病，肾水不暖，犹若天寒地坼，生机不旺，水木不升，而为病。故而见肾之病，不待累及肝，已条达肝木，以成水火相济、龙虎交泰之局，生机不息，健康不病，病则易愈。高老善于温水疏木以治肾，临床疗效显著。

4. 特色方剂

所谓足三阴经，是指足厥阴肝经、足太阴脾经、足少阴肾经。根据临床观察，此三经无论在生理上还是在病理上都有着极为密切的关系，其发病率也较高。如果其中某一经发病，往往影响其他二经，导致三经同病。足厥阴肝属木，足太阴脾属土，足少阴肾属水。肝木如树，脾土如地，肾水如墒，三者在生理上相互资助，在病理关系上相互影响。脾土应长夏，属太阴而主湿，不病则已，病则多湿；肾水应冬，属少阴而主寒，不病则已，病则多寒；肝木应春，属厥阴而主风，不病则已，病则多风。此为足三阴的病理特点，所谓“肝主风”“脾主湿”“肾主寒”即此义也。

总之，三阴经在生理上密切联系，病理上相互影响，一经发病往往累及其他二经，终致三阴同病而杂病丛生，或木郁蠹生而蛔厥，或手足厥寒而脉细，或寒疝腹痛而逆冷，或木郁乘土而痛泻，或虚劳腰痛而尿频，或妇人转胞不得溺，或下消而上渴，或脐悸而奔豚，或男子失精，或女子梦交，或带下崩漏，不一而足。故在临床上，治肝之病须兼脾肾，治脾之湿应兼治肝肾，治肾之寒当兼医肝脾，方可获得较好疗效。

（1）肝脾主方——建中回春丹

方药组成：当归、黄芪、桂枝、白芍、党参、白术、茯苓、半夏、炙甘草、陈皮。

方义分析：当归、黄芪味甘性温，功能如春，归经肝、脾，养血补肝，补中益气为君；配伍桂枝、白芍、党参、白术、茯苓，甘温入肝脾，养血疏肝，祛湿健脾为臣；加入半夏性温主降和中，以达安谷则昌为佐；方用炙甘草甘温为使者，补中培肝，调和诸药。诸药共成养血疏肝、补中健脾强壮生长之法。

（2）肝脾主方——温散消癥汤

方药组成：玄参、煅牡蛎、鳖甲、桂枝、茯苓、桃仁、牡丹皮、炙麻黄、附子、细辛、夏枯草、昆布、王不留行。

方义分析：该方是由桂枝茯苓丸合麻黄附子细辛汤加减变化而来。主要功效为疏肝理脾，化痰散结，活瘀消癥。高体三教授认为癥瘕多是由肝胆气郁失疏，气滞血瘀，木郁化热化火，乘克脾土，脾虚生湿生痰，痰湿、瘀血、郁热相互交结所致。方中酌加玄参、鳖甲、牡蛎、昆布等药软坚散结，配合化痰活瘀之方，消散癥瘕。

（3）胆胃主方——清胆和胃汤

方药组成：柴胡、黄芩、桂枝、白芍、党参、白术、制附子、干姜、煅牡蛎、生地黄炭、茯苓、鳖甲、阿胶珠、炙甘草。

方义分析：该方是由柴胡桂枝鳖甲汤和黄土汤化裁而来，柴胡桂枝鳖甲汤，调肝利胆和胃，柔肝疏郁和中。黄土汤，温补三阴，健脾益土，养血柔肝。全方共凑清疏肝胆、温补三阴之功，临床主要用来治疗肝脾肾功能失调所致的胆胃不和之证。

（4）肝肾主方——乙癸春台饮

方药组成：茯苓、泽泻、桂枝、白芍、薏苡仁、附子、败酱草、党参、陈皮、炙甘草。

方义分析：该方由《金匮要略》小建中汤与薏苡附子败酱散合方化裁而来，具有建中补肝疏木，温肾暖水，以荣升肝木的功用。桂枝、附子入肝肾疏肝达木、温肾壮阳为君；配伍白芍、败酱草养血清木为臣；加茯苓、泽泻、党参、薏苡仁入脾，补土培木、渗湿制水为佐；配入陈皮、炙甘草为使者，补中制水，调和诸药。全方共成补肝疏木、温肾暖水、培土助肝制水之法。

（5）心肝主方——清木安神汤

方药组成：当归、白芍、川芎、柴胡、黄芩、半夏、桂枝、葛根、生龙骨、生牡蛎、干姜、桑白皮、首乌藤、炙甘草。

方义分析：该方主要是由《金匮要略》奔豚汤变化而来。高体三教授认为奔豚汤证的主要病机是三阳经的热被压制抑遏，引起气机升降逆乱，故酌加桂枝、龙骨、牡蛎疏肝平肝，调整阴阳，升降权衡。临床该方主要用于治疗眩晕、头痛、失眠等症。

（6）肝脾肾主方——沉疴迎春汤

方药组成：乌梅、桂枝、白芍、党参、白术、茯苓、附子、生姜、陈皮、炙甘草。

方义分析：乌梅、党参、附子温热入三阴，补肝健脾暖肾为君；配伍桂枝、白芍、茯苓、白术疏肝健脾为臣；佐生姜者味辛能散疏肝木，降逆和中健脾，性温，合真武助附子温阳；加炙甘草为使者，既补中土，又调诸药。诸药共成养血疏肝祛风、补中健脾祛湿、温肾壮阳祛寒之法。对于由肝脾肾功能失调而致风寒湿内生成痹者，可为妙方。

5. 养生调摄

（1）春季养生

春为四时之首，万物复苏，天地生机盎然，五行属木，在脏应肝。《尚书·洪范》："木曰曲直。"肝喜升发条达。因此，春季养生必须掌握春令之气升发舒畅的特点，注意保卫体内的阳气，使之不断充沛，凡有耗伤阳气及阻碍阳气的情况都应该避免。春在脏属肝，主升主动，主疏泄，喜条达而恶抑郁，其志为怒。由于春季属肝木之令，因此在春季期间要保持精神情志的舒畅，保持心境恬静，力戒暴怒忧郁。在运动方面可选择散步、踏青、太极拳、八段锦等。

在饮食方面，春季肝木旺盛，处理不当易造成"肝木乘脾"，应"多辛甘少酸"以养脾气，用辛甘发散、清淡之品以助人体阳气，如黄绿蔬菜、水果等，不宜食酸涩收敛、寒凉、油腻之品，以防损伤脾阳。在起居方面，春季适宜夜卧早起，具体睡眠时间一般保持在晚上 10 点半左右入睡即可；早晨要早起，6 点左右为宜，这样有利于机体内阳气的生长。

（2）夏季养生

夏季，气候炎热，是天地之气上下交合之季，是一年之中阳气最旺盛的季节。长夏五行属土，《尚书·洪范》：“火曰炎上，土爰稼穑。”人在天地之气交合的过程中，受夏季炎热气候的影响，机体内机能也发生相应的变化，人体阳气外发容易外泄。长夏在脏属脾，脾为“后天之本”“气血生化之源”，脾的生理机能是主运化和主统血。在炎热的夏季，以暑湿之气为主，暑多夹湿，湿为阴邪，易损伤阳气，有重浊、黏滞、趋下的特性，在炎热潮湿的夏季，湿邪易困脾阳，因为脾是喜燥恶湿的，要注意健脾和土。

在情志方面要重视心神的调养，注意保持愉悦的心情，面对生活、工作压力要心平气和，切忌大悲、大喜、大怒，以“心静自然凉”来达到养心的目的。在运动方面，要顺应夏季阳盛于外的特点，注意保护阳气，适度运动，如瑜伽、晨运、游泳等，尽量避免过量剧烈运动而导致中暑。夏季出汗较多，在饮食方面要多喝水、多食水果。在起居方面，夏季睡时最短，提倡“夜卧早起”，以便充分地接受大自然阳气的沐浴。

（3）秋季养生

秋季，天地阳气渐收，阴气渐长，万物收敛，是一个丰收的季节。秋季五行属金，《尚书·洪范》：“金曰从革。”金具有沉降、肃杀、收敛的特性。秋在脏属肺，主气，司呼吸，主行水，朝百脉，主治节，主宣发肃降，喜润恶燥。因此燥邪也易通过口鼻而入，燥伤肺津、肺络，影响肺气的宣降，出现干咳少痰，或痰黏难咳，或痰中带血等。由于秋在志为悲，尤其在目睹秋风冷雨、花木凋零、万物萧条的深秋景况，常在心中引起悲秋、凄凉、垂暮之感，易产生抑郁情绪。因此在情志方面要注意保持心情舒畅，培养乐观的情绪，使神志安宁，以缓和秋季的肃杀之气对人体的影响。在秋季可以选择散步、长跑、太极拳、练气功等，进行户外运动。秋季宜收不宜散，所以在饮食方面要尽可能少食葱、姜等辛味之品，宜吃清热生津、养阴润肺的食物，如秋梨、蜂蜜、山药、百合、萝卜、柿和橘等。在起居方面，提倡早睡早起，每天保持至少 8 小时的睡眠时间，以利于阴精的“收”，同时也要注意早起，以顺应阳气的舒张。

（4）冬季养生

冬季，草木凋零，万物闭藏，是一年中最寒冷的季节。冬五行属水，

《尚书·洪范》："水曰润下。"水具有滋润、下行的特性。冬在脏属肾，肾为先天之本，其主要生理机能是主藏精，主水，主纳气。在寒冷的冬季，由于阳气的闭藏，人体新陈代谢水平相应较低，因而要依靠生命的原动力——肾来发挥作用，以保证生命活动适应自然界变化。寒是冬季的主气，具有寒冷、凝结、收引的特性。寒邪为阴邪，易伤人体阳气，要注意温阳暖水。

在情志方面应顺应冬季"藏"的特性，保持精神安静、心情愉悦，必须控制情志活动。冬季可在室内或室外进行体育锻炼，如气功、太极拳、长跑等，但在室外锻炼要注意预防感冒以及冻伤。在饮食方面，冬季是四季中进补的最佳季节，宜多温少寒，补肾助阳，如大枣、羊肉、鸡肉、核桃等；同时也可以适当补肾阴，如六味地黄丸、龟板、鳖甲等，与冬季闭藏规律相适应，护阴潜阳补阳。在起居方面，冬季提倡"夜卧早起"，避寒保暖，以顺应阳气的变化；起得太早或太晚，都可能会使阳气无法舒展升腾，不利于身体的阴阳平衡。同时在冬季还需要注意不要房劳过度，尽量不要违背了冬季"藏"的特点，以免耗伤人体肾精。

第四章 医话

一、整体观念，天人合一

中医学的理论体系是经过长期的临床实践，在唯物论和辩证法思想指导下逐步形成的，它来源于实践，反过来又指导实践。这一独特的理论体系有两个基本特点：一是整体观念，二是辨证论治。高体三教授的中医基础理论知识扎实深厚，在宏观认识疾病和治疗疾病中，高老紧紧把握整体观念和辨证论治的宝贵精髓及特色优势。

1. 人体是一个统一的有机整体

整体具有统一性和完整性，要重视人体本身的统一性、完整性及其与自然界的相互关系。人体是一个有机整体，构成人体的各个组成部分之间，结构上不可分割，功能上相互协调、相互为用，病理上相互影响。

人体以五脏为中心，通过经络系统，把六腑、五体、五官、九窍、四肢百骸等全身组织器官联系成有机的整体。如肝属木应春，脾属土应长夏，肝藏血而主疏泄，脾统血、主运化而为气血生化之源。肝脾两脏的关系，犹如树木花草与土地的关系一样的密不可分，在人体则首先在于肝的疏泄功能和脾的运化功能之间的相互关联，脾的运化赖于肝的疏泄功能。肝的疏泄功能正常，则脾的运化功能健旺；若肝失疏泄，就会影响脾的运化功能，从而引起肝脾不和的病理表现。如慢性肝炎、肝硬化患者除肝脏本经病证以外，往往出现腹胀、恶心、纳差、腹泻等一系列脾经症状，所以在治疗上一定要着重实脾调肝，以全面地把握病机，以达疗效。如一顽固呕吐患者在西医院已住院达 1 周以上，止呕吐西药几乎用遍，连对抗化疗不良反应的昂丹司琼也已用过，中药和胃降逆之法均无效，病情逐渐加重，终致汤水不入仍呕吐频频，家人无奈，慕名来诊。高老给予连翘 30g，生姜 30g 共煎取汁，少量频服。结果患者 3 日后来诊，自述服药 1 剂即呕吐明显减轻，2 剂已止，3 剂后可进少量饭食。如此重症急症，区区两味药物即已收效。高老告诫弟子，诊治疾病一定要注意脏腑之间的相互关系。此病例用药简洁，但是肝胃同治，连翘入肝，通过清肝而制止其犯胃，高老用药之讲究整体调治可见一斑。

2. 人与自然息息相关

人体与自然环境密切相关，人类生活在自然界中，自然界存在着人类赖以生存的必要条件，同时自然界的变化又可以直接或间接地影响人体，而机体则相应地产生反应。属于生理范围的反应，即是生理的适应性的体现，超过了这个范围，或人体的适应能力较差，则会引起人与自然环境的关系失衡，即是病理反应，从而导致病变。故《灵枢·岁露》曰："人与天地相参也，与日月相应也。"

高老临证既重视脏腑间相互关系，又重视自然环境对人的影响。如春季多风、夏季多热多湿、秋季多燥、冬季多寒，在遣方用药时，常根据患者体质进行适当地调理。高老尤其重视六淫之邪中的风邪，因为风邪可挟其他病邪共同致病，即所谓"风为百病之长"，而治风之药绝大多数归肝经，故认为治风即为治肝。又因风不定性，可寒可热，可虚可实，因人而异，故总以治肝为要。

二、六气从化，六经相关

在认识疾病的过程中，应领会六经辨证的内涵，善用经方治病，才可常获良效。《伤寒论》以六经立法，源于六气，以六气阐述病机。因此，深刻领悟六气从化，是打开《伤寒论》精髓的一把钥匙，正如黄元御《四圣心源》中所说的"溯委穷源，不过六气，六气了彻，百病莫逃"。只有刻苦钻研六气学说，对六气从化、六气偏见、本气衰旺以及风、火、暑、湿、燥、寒六气与六经的关系才能有独特的理解。

1. 六气大意

一年四分为季，四季内含六气，六气又分六经，六经分属脏腑，脏腑内分主从。从化者不司气化，总以司化者为主。

六气为风、火、暑、湿、燥、寒。大凡内外感伤，杂病丛生，变化无穷，探其根源，大体悉与六气偏见有关。故有“六气了彻，百病莫逃，义至简而法至精也”之说。

（1）六气外袭

自然界一年之中存在六种气候，有规律性地分布在一年之内。六气又称六淫，是指一年气候变化，或者太过，或者不及，非应时而至，此能导致人发病者也。如暑为夏季产生，可令人中暑等，余皆类推。

（2）六气之内生

凡多种原因引起内在脏腑功能失调，就会表现出各种风病，或多种火热之病（暑即热病之一，不过就是因季节而命名），或各种湿病，或各种燥病，或各种寒病等，因其病自内而生，故称六气偏见，而不称为六淫。

2. 六气从化

（1）春——木

厥阴风木。足厥阴肝，手厥阴心包。足厥阴肝以风木主令，手厥阴心包属火从令而化风。这是因为肝木应春而主风，心包应夏而属火，故厥阴以肝为主，心包应为从化。心包属火而应夏，但夏季尚未来临，不能为主，故作从化之脏。

（2）夏——火、湿

少阴君火。手少阴心，足少阴肾。手少阴心经以君火司气，足少阴肾经从令而化火，这是因为心应夏而属火，肾应冬而属水，故少阴司气以心为主，肾水则为从化。肾应冬而冬季尚未来临，不能为主，故作从化之脏。

少阳相火。手少阳三焦以相火主令，足少阳胆从令而化暑，这是因为三焦属火应夏主暑，胆木应春而属风，故少阳属火应三焦为主，胆木则为从化，胆木应春而春季已经过去，不能为主，故作从化之脏。

太阴湿土。太阴主湿，足太阴脾以湿土主令，手太阴肺从令而化湿。这是因为脾应长夏而主湿，肺应秋金而属燥，太阴应长夏以湿气主令，故以脾土为主，肺属燥则为从化。肺应秋而秋季尚未来临，不能为主，故作从化之脏。

（3）秋——金

阳明燥金。阳明主燥，手阳明大肠以燥金主令，足阳明胃从令而化燥，这是因为大肠属金应秋而主燥，胃土应长夏而属湿，阳明秋金以燥气司令，故以大肠为主，胃土属湿则为从化。胃应长夏而夏季已经过去，不能为主，故作从化之脏。

（4）冬——水

太阳寒水。太阳主寒，足太阳膀胱以寒水主令，手太阳小肠丙火从令而化寒，这是因为膀胱属水应冬而主寒，小肠应夏而属火，太阳以冬季寒水司气，故以膀胱为主，小肠属火则为从化。小肠属火应夏，而夏季已经过去，不能为主，故作从化之脏。

3. 燥湿从化

脾、胃属土主湿，为脏腑表里关系，脾湿胃也湿，胃燥脾也燥。脾为太阴而胃为阳明，太阴湿则胃从太阴而化湿，阳明燥则脾从阳明而化燥。

肺、大肠属金主燥，为脏腑表里关系，肺湿大肠也湿，大肠燥则肺也燥，大肠为阳明而肺属太阴，阳明燥则肺从阳明而化燥，太阴湿则大肠从太阴而化湿。

（1）生理状态

本经：太阴脾为主脏本湿，肺为副脏性燥，湿燥相敌，不燥不湿则为和；阳明大肠为主脏本燥，胃为副脏性湿，燥湿相敌，不燥不湿也为和。

二经关系：太阴之湿与阳明之燥相敌，不燥不湿则脾、胃、大肠、肺均不病，共成“和”的生理状态。

（2）病理状态

本经：太阴湿病，脾已化湿，肺从湿化，脾湿司气，肺燥从脾化湿；阳明燥病，大肠已化燥，胃土从燥化，大肠以燥司气，胃湿从大肠化燥。

二经关系：太阴之湿夺取阳明之燥，使阳明从太阴而化湿，则四脏均湿，构成太阴病，呈现湿、虚、寒、阴的病理状态。阳明之燥夺取太阴之湿，使太阴从阳明而化燥，则四脏均燥，构成阳明病，呈现燥、实、热、阳的病理状态。

4. 水火从化

水（肾）位于下，火（心）位于上。所谓水火相济，阴阳相交，心肾相交，就是说明在正常情况下，肾水上济交于心火，火中有液，阳中有阴，故火不上炎，心火下降交于肾水，水中有火，阴中有阳，故水不下寒。

（1）少阴心与肾

少阴以心火为主，肾水则为从化之脏，但少阴虽以心火司气，而火从水生，火根于水，水性原寒，寒为火根，故少阴一病，病于寒者多，而病于热者少。

（2）太阳膀胱与小肠

太阳以膀胱为主，小肠丙火则为从化之脏。太阳虽以膀胱寒水司气，但水从火来，水根于火，火性原热，火为水根，故太阳一病，病于热者多，而病于寒者少也。

三、六经的升降关系

1. 太阳经

足太阳膀胱经，起两目之内眦，自头下项，行身之背，挟脊抵腰，入腘贯踹，出外踝而走趾，自头走足，属水主降，主人一身之表而统营卫。太阳感受风寒，皮毛郁闭，经邪不解，膀胱经气壅遏，不得顺降，故而头项强，腰脊痛。膀胱之腑，州都之官，藏津液而排尿溲，其经降则气化方能出矣。病则经腑壅迫，在经者，背痛、背沉、背凉，项背强几几；在腑者，小便不利，热淋涩痛。

手太阳小肠经，起于小指端，循手上腕，循臂出肘，交肩入缺盆，络心下膈，抵胃属小肠，自手走头，属火主升。肝得此火之温气，则生发畅达，和风敷布，肾得此火之温气，则水升而交于心火，不病下寒。小肠之火能升，则水府清通，下焦如渎，是以不病。病则火气不升，下陷膀胱。肝寒下郁，盘郁结塞，不得疏泄，是以小便不利。热结膀胱，热郁不得外泄，君相二火俱焚，是以发狂。临床小便黄赤，谓之“心热移于小肠”者，实小肠丙火之不升，从少阴心火化气为热而下陷于膀胱所致（人俗谓之“小肠火”，甚为精当）。究之，小肠丙火从热化气者少而从太阳膀胱化寒者多，阳盛则升而能沤，分清别浊，阴盛则陷而洞泄，水谷并注，此另列三阴之篇，凡腹痛、胀满、脉迟、下利之证，皆小肠丙火从寒化气，虽属太阴，而实小肠亦被累受病，然脾胃为诸脏腑升降之枢，脾湿肾寒，小肠一丝微火将尽，岂有病热之理乎？

2. 阳明经

足阳明胃经，起于鼻入齿，挟口环唇，循喉咙入缺盆，下膈属胃络脾，挟脐入气街，抵伏兔，下膝循胫，由足跗入大趾，自头走足，属土主降。无论阴盛阳盛，病则经腑不降，不降则逆，是以腹满时痛，燥渴欲饮，潮热便难，此为阳盛土燥，足阳明胃从手阳明大肠化气而为燥。然阳明篇哕而腹满，食谷欲呕者，此为阳虚胃逆，是足阳明胃从足太阴脾化气而为湿。究之，临床胃病，病于燥热者少而病于虚寒者多，因其属土（土主湿），主受盛沤运，本性多湿。燥热者，乃从手阳明大肠庚金化气，然而化气者终不及本气之盛，是故虚寒者十之八九，实热者十无一二。

手阳明大肠经，起于次指端，出合谷循臂入肘上肩，入缺盆络肺，下膈属大肠，自手走头，属金主升，能升则吸收水液而上润五脏。阳盛为病，则升之太过，津涸肠结而大便难，阴盛则经气下泄，水谷不分，后注魄门，甚则可见脱肛、痔漏、肠风等证。属燥属湿，另列阳明胃、太阴脾之篇，以土者，万物之所归，后天之根本，阴阳升降之枢轴，燥湿消长之机关，五行土能生金，土旺则金治，土病则金恙矣。然内伤杂病，诸如白带过多、崩漏失血、肠风下血、消化道出血、男子遗精等，虽属脾肾虚寒，肝木疏泄太过，但大肠经气陷而下脱，金气不能下敛，亦为致病原因之一，不可不知。

3. 少阳经

足少阳胆经，起目锐眦，下颈合缺盆，入胸贯膈，络肝属胆，循胁而绕毛际，出膝循外踝，过足跗入第四趾，自头走足，属木主降。病则经腑壅迫，逆而不降，是以口苦、咽干、目眩、胁痛。心烦喜呕不欲食者，以相火升炎，是以心烦；胃土被克，是以呕而不食。此为阳盛，足少阳胆从三焦化气而为热者。阴盛则甲木离根，相火虚飘，惊怯不宁。总由经气之不降，以相火下秘则神清而主决断；相火上炎，则意乱惊而且烦。

手少阳三焦经起于无名指之端，循腕出臂，贯肘上肩，入缺盆布膻中，散络心包，自手走头，属相火而主升。以阳主升浮而阴主沉降，阳升则气化，阴沉则凝滞。气化则中焦能沤，使水升而化气，沾濡五脏六腑，雾降而化水，清泉如渎常流。诸呕吐、泄利、咳嗽吐痰、气喘胸满、口渴不饮、湿淫身黄、小便不利、身肿苔滑腻者，皆为手少阳三焦不能气化所致。

4. 太阴经

足太阴脾经，起大趾端，循内踝而上踹，由膝股内入腹，属脾络胃，上膈挟咽连舌本，自足走头，属土主升。病则经脏陷而不升，不升则下利便溏，脉沉紧，腹疼痛，食谷不消，湿淫发黄，心中懊侬，舌上苔滑腻，此皆为脾土湿陷而不能升清，运化失职所致。

手太阴肺经，起中焦络大肠，循胃口上膈属肺，出腋下肘，循臂内入寸口，循鱼际出大指之端，自胸走手，属金主降。病则经气不降而上逆，是以气喘胸闷，咳吐痰涎，气阻肺胀，如此种种，皆为肺金不降所致，此为寒盛气逆。而《伤寒论·辨阳明病脉证并治》云“伤寒四五日，脉沉而喘满，沉为在里，而反发其汗，津液越出，大便为难，表虚里实，久则谵语”者，是胃热不降，相火郁隆，刑克肺金，肺津伤耗而作喘，此为阳盛，手太阴肺从手阳明大肠化燥而生热（此列阳明篇中）。另有汗出热盛伤津而喘，皮毛郁闭，肺气不宣而喘，外邪不解，经热郁隆，迫血妄行而致衄等，此皆在太阳之列，以肺主皮毛故也。

5. 少阴经

足少阴肾经，起小趾，斜走足心，循踝入跟中，上腨出腘，入股贯脊，属肾络膀胱，上膈入肺，循喉咙挟舌本，从肺出络心，自足走胸，属水主升。水升则不致下寒，病则肾中温气消败，寒水下沉而不升，阴盛阳衰，寒则收引而阴主沉静，是以少阴为病，脉沉微细而但欲卧寐也。盖肾水当温，温则能升，肾水沉寒而不升者，源于寒水之无制。五行之性，土旺则能制水，脾升则肾水亦升。《伤寒论》中说“少阴负趺阳者为顺”，就是这个道理（趺阳属胃，胃燥则脾升而土能制水，土负则脾陷而反被水侮）。六气水属寒者，系指膀胱之水而非肾水，水凉则膀胱清通，有热则小便闭癃；肾寒则肢厥脉微，水温则精秘骨荣。是以水之病热者独责膀胱而不责肾水，病寒者独咎肾水而不关膀胱。诸热淋涩痛、闭癃尿频、肾炎便血等，皆手太阳火气不升，陷于膀胱，肝木不达，陷泄于下所致，治当清利小便，凉血疏肝。临床诸崩漏精遗、堕胎小产、少腹冷痛、子宫脱垂、寒疝、白带等，均与肾水下寒、经气脱陷不升有关。

手少阴心经，起于心中，下膈络小肠，从心系上挟咽，系目系，从心上肺，出腋下循臑内，下肘循臂，过掌抵小指，自胸走手，属火主降。病则逆而不降，是以烦燥惊狂，神昏谵语，目不识人，如见鬼状，如《伤寒论》所说“少阴病，得之二三日以上，心中烦，不得卧……”皆为心火不降所致，此并非寒化而为热，乃阴虚阳盛，手少阴心火不从寒水化气而自现其本气，此为少阴之属于热者。阳性浮动，阴性沉静，阴虚则不卧，阳虚则欲寐，阴阳寒热之异也。

6. 厥阴经

足厥阴肝经，起大趾，循足跗，上踝入腘，循股阴入毛中，过阴器，抵少腹，挟胃属肝络胆，贯膈布胁肋，循喉咙连目系环唇，自足走头，属木主升。病则经脏之气不升，盘郁结塞于内，阻隔阴阳交济之路，水沉火飞，克害胃土而为呕，胆火上炎则心中疼热，肺津被灼则消渴；肝木郁滞，贼克脾土则为利，《素问·风论》云：“久风入中，则为肠风飧泄。”土湿寒水无制，肝木失根，振撼摇荡，奔冲撞心，五脏祸乱，虫无安所，以致吐蛔而厥。总由厥阴为患，以致水火不交，阴阳不相顺接。《伤寒论》曰：“凡厥者，阴阳气不相顺接，便为厥。厥者，手足逆冷者是也。”凡眦黑唇青，头目眩晕，爪甲塌陷、阴痛囊缩之症，皆属于厥阴之病。至于崩漏、便血，皆肝血不升，注泄于下所致。

手厥阴心包经，起胸中，属心包，下膈络三焦，循胸出胁，下腋入肘，循掌达中指之端，自胸走手，属相火主降。病则逆而不降，相火上燔。一般认为，心包代心受邪，凡神迷志惑，烦乱惊悸等，皆与此有关。

综上所述，阳经在表，阴经在里，阳经属腑络脏，阴经属脏络腑。足之阳经，循于股外，阴经行于股内。手之阳经行于臂外，阴经行于臂内。手之三阴，自胸走手，手之三阳，自手走头，足之三阴，自足走胸，足之三阳，自头走足。足太阳膀胱属水主降，手太阳小肠属火主升。太阳以寒水司令，故病热者少而病寒者多。阳明一经，足阳明胃属土主降，手阳明大肠属金主升。胃降则腹胁松畅而善容纳，胃逆则腹满呕吐而饮食不入；大肠能升则津液吸收，大便不溏，不升则水谷并注，下利不止。此为阳明之阳虚者（实即太阴病）。阳盛则大肠津液涸阴竭，便硬腹满实痛，燥屎壅结于二肠，胃气不得顺降，郁而生热，故从大肠化气而为燥。究之，临床消化道疾病，虚寒者多，燥热者少，因脾胃同居中焦而主沤运，脾土不病则已，病则多湿，胃土病湿者，比比皆是，病热者十不抽一，病则多从脾土而化湿，因脾土主湿为本气，胃土之燥乃从大肠庚金而化，化气者不如本气之旺矣。盖人之阳气，有亏而无盈，病则正气多损，其热盛者，邪气实也。仲景于阳明篇谆谆告诫，大便不硬不可下，下早则正伤邪陷而成结胸。至于邪去正气亦伤，余热未尽者，有白虎人参汤益气生津，其法至善。少阳一经，足少阳胆属木主降，手少阳三焦属相火主升。胆火降则胁肋松畅而不病热，病则木郁化火，口苦咽干，经气壅遏，胁肋疼痛；三焦升则气化，陷则气阻。少阳经以相火主令，是以病则多热，凡口干舌燥，渴欲饮水，苔黄燥或黄腻，上焦有热者，皆与此有关。太阴一经，足太阴脾土主升，手太阴肺金主降。脾病则陷而不升，水谷不腐，泄利腹痛；肺病则气不降敛，咳嗽喘满，《伤寒论》中桂枝加厚朴杏子汤证、麻黄汤证，皆属于太阴肺气不得宣降。肺属太阴而《伤寒论》不载入太阴篇者，因肺主皮毛，太阳病感受风寒，势必皮毛郁闭，肺气不得宣达而作咳喘，是以附于太阳篇中。少阴一经，足少阴肾属水主升，手少阴心属火主降。少阴一病，寒多热少，是以仲景以"脉微细，但欲寐"为少阴提纲。心烦不得卧者，为手少阴心自现其主令之火气。少阴一经，虽以君火司气，而病则每寒，以五行之性，病则传其所胜，水能胜火，其气然也。厥阴一经，足厥阴肝木主升，手厥阴心包属火主降。肝病则经气不升，郁怒冲击，阻隔阴阳不相顺接，水自下沉而病寒，火自炎上而病热，上之则抱薪投火，炎热愈增，下之则冰上覆雪，利无止期矣。至于心包之病，参见于少阴经中。

总之，人体十二经脉，络属十二脏腑，分司于五行，合于六气，统于六经。六经之中，各有升降，肝、脾、肾、三焦、大肠、小肠主升，心、肺、胆、胃、膀胱、心包主降。升升降降，如轮枢之运转不息，上下回周，司出入而吐故纳新。是以《素问·六微旨大论》云："出入废则神机化灭，升降息则气立孤危。故非出入，则无以生长壮老已；非升降，则无以生长化收藏。是以升降出入，无器不有。"究其临床，脏腑虽有十二，发病则有多寡，高老尝谓："肝、脾、肾主升，心、肺、胆、胃主降。脾胃为脏腑升降之枢轴，脾升可推动肝、肾上达，胃降可带动心、肺、胆下行。"能明此理，则脏腑辨证虽难，但可以提纲挈领，执简驭繁。

四、六经传变大意

八纲辨证是中医学理论中多种辨证方法的总纲。而阴阳，则又是八纲中之总纲。六经名目虽多，而其传变，亦不外阴阳燥湿两途。

外邪致病，自表而里，自阳而阴，始自太阳，终至厥阴。《素问·缪刺论》说："夫邪之客于形也，必先舍于皮毛，留而不去，入舍于孙络；留而不去，入舍于络脉；留而不去，入舍于经脉，内连五脏，散于肠胃，阴阳俱感，五脏乃伤。此邪之从皮毛而入，极于五脏之次也。"风寒袭人，太阳经主一身之表，首当受之。风则伤卫，卫伤则失其外敛闭之性，是以发热而汗出；寒则伤营，营伤则失其外发之性，是以无汗而头痛。中风用桂枝汤，伤寒用麻黄汤；中风甚者，用桂枝二麻黄一汤；风寒两感，则可用桂枝麻黄各半汤，使其营卫外发则病解矣。倘若失治误治，表邪不能解于太阳一经，素体阳盛阴亏之人，则汗出血伤脾阴枯竭，阳明独燥而传于胃腑；素体阴盛阳虚之人，汗出气脱而阳气衰败，太阴独湿而传于脾脏。传于阳明，燥盛阴竭，愈期失下则命殒；传入太阴，失治而入少阴、厥阴，温之未及则人亡。传脏传腑，病凶险而难治；病之在表，病轻浅而易疗，此为六经辨证治疗之大体。

传脏传腑，皆脏腑本身之阴阳衰败、气血不充，不能拒邪外出而营卫内陷所致。是以贵在表证未入里之先，早堵阳明、三阴之门，断其邪之去路，使邪解于太阳本经，则不必担后日诸证之忧矣。仲景于太阳篇，外感表证兼有里热烦燥者，则用大青龙汤，方中麻黄、桂枝以解表寒，石膏以清里热，则省日后之动用白虎、承气；外感表证兼有里寒水气者，则用小青龙汤、麻黄附子细辛汤、五苓散，麻黄桂枝解其表邪，姜、附、苓、术泻其里水，则免日后下利、厥逆等阴寒诸恙。因此，《素问·阴阳应象大论》云："邪风之至，疾如风雨。故善治者，治皮毛。其次治肌肤，其次治筋脉，其次治六腑，其次治五脏。治五脏者，半死半生也。"治病若能善治外感，能明此传腑之理，则名医辈出，世少夭横矣。

五、六经辨证与脏腑辨证

脏腑辨证是中医学理论的核心，而六经辨证则是以脏腑辨证为基础的。六经辨证是以足经为纲，一经包括两脏，将临床由多种原因引起的疾病和症状，按六经进行辨证论治；脏腑辨证是根据各脏腑发病的证候，按其脏与脏、腑与腑、脏与腑之间的相互关系，按照阴阳、表里、虚实、寒热进行辨证论治。

以上两种辨证方法，各有各的使用范围，脏腑辨证多用于内伤杂病，而六经辨证则无论外感、内伤均适宜，因六经就包括十二脏腑。如临床小便热涩淋痛一证，也有因手少阴心经有热引起的，病机按传统理论，称为"心热移于小肠"，心热移于小肠而症状却呈现在膀胱，如不用手太阳小肠与足太阳膀胱二者之间相互影响致病来加以阐明，单用脏腑辨证来解释，显然是不够的。因此，六经辨证能包括脏腑辨证，而脏腑辨证却不能代替六经辨证。六经包括十二脏腑，同时又多了每经之间的相互关系一环。两种辨证方法，各有长处，在具体情况下，临床可互为参考选用。

总之，六经辨证是以脏腑为基础的，而脏腑辨证应属于六经辨证的重要组成部分，通过用六经辨证归类，使脏腑辨证更深入一层，更富有条理性。因此，将六经辨证与脏腑辨证进行有机结合，更有利于临床辨证施治。

六、六经辨证与八纲辨证

八纲辨证是中医学辨证的基本方法之一。《伤寒论》一书，除以六经立纲外，八纲辨证无不融合于六经各篇之中。以六经为例，三阳经概腑而为阳，三阴经概脏而为阴；三阳经在表，三阴经在里；三阳经腑病热证多而寒证少，三阴经脏病寒证多而热证少；三阳经腑病则多实，三阴经脏病则多虚。再以太阳经病为例，同是外感，有发于阳者，有发于阴者；发于阳者多中风，发于阴者多伤寒；伤寒中风，发热汗出者属表虚证，无汗恶寒，身痛脉紧者为表实证。太阳病兼有里热，可于解表药中加入石膏，如大青龙汤，此为解表清里；太阳病兼有里寒，可于解表药中加入干姜，如小青龙汤，此为解表温里。如此例者，展卷满目皆是，仲景将脏腑病证在六经分类的前提下，按其病邪所在部位的深浅、疾病的寒热属性、人体正气的盛衰，分其属阴属阳，辨证立法，选方遣药。以上例子充分说明，在辨证论治过程中，两者往往有机结合，以达到明辨证候的目的。实际上，《伤寒论》六经辨证的本身，即是运用八纲辨证的最好典范。

七、六经辨证与营卫气血辨证

“营卫气血”辨证属于“六经辨证”中的一部分。如《伤寒论·平脉法》：“问曰：脉有三部，阴阳相乘，荣、卫、气、血，在人体躬，呼吸出入，上下于中，因息游布，津液流通。”《伤寒论·辨脉法》：“寸口脉浮而紧，浮则为风，紧则为寒，风则伤卫，寒则伤荣。荣卫俱病，骨节烦痛，当发其汗也。”《伤寒论》太阳篇：“病常自汗出者，此为荣气和，荣气和者，外不谐，以卫气不共荣气谐和故尔。以荣行脉中，卫行脉外，复发其汗，荣卫和则愈”“太阳病，发热汗出者，此为荣弱卫强，故使汗出。欲救邪风者，宜桂枝汤。”《伤寒论·辨脉法》：“趺阳脉浮而涩，少阴脉如经也，其病在脾，法当下利。何以知之？若脉浮大者，气实血虚也。今趺阳脉浮而涩，故知脾气不足，胃气虚也。”《伤寒论·平脉法》：“寸口脉微而涩，微者卫气衰，涩者荣气不足。卫气衰，面色黄，荣气不足，面色青。荣为根，卫为叶，荣卫俱微则根叶枯槁而寒栗咳逆，唾腥吐涎沫也”“寸口脉弱而迟，弱者卫气微，迟者荣中寒。荣为血，血寒则发热，卫为气，气微者心内饥。饥而虚满，不能食也。”气血化生于脾胃，胃主受盛，为水谷之海，脾主运化，将水谷精微分输于肝肺，肝藏血，肺主气，肝主疏泄，肺主宣达，足厥阴肝经与手太阴肺经将气血津液内灌脏腑，外注经络，内外上下，筋脉窍隧，无处不及。凡脏腑经络内外之血，皆足厥阴肝经之所流注；凡脏腑经络内外之气，皆手太阴肺经之所宣达（《素问·五脏生成》说："诸气者，皆属于肺"）。行于内，行于脏腑的血仍名血，行于外，行于经络之血称为营（或荣）；行于内，行于脏腑的气仍名气，行于外，行于经络之气称为卫。行于内，行于脏腑的气血名气血，行于外，行于经络的气血叫营卫（或荣卫）。所谓营卫者，实际上即是行于人体经络浅层的气血。气血内行于脏腑为营卫之根本，营卫行于经络为气血之枝叶。本固则枝荣，根枯则叶零。如太阳经病，其始为风、寒二气所伤。风寒感伤，营卫受病，营卫病则不相谐和，是以发热恶寒，头痛项强。仲景于太阳篇立麻黄、桂枝二方，开肌表而调营卫，营卫外发则病解。若感邪过重，或素体虚亏，太阳经病不解，异日势必内传。素体阳盛之人，邪入化燥而入阳明之腑，素体阴盛之人，邪入化寒而入太阴之脏。入脏入腑，皆中气脾（太阴）胃（阳明）虚弱，气血衰败而营卫内陷所致。若胃不偏燥，脾不偏湿，中气健运，气充血华，营卫无内陷之路，病邪不致内传，始终在太阳一经，数日之后，营卫调和，津液自复，不治亦能自愈。

由此可见，营、卫、气、血，名虽殊而本源则一，皆由足太阴脾、足阳明胃所化生，足厥阴肝、手太阴肺所宣布。且五脏六腑，经脉窍隧之血瘀而不畅者，与足厥阴肝不能疏泄有关，凡五脏六腑、经脉窍隧之气滞而不宣者，与手太阴肺不能宣达相联。

营卫气血来源于脏腑的机能活动，但又是脏腑机能活动的物质基础。临床上任何一种疾病的产生，也都是脏腑机能活动在不同程度上的损害和营卫气血失调的结果。因此，营卫气血辨证既是中医学理论中多种辨证方法中的一种，又是多种辨证方法中的基本内容，与后世温病学派提出的"卫气营血辨证"将临床温热病分为由浅入深的四个阶段迥然有别。营卫气血辨证涉及五脏六腑、经脉窍隧，能运用于外感，更适宜于内伤，应用范围甚广，实为中医学理论的重要组成部分。

脏腑辨证似颗颗明珠，营卫气血辨证如穿珠之线，六经辨证则揭其大纲者也。

八、中气为本

中气，实为脾胃之功能。脾为太阴而主升，胃为阳明而主降，升降之功能称为中气。胃主降纳，脾主升化，故曰："饮入于胃，游溢精气，上输于脾，脾气散精，上归于肺。"中气旺者，则胃降而善纳，脾升而善化，水谷腐熟，精华滋生，营养周身，所以不病。

脾胃之中气，为升降之总枢。脾气从左旋升，可推动肝肾也升；胃气从右转降，可带动心肺也降。脾升故水木不郁，胃降故火金不滞。火降则水不下寒，水升则火不上热。平人下温而上清者，实乃脾胃中气之善运升降。中气衰则升降窒塞，肾水下寒而精病，心火上炎而神病，肝木左郁而血病，肺金右滞而气病。神病则惊怯而不宁，精病则遗泄而不秘，血病则凝瘀而不流，气病则痞塞而不宣。四旁之病，均与中气有关。故中气为和济水火之机，升降金木之枢。

足太阴脾土主湿，湿为主气。足阳明胃土从肺金化燥，燥是客气。主气难变而客气易移，所以阳明之燥终不敌太阴湿，故病于燥热者少，而病于太阴脾湿者多。寒湿盛则中气衰，中气衰则不运，不运则升降滞塞反作，导致清阳下陷而浊阴上逆，人之衰老病死，大都与此相关。故中气之治，首在崇阳培土，扶阳抑阴，祛湿就燥，使其中气强壮，脾胃运化，化生气血，升清阳暖肝血而化魂神，降浊阴凉肺气而化魄精，交济上下，贯通左右，外防邪气之侵袭，内御杂病之丛生。

九、营卫即经络之气血

气血为营卫之根本，营卫乃气血之枝叶，气血内行脏腑，营卫外注经络，气血内足则营卫外华。所谓“正气内存，邪不可干”者，即内之气血充足，营卫外不受病。所谓“邪之所凑，其气必虚”者，即营卫外感病邪，其气血内虚故也。

气者功能也，血者物质也。营行脉中，即营血行于脉中；卫行脉外，即卫气行于脉外。卫在营之表，营在卫之里，外感病邪者，卫气先病也。然卫气归肺、属金、应秋，其性清凉而主收敛，营血归肝、属木、应春，其性温暖而主升发。

外感风邪卫气病者（风伤卫），卫阳外被风伤，风性动疏则自汗，卫阳郁遏则愈欲收敛，敛则阳乘阴位，内遏营血则发热，这就是卫分受邪而营分受病，邪在卫分而治在营分，如桂枝汤，桂枝入肝，祛风，调营和卫。所谓调和营卫者，此为法对而理不明也。

太阳伤寒，外感寒邪营血病者（寒伤营），营阴外被寒伤，寒性静束则无汗，营阴郁遏则愈欲外发，发则阴乘阳位，外遏卫气则恶寒，这就是营分受邪而卫分受病，邪在营分而治在卫分，如麻黄汤，麻黄入肺，祛寒，调卫和营。

总之，脾胃化生气血，化生以后，气统于肺，血司于肝。肝肺协作，推动气血运行，内行脏腑，外注经络，内外上下，无处不至。内行脏腑名气血，外注经络称营卫。营卫者，即经络之气血也。气血乃营卫之根本，营卫乃气血之枝叶，本固则枝荣，根深则叶茂，必然之理也。

十、足三阴关系密切

所谓足三阴，是指足厥阴肝经、足太阴脾经、足少阴肾经。根据临床观察，此三经无论在生理上还是在病理上都有着极为密切的关系，其发病率也较高。如果其中某一经发病，往往影响其他二经，导致三经同病。

足厥阴肝属木，足太阴脾属土，足少阴肾属水。为了说明三阴经肝、脾、肾三者之间的生理关系，高体三教授恰切的比喻谓“肝木好比树，脾土好比地，肾水好比墒”。三者在生理上相互滋助，在病理关系上相互影响，故有“见肝之病，知肝传脾，当先实脾”之论。临床常说的“木郁乘土”“水不生木”“调经不离肝脾”“脾肾阳虚”“肝肾阴虚”等等，都充分说明了三者关系之密切，这对指导临床启发很大，值得重视。

脾土应长夏，属太阴而主湿，不病则已，病则多湿；肾水应冬，属少阴而主寒，不病则已，病则多寒；肝木应春，属厥阴而主风，不病则已，病则多风。此为足三阴的病理特点，所谓“肝主风”“脾主湿”“肾主寒”即此义也。

脾主升清，功能运化，化生精华上奉，养育周身。病则脾湿下陷，可见食欲不振、倦怠乏力、便溏泄利等症。肾主藏精，秘而不泄，肾阴化水上交于心，病则肾寒失藏，可见小便失常、腰膝冷痛、痰饮脚气、阳痿遗精等症。肝主升发，功能疏泄，运行气血，灌注周身，病则肝风郁怒，可见胸脘胁肋胀痛、烦躁易怒、震颤抽搐等症。

脾土功能制水，土湿不能制水则肾经寒水邪气泛滥，寒水又反侮土，则水土寒湿，不能生培肝木，肝木郁遏，生气不遂，于是足之三阴病作。此为太阴脾土病湿而累及肝肾，实为三阴合病，以脾为主，治宜温阳健脾为主，兼补肝肾，代表方如黄土汤。本方主治中焦虚寒所致的各种出血证，实属三阴同病以脾虚为主，一则肝木克土，二则寒水侮土，致脾虚失统。方中灶心土温中健脾止血为君药；臣以白术燥湿健脾，附子温肾散寒；配伍干地黄、阿胶、黄芩清滋养肝，补血寓止为佐；炙甘草补中培土，调和诸药为使。如此配伍可使水暖、土和、木达，脾阳复而血自止。

肾水功能生木，肾水寒不生木则厥阴功能失调，肝木郁陷，反克脾土，形成土被木克而水侮，于是三阴病作。此为少阴寒水病寒而累及肝脾，实为三阴合病，以肾为主，代表方剂如真武汤。本方主治脾肾阳虚之小便不利、水肿、心下悸、头眩等症，其发病乃因脾土湿陷，肾水虚寒，木郁风动致少阴寒水无制，泛滥而为水肿，治宜温肾壮阳，化气行水，兼补肝脾。方中附子温补肾命，蒸水化气为君药；白术、生姜、茯苓燥湿健脾以助运化为臣佐；更佐酸敛养阴之芍药养血疏肝，清风木治头眩，并缓姜附之辛燥。诸药合用共成温肾补脾、疏木清风、化气行水之剂。

肝木功能升发，肝风郁怒，贼克中土，脾土湿陷，无力制水，肝木克之湿气又无力解少阴之寒气，于是足之三阴病作。此为厥阴肝木失调而累及脾肾，实为三阴合病，以肝为主，代表方剂如乌梅丸。本方主治蛔厥证，又治久痢。其发病乃因脾肾虚寒，土不培木，水不涵木导致肝经血虚，化火上炎，形成虚实并见、上热下寒之证，实属三阴同病以厥阴风木为主。方中乌梅酸敛养阴补肝，以助厥阴春生之气为君药；臣以当归、桂枝助乌梅养阴补肝，疏木达郁；配人参、干姜、附子、蜀椒、细辛温补肾阳，暖脾和中为佐使，更佐连柏以清上热。诸药合用，可使水暖、土和、木达，以求温脏补肝成春之功。

总之，三阴经在生理上密切联系，病理上相互影响，一经发病往往累及其他二经，终致三阴同病而杂病丛生，或木郁蠹生而蛔厥，或手足厥寒而脉细，或寒疝腹痛而逆冷，或木郁乘土而痛泻，或虚劳腰痛而尿频，或妇人转胞不得溺，或下消而上渴，或脐悸而奔豚，或男子失精，或女子梦交，或带下崩漏，不一而足。故在临床上，治肝之病须兼脾肾，治脾之湿应兼治肝肾，治肾之寒当兼医肝脾，方可获得较好疗效。

十一、认知重点脏腑与疑难杂病

高教授在诊治疾病过程中详细询问病情，时时中西合参，非常重视患者体质、既往史和现在症状。先问清是何病，既往所做过的实验室等检查且已诊断的疾病，如各种肝炎、心脏病、胃炎、溃疡病等，以做到心中有数，辨病施治。再问清有何症状，包括未检出的功能性疾病，如头痛、腰痛、头晕等。病史的长短也对辨证有帮助，如急性病多实多热，慢性病多虚多寒，虚寒性疾病不等于肝经无热。对于脉象的认识，去繁就简，易于掌握，脉洪大有力者多实多热，脉小无力者多虚多寒。疾病辨证，尤重舌苔，舌上干燥为实为热者多，舌上湿润为虚为寒者多，舌苔黄腻者多为湿热。在诊断用药上，最后一定要以脏腑为核心，首先将疾病或症状结合到脏腑上，将症状的部位搞清，依据脏腑或部位进行辨证治疗。这样一来，纲目清晰，易于掌握。

五脏六腑形成人之整体，在生理功能上皆为重要，缺一不可。所谓的重点脏腑是指发病机会最多而言，大肠、小肠、三焦、膀胱、心包为一般脏腑，心、肝、脾、肺、肾、胆、胃，这七个脏腑为重点。这七个脏腑之中，肝、脾、肾发病机会最多，实为七个重点脏腑中之重点。但在这三个重点脏腑之内，发病最多而最易影响他脏发病的当属肝脏，故有“百病始于风”“风为百病之长”“五脏六腑之贼”之说。换言之，临床多数疑难杂病为肝、脾、肾三脏功能失调所致，而肝脏尤为发病之关键。

因肝、脾、肾为重点脏腑，且三者在生理及病理关系上均十分密切，在一定情况下，相互资生，又相互影响致病。现将三者发病所致的内伤杂病归纳如下：

1. 妇科杂病

“调经不离肝脾”为治疗妇科之大法，实际上也包括肾在内，但总以肝脾为主。可致月经不调、月经先期、月经后期、经量或多或少、痛经、经漏、崩证、闭经、带下、不孕症、习惯性流产、产后腹痛以及多种妇科急慢性炎症。

2. 内科劳伤杂病

各种急、慢性肝炎，消化系统急、慢性炎症及溃疡病，慢惊风，癫痫，高血压，低血压，糖尿病，低血糖，各种慢性下垂病，眩晕，疌证呃逆，慢性三叉神经痛，慢性咽炎，慢性低热，慢性肾炎及结石，风心病，慢性结核病，再生障碍性贫血，各种水肿病，慢性失血证，各种慢性汗证，中风病等。以上皆为足三阴功能失调所致的疑难病证。

3. 下焦肝肾杂病

阳痿、遗精、遗尿、尿浑、尿不出、尿崩证、慢性肾炎、肾结石、坐骨神经痛、闭塞性脉管炎、疝气、慢性阑尾炎、囊部慢性湿病、慢性泄泻、脱肛、子宫下垂、肠结核、慢性泌尿系疾病、腰痛、下肢湿病、下肢瘫痪、腰脊病、水肿病、慢性便秘、糖尿病、腰腿疼痛、肌肉萎缩等。

4. 肝脾肾综合性杂病

风寒湿痹证，各种骨质增生，顽固性皮肤病，腰椎结核，肥大性脊柱炎，椎间盘突出，慢性骨髓炎，落枕，腿肚转筋、筋惕肉瞤，眼支跳动，慢性肾炎，肝硬化腹水，腰背凉沉、酸困、麻木，肾结石，闭塞性脉管炎，冻疮，类风湿，四肢厥逆，四肢凉痛，四肢麻木，一切风寒湿所致的痛证，肩周炎，风湿热，男女梦遗，慢性浮肿病，风疹、湿疹等，均为肝脾肾功能失调所致的疑难杂病。

十二、足三阴立法配方大意

仲景立六经病证论治，其意深也，所以从后汉迄今，仍为沿用和研究。有关六经的真实精神有待努力探讨，三阳经立足营卫研究者不多，至今仅是用了一些方剂，有关方义尚还未明者不少。至于三阴经方面的方剂，理解家就更为鲜见了。

高体三教授根据数十年的临床经验和教学实践，深研仲景，对仲景立法配方略有独见。高老从三阴关系方面入手，研究三阴各经的代表方剂，从方药的归经才认识到方义的本质精神。现选择几个方剂说明仲景组方意旨。

1. 乌梅丸为治三阴之良方

众所周知，乌梅丸乃厥阴肝经代表方剂之一，本方系由十味药物组成，本意系治肝经立法而照顾了脾肾，所以方中选用乌梅、当归、桂枝入肝为主，又配伍了补中健脾之人参和温肾壮阳之附子，说明了肝经发病可影响脾肾或与脾肾功能失调关系极大者明矣。

《伤寒论》第338条提出："伤寒脉微而厥，至七八日肤冷，其人躁无暂安时者，此为脏厥，非蛔厥也。蛔厥者，其人当吐蛔，今病者静，而复时烦者，此为脏寒，蛔上入其膈，故烦，须臾复止，得食而呕又烦者，蛔闻食臭出，其人常自吐蛔，蛔厥者，乌梅丸主之。又主久利。"若仅据此把乌梅丸归入驱虫剂，视为治蛔之专方，则未免失之局限。《医宗金鉴》指出："此方治上热下寒之主方。"章虚谷亦云："此为厥阴病证治之方也。"清代温病学家吴鞠通对方义的解释更为精辟，他说："乌梅丸酸甘辛苦复法，酸甘化阴，辛苦通降，辛甘为阳，酸苦为阴。"从而提出"乌梅丸寒热刚柔同用，为治厥阴、防少阳、护阳明之全剂"的论断。据此，乌梅丸应视为一首寒热并用、调和阴阳之剂。

（1）从足三阴的关系认识足厥阴的生理病理

中医学的理论和临床的实践充分证明了足三阴的相互关系是极其密切

的。如“乙癸同源”“脾肾阳虚”“见肝之病，知肝传脾，当先实脾”等等，都是阐述足三阴生理病理关系的论述。所谓足三阴，即足厥阴肝，足少阴肾，足太阴脾。乌梅丸是厥阴经病的代表方剂之一，要想掌握乌梅丸的组成方义和运用范围，就必须从肝脾肾的关系入手进行研究，这样才能理解乌梅丸的全部作用。

《伤寒论》厥阴篇提纲指出：“厥阴之为病，消渴，气上撞心，心中疼热，饥而不欲食，食则吐蛔，下之利不止。”从提纲的辨证主治看，它不单纯为肝经的一经独病，实际上也包括脾肾虚寒的下利和上热火炎之消渴在内。这就需要把肝脾肾三者的关系联系起来研究，才能对乌梅丸有比较全面的认识。

足厥阴肝以风木司令，位居水火之中。水为肝之母，火为肝之子，肝木生于肾水而孕心火，有协水上济心火之功。如足少阴肾以癸水而化气于心火，无病之时，肾水上升而交火，心火下降而交水，水火相济，阴阳互根，二气和合，故火不上热而水不下寒，是为平人。但水火之相交，与肝木之协水升发上达有着一定的关系，病则肝木不能协水上济于火，就可出现厥阴上热下寒之证。

足厥阴肝木为病，寒热胜负，协子气则上热，乘母气则下寒，子胜则热，母胜则厥，热为生兆而厥为死机，寒热胜负之间，中气盛衰也起着决定性的作用。中气盛则阳复，中气衰则寒厥。中气者，土也。足太阴脾以湿土司气，不病则已，病则多湿多虚。从脾土的正常功能看，除了运化水谷和化生气血外，还具有生培肝木和克制肾水的作用。一旦太阴中虚为病，不但不能培木制水，相反地却又遭受水侮而木贼。所以，大凡厥阴（肝）、少阴（肾）之虚寒证，悉与太阴中土虚有着很大的关系。故乌梅丸虽是对足厥阴肝经所立，但方中选用人参、附子、干姜者，总在配合补脾虚而温肾阳，使脾肾水土温和，以助生培涵养肝本之用。不难看出，形成乌梅丸证，绝不仅仅是足厥阴肝经一经的问题，而且与足太阴脾虚、足少阴肾寒有着十分密切的关系。所谓“夫肝属木，乃生气所寓，为藏血之地，其性刚介，而喜条达，必须水以涵之，土以培之，然后得遂其生长之意”，也正说明了肝脾肾三者关系密切。既然如此，厥阴乌梅丸的方证，绝不会不涉及太阴和少阴的病理及药物者明矣。

（2）从足厥阴肝生理病理认识乌梅丸配方意义

肝主升发，性喜条达，赖于脾肾功能之相助，使其生培有源，才能发荣畅茂，木静而风恬也。此足厥阴脏寒之证，它与脾肾虚寒不能生培相助有一定的关系。故乌梅丸方用酸温之乌梅为主，是从其性而欲入其肝，合用味甘辛而性温之桂枝、当归养血疏肝；配伍人参归经入脾，补中气而培脾土；复用附子、干姜、细辛、花椒大热之药，温肾阳又祛脏寒；因其肝木不能协水上济而症见上热消渴，故本方又佐用黄连、黄柏苦寒泻火而清上。这就说明，乌梅丸是以补肝养血为主，温脾暖肾为辅，佐以清上之法。至于本方的安蛔驱虫功能，阐述于后。

（3）从乌梅丸的配方意义认识本方的运用范围

补肝养血驱蛔，补脾暖肾清上，这是乌梅丸配方的根本精神。正因为肝木发病最易乘脾土，故仲景在《金匮要略》中指出："见肝之病，知肝传脾，当先实脾。"乌梅丸必配补中培土之药明矣。再从仲景治少阴病来看，他在《伤寒论》中指出："少阴负趺阳者为顺也。"这又说明了肾水寒既不能涵养肝木，又势必侮于脾土，如此则肝木生培无源，此足厥阴脏寒之证，乌梅丸必配温肾之药无疑。足厥阴肝木本有协水上济之功，病则不能协水上济故致上热，因此乌梅丸又佐清上之品。由于脏寒不利蛔之生存，蛔性喜温，避下寒而就上热，故又症见吐蛔。总观乌梅丸虽没有典型的杀虫药物，但从药物的味道看，确寓有一定的驱虫作用。如方用乌梅味酸为主，酸可制蛔；细辛、花椒味辛，辛可驱蛔；黄连、黄柏味苦，苦可下蛔。正因如此，乌梅丸用于治疗胆道蛔虫病有显著的效果。尽管如此，也不能只强调乌梅丸的驱蛔作用而忽略了乌梅丸补肝养血、补脾暖肾的功能。因而乌梅丸除了用于治疗蛔虫病外，对于经寒腹痛、虚寒性腹痛、慢性附件炎、虚寒性白带证、慢性肠炎、慢性结肠炎、慢性痢疾、虚寒性胃痛、慢性前列腺炎、阳痿或遗尿、坐骨神经痛、慢性三叉神经痛以及脱肛或子宫下垂等等，属于肝脾肾虚寒所致者，选用本方加减治疗，大都有效。这说明乌梅丸不单是治疗胆道蛔虫病的良方，更为治疗肝脾肾虚寒杂病之圣剂。

综上所述，从足三阴的关系入手，为研究乌梅丸方义和治证的关键所在，在弄清肝脾肾三者生理病理的基础上，进一步从足厥阴脏寒证分析乌梅丸的配方意义，就不至于误认为乌梅丸为单纯的驱虫方剂，而忽略了乌梅丸补肝养血和补脾温肾的强大作用。总之，乌梅丸是对肝脾肾虚寒的蛔虫证而设，非为蛔虫证而脏不虚寒者所立。故乌梅丸除用于脏寒蛔厥证外，凡属足三阴虚寒所致的多种慢性杂病，均可选用本方加减治疗。若无上热者，可去黄连、黄柏。本方为寒热并用方剂，用于上热下寒证疗效较好，临床运用也较广泛，值得重视和研究。

总之，乌梅丸是一首治疗三阴病之良方。从病机上分析：脾肾虚寒，土不培木，加之水不涵木，导致肝经血虚，化火上炎，而肝经发病又会木郁克土，致使土不制水，如此相互影响而形成虚实并见、上热下寒之证，实属三阴同病，以厥阴风木为主。方中乌梅酸敛补肝，以助厥阴春生之气为君药；臣以当归、桂枝辛甘性温以助乌梅养血补肝，疏木达郁；配伍人参、干姜、附子、蜀椒、细辛温补肾阳，暖脾和中为佐使；更佐黄连、黄柏味苦性寒以清上热。诸药合用，三阴并治，可使水暖、土和、木达，以求温脏、补肝、成春之功。正如黄元御云：“乌梅丸，乌梅、姜、辛杀蛔止呕而降气冲，人参、桂、归补中疏木而润风燥，椒、附暖水而温下寒，连、柏泄火而清上热也。”章楠指出：“乌梅丸为厥阴正治之主方也。木邪肆横，中土必困，故以辛热甘温助脾胃之阳，而重用酸以平肝，佐苦寒泻火，因肝木中有相火故也。”赵以德亦曾说：“乌梅味酸入肝，梅得先春之气，主助生阳而杀阴类；细辛发少阳之初阳，以助厥阴之化；当归启少阴之血液，以资肝脏所藏之荣；黄连配蜀椒，助心火以杀蛔，益子气也；附子配黄柏，资肾气以回厥，助母气也；干姜佐人参，补中焦而止呕；桂枝制风木，疏肝郁。阴阳和而厥逆回，风邪散而气血足，治蛔厥之法备矣。”根据历代医家论述，充分说明了乌梅丸是一首三阴并治，以厥阴为主的代表方剂。故在临床上凡属三阴综合病证，皆可选用本方加减治疗。

验案 1

沈某，女，83 岁。

患者持续性口腔、舌面多发性溃疡 1 年余，多处求治不效，西药多以消炎抗菌，中药多从胃热心火论治，投以清热解毒、滋阴凉血解毒之剂均不效。现症：口腔黏膜、舌面弥漫性溃烂，疼痛异常，发音困难，饮食难以入口而消瘦不堪，神疲乏力，口干口苦，头晕目眩，肢冷腰酸，大便干，舌体鲜红无苔，脉沉细数。

辨证：证属肝经血虚有热，脾肾虚寒，使寒水冰凝无以上济。

处方：乌梅丸合导赤散加减。

乌梅 15g	当归 20g	桂枝 6g	干姜 6g	附子 6g
细辛 3g	黄连 10g	黄柏 10g	生地黄 12g	木通 10g
竹叶 10g	甘草 6g			

3 剂，水煎服。

二诊：口腔溃疡疼痛明显减轻并开始愈合，且食量增加，头晕减轻，肢冷好转。说明药中病所，效不更方，仅干姜、附子增为 10g，继服 3 剂。

三诊：口腔溃疡全部愈合，精神好转，饮食复常，肢冷缓解，舌红程度明显减轻，且已生出薄白苔。上方继服 6 剂巩固疗效。2 个月后随访未复发。

验案 2

陈某，男，43 岁。

主诉：泄泻 12 年。

患者发病前因食不洁食物致急性肠胃炎，服用抗生素类药物腹痛泄泻减轻，未坚持治疗，继而出现慢性泄泻，每遇生冷食物则症状加重。大便日行 1 ～ 3 次，伴有黏液，饮食基本正常。形体消瘦，精神欠佳，面色萎黄，腹胀，舌暗红，苔白腻，弦细。肠镜示慢性结肠炎。

西医诊断：慢性结肠炎。

中医诊断：泄泻（脾胃阳虚）。

辨证：因久利脾虚，土不培木，木郁克土，土不制水，水反侮土，使中土虚弱，更甚致使清阳下陷而发久利。

治法：温补三阴，升阳举陷。

处方：以乌梅丸为主加减（《金匮要略》指出乌梅丸主治久利）。

乌梅 20g	桂枝 15g	附子 10g	细辛 3g	花椒 10g
干姜 15g	黄连 6g	黄柏 6g	当归 10g	党参 30g
茯苓 40g	吴茱萸 12g	白芍 15g	木通 10g	

6 剂，水煎服。

二诊：患者精神好转，大便次数明显减少，日行 1 ～ 2 次，便质稍稠，舌质暗红，苔薄白腻，脉弦弱。以上方加泽泻 30g。6 剂，水煎服。

三诊：患者饮食正常，腹痛消失，体力体重增加，大便日行 1 次，便质稍稀，余无不适，舌质暗红，苔薄白腻，脉弦细。上方继续服用 30 剂，以巩固疗效。

验案 3

王某，男，45 岁。

主诉：肘膝腰背疼痛，伴低热半年。

患者半年前无明显原因出现腰背部疼痛为主，肘膝关节疼痛，遂用风湿止痛膏贴于局部，疼痛有所减轻，并出现乏力，神倦，发热（37.3℃～ 38℃），查抗“O”830U/mL，血沉 38mm/h，曾肌注青霉素，服用布洛芬，疼痛减轻但不能控制。现症：肘膝腰背疼痛，乏力，纳差，恶心，发热，阴雨天症状加重，精神倦怠，肘膝腰背关节无红肿、畸形，体温 37.4℃，舌淡红，苔黄腻，脉细稍数。

中医诊断：痹证。

西医诊断：风湿性关节炎。

辨证：盖风寒湿三气杂至合而为痹也，然邪之所凑，其气必虚，病因为肝脾肾功能失调不能抵御外邪致风寒湿邪侵袭而致痹。

治法：调补肝脾肾，祛除风寒湿。

处方：乌梅丸加减。

乌梅 20g	当归 20g	桂枝 10g	黄连 10g	黄柏 10g
附子 15g	细辛 3g	干姜 10g	党参 20g	白术 20g
茯苓 30g	赤、白芍各 20g			

3 剂，水煎服。

嘱慎起居，避风寒。

二诊：患者服上方 3 剂后，自述周身关节疼痛困有所减轻，纳食略有增加，余症同前，测体温 37.3℃～37.5℃，照上方加柴胡 10g，黄芩 10g 以清疏肝胆。方药组成：乌梅 20g，当归 20g，桂枝 10g，黄连 10g，黄柏 10g，附子 15g，细辛 3g，干姜 10g，党参 20g，白术 20g，茯苓 30g，赤、白芍各 20g，柴胡 10g，黄芩 10g。6 剂，水煎服。

三诊：患者服上方 6 剂后，周身关节疼痛明显减轻，饮食量有所增加，体温有所下降（37℃～37.2℃），精神好转，舌淡红，苔薄腻微黄，脉细。中药照上方加陈皮。继服 10 剂。

四诊：患者周身关节疼痛基本消失，饮食及二便正常，测体温（36.5℃～36.8℃），复查血沉 17mm/h，抗“O”＜500U/mL，舌淡红，苔薄白，脉细。守上方 10 剂，研成药末为丸，每次 6g，每日 2 次，以善其后。

柯韵伯曰：“六经惟厥阴难治，其本阴，其标热，其体木，其用火。必伏其所主，而先其所因，或收或散，或逆或从，随所利而行之，调其中气，使之和平，是治厥阴法也。”这充分说明了厥阴病证治的复杂性。乌梅丸为治厥阴病之主方。厥阴发病多以肝为主，而肝为贼脏，其发病往往累及他脏，三阴同病为临床所常见，肝木为病多从热化，脾肾发病，性多虚寒，因而常表现出寒热错杂、虚实并见的复杂证候。故在临床治疗过程中，只要谨守病机，理解方义，选用本方灵活加减运用，便可治疗三阴同病之多种复杂证候，均能取得较好的疗效。

2. 真武汤为治内外杂病方剂

少阴肾经之真武汤，为治内外杂病方剂，系以温肾为主而兼顾肝脾，所以选用入肾之附子为主，配伍入肝之芍药和健脾之茯苓、白术，故亦为三阴并治方剂。

真武汤在《伤寒论》中有 2 条：一条是太阳病篇第 82 条，“太阳病发汗，汗出不解，其人仍发汗，心下悸，头眩，身瞤动，振振欲擗地者，真武汤主之”；另一条是少阴病篇第 316 条，“少阴病，二三日不已，至四五日，腹痛，小便不利，四肢沉重疼痛，自下利者，此为有水气。其人或咳，或小便不利，或下利，或呕者，真武汤主之。”前者为发汗过多，损伤阳气，外则不能解太阳之邪，内而伤及少阴之气；后者是少阴本经自病，阳虚水气内停证也。本方在历年方剂学教材编写中分别依次被列入祛寒之剂、温阳祛寒法中的温阳化水法、祛湿剂之中，一直沿用至今，被历代医家认为是治疗少阴阳虚水泛证的代表方剂。高体三教授则以足三阴关系及“少阴负趺阳者为顺也”为依据，根据真武汤证治机理和组方特点，认为真武汤为治三阴杂症之良方，灵活运用，效果显著。

本方所治之证主要有二：①肾阳衰微，水气内停，小便不利，四肢沉重疼痛，恶寒腹痛，下利，或呕，或肢体浮肿，苔白不渴，脉沉者；②伤寒太阳病，发汗，汗出不解，其人仍发热，心下悸，头眩，身瞤动，振振欲擗地者。高老认为，本方所治证候是由肾阳衰微为主，影响肝脾功能失调，致使水邪内停的病证。肾阳虚不能化水为主，加之脾虚不能运化水湿，肝虚不能疏泄水湿，是形成水气病的关键所在。水无所主，疏泄运化失职，因而水气内停致小便不利而肢体浮肿；脾主四肢而水为阴邪，寒水侮土，故四肢沉重，或腹痛下利，或呕逆不食；水气凌心则心悸不安；脾肾寒湿，致水不生木，土不培木，木郁风动则为头眩，所谓“诸风掉眩，皆属于肝”者，亦包括此理。身瞤动者，“寒则血凝泣”（《素问·离合真邪论》）。“脉寒则蜷缩，蜷缩则脉绌急”（《素问·举痛论》），缩蜷绌急，是以筋惕肉瞤动也。故其发病机理实为三阴同病，以足少阴为主。肾水寒累及肝脾，肾阳虚无力行气化水，肝木郁不能疏泄水湿，脾土虚不能运化水湿，而形成三阴郁滞，阴水泛滥，发为水肿，是故阴水泛滥与三阴有关，而三阴之中以肾为主。若肾水虚寒不能生木，脾土湿陷不能培木，又致木郁风动则头眩瞤动，虚风内作，杂病丛生。终以水寒、土湿、木郁为其发病之关键。治法当采用三阴同治，以温肾为主，兼理肝脾。温肾壮阳故令“水暖”，健脾祛湿以求“土和”，补肝疏木可使“木达”。

基于上述认识，高老在临证中常以温肾为切入点，采用温肾壮阳、健脾疏肝之法，选用张仲景之经典方剂真武汤加减调治三阴杂症，常获佳效。正如黄元御《四圣心源》曰：“平人六气调和，无风、无火、无湿、无燥、无热、无寒，故一气不至独见。病则或风，或火，或湿，或燥，或寒，或热，六气不相交济，是以一气独见。”真武汤乃调理三阴之良方，治宜温肾壮阳，化气行水，养血疏肝，燥湿健脾，三阴并治。方中附子大辛大热，为君药，主入肾经，回肾阳之衰微，祛脏腑之阴寒，温肾阳助气化；茯苓甘淡渗利，入心、肾、脾三经，入足少阴则渗利寒水，入手少阴则宁心安悸，入足太阴则渗湿培土；白术味甘苦而性温，合茯苓共入脾，补土祛湿以固正气；白芍酸寒，主入足厥阴肝经，养血柔肝泻肝，濡筋清风，疗头眩而止瞤动，而补肝疏肝作用使其发挥疏泄水湿之功；方用生姜味辛性温，走而不守，辛散温通，散内寒能温水气，走经络能除寒战，既可协附子温肾化气，又能助苓、术和中降逆，合芍药补肝疏木，共组成暖肾、健脾、补肝以成“水暖、土和、木达”之剂。故凡足三阴肝脾肾功能失调所致的多种内外杂病，临证灵活运用本方，均可达到沉疴迎春之功。

本方温阳利水，是治疗阳虚水肿的常用方剂。对于因肾阳亏虚，下焦有寒，脾阳衰微，水湿泛溢的四肢沉重、水肿、小便不利、苔白不渴、脉沉等证候用之甚妥。临床运用时，可随症加减，若咳者加五味子以敛肺气，加细辛以散寒饮，加干姜以温脾肺；若下利者，加干姜以温运脾阳；若呕者，可去附子，倍生姜，以温胃止呕；合五苓散可治疗慢性肠炎；合麻黄连翘赤小豆汤，用以治疗顽固性皮肤湿疹；合桂枝汤、理中丸可治疗风湿性关节炎；还可治慢性阴疮皮肤溃烂流水久治不愈者；亦可治虚寒性妇女杂症等。故本方灵活加减可用治肝脾肾功能失调引起的多种内外疑难杂病。

验案

于某，女，39岁。2009年3月13日初诊。

主诉：风团瘙痒2年余，加重半年。

初诊：2年前因食河虾类食物而发作风团，服各种中西药治疗效果欠佳。因瘙痒难忍后住院治疗稍有改善。近半年病情加重，遂来诊。现除面部外，周身丘疹，瘙痒，色红，睡眠欠佳，表情忧虑，舌体胖大、齿痕，苔白滑，脉弦细。

中医诊断：风团（营卫不和）。

西医诊断：慢性荨麻疹。

治法：调理肝脾，透发营卫。

处方：真武汤合麻黄连翘赤小豆汤加减。

附子5g	茯苓30g	白芍15g	白术10g	生姜30g
炙麻黄10g	连翘20g	赤小豆15g	桑白皮15g	牡丹皮15g
生地黄30g	党参15g	黄芪30g	细辛5g	柴胡15g
黄芩15g	桂枝15g	首乌藤30g		

3剂，水煎服。

嘱忌食鱼虾、鸡肉、羊肉等物，畅情志。

二诊：2009 年 3 月 17 日。服上方奇效，第 1 剂药服后当晚痒止，风疹渐消，皮肤渐光滑，大便好转、稍干（2 日一行），睡眠正常，舌质暗，舌体胖大、有齿痕，苔薄白，脉弦缓。上方加泽泻 20g，大黄 5g，当归 15g，川芎 15g。6 剂，水煎服。

三诊：2009 年 3 月 27 日。服上方身痒止，周身痒痂渐康复，颜色变浅，月经持续 8 日，色暗，舌淡红，苔薄白，脉弦缓。上方去首乌藤，赤小豆加至 20g，党参加至 20g，附子加至 9g，大黄加至 6g，加桃仁 10g，猪苓 20g，玄参 15g，麦冬 10g。6 剂，水煎服。

四诊：2009 年 4 月 3 日。服上方身痒止，周身痒痂渐康复，胳膊隐见圆形瘢痕，舌质淡红，苔薄白，脉弦缓。去玄参、麦冬，炙麻黄加至 12g，加杏仁 10g，鳖甲 15g。6 剂，水煎服。

五诊：2009 年 4 月 12 日。皮疹愈，皮肤光滑，基本康复，大便不爽，舌质淡红，苔薄白，脉弦滑。上方加肉苁蓉 20g。9 剂，水煎服。

六诊：2009 年 4 月 21 日。皮疹愈，皮肤光滑，色斑减淡，大便欠爽，舌体胖大，苔白，脉弦细。上方去大黄、杏仁、鳖甲、肉苁蓉，加阿胶 10g，吴茱萸 6g，干姜 6g，炙甘草 10g，麦冬 10g。6 剂，水煎服。后患者 10 月因睡眠欠佳来诊，随访风团一直未复发。

3. 黄土汤为止血之良剂

太阴脾经之黄土汤，本系 7 味药物组成，本意系以治脾经立法，而兼顾肝肾，所以方中选灶心土、白术、甘草入脾为主，又配伍温肾壮阳之附子和生地黄、阿胶、黄芩入肝之品。另为理中丸加减法，理亦如此，实际上皆为肝脾肾三阴并治方剂。

《金匮要略·惊悸吐衄下血胸满瘀血病脉证治》：“下血，先便后血，此远血者，黄土汤主之。”本方系由灶心黄土、阿胶、甘草、黄芩、白术、炮附子、干地黄组成，主治由脾虚阳衰所致的大便下血、吐血、衄血、崩漏，四肢不温者亦有特效。脾土一虚，一则不能培木养肝，致厥阴血虚化燥生热，二则无力制水，致少阴肾命火不生土，形成足三阴肝脾肾功能失调以脾虚为主，导致失血。治宜以温阳健脾、养血止血为法。故方用灶心黄土味辛性温入脾，燥湿健脾止血为主，配伍白术、甘草助黄土补中健脾燥湿；温阳健脾，养血止血，以及附子大辛大热归经脾肾，温脾肾而补命门；生地黄、阿胶、黄芩入肝，养血止血，补肝而清热。诸药共成足三阴合治之剂，但总以治足太阴脾虚为主。

本方为温药止血的代表方，全方刚柔相济，温阳而不伤阴，滋阴而不碍脾，不但可用于便血，对各种出血证凡见脾阳虚寒者都可应用，临床上常用于慢性胃肠道出血、慢性功能性子宫出血等。用于溃疡病出血者，可易生地黄为生地黄炭，易黄芩为黑黄芩，以防寒腻伤中；另外，可酌加赤石脂、牡蛎粉以促进溃疡的愈合。欲加强其止血功能者，也可加入三七、白及、炮姜、焦艾叶等。若胃呆纳差，阿胶可改为阿胶珠以减其滋腻之性。若体虚甚者，可加党参、黄芪以益气摄血。归脾汤与本方虽然均治脾不统血证，但归脾汤重在健脾益气以摄血，本方重在健脾温阳以止血。归脾汤证以气虚为主，本方证以阳虚为主，当辨证选用。高老认为，黄土汤为肝脾肾合治以治脾虚为主的方剂，有温补脾肾、养血补肝、清热止血功能，凡属由脾虚影响肝肾功能失调所致的多种慢性失血证，都有很好的疗效。

十三、肝脾肾杂病方剂

1. 肝脾方剂——建中回春丹

组成：当归、黄芪、桂枝、白芍、党参、白术、茯苓、半夏、炙甘草、陈皮。

方义：当归、黄芪味甘性温，功能似春，归经肝脾，养血补肝，补中益气为君；配伍桂枝、白芍、党参、茯苓、白术甘温入肝脾，养血疏肝，祛湿健脾为臣；加入半夏性温主降和中，以达安谷则昌之功，为佐；方用炙甘草，甘温为使，既可补中助肝，又可调和诸药，共成养血疏肝、补中健脾、强壮生长之法。

灵活运用：心火上炎者，加黄连、朱砂；肾水下寒者，加附子、干姜；肺气痞塞者，加陈皮、杏仁；肝血凝郁者，加牡丹皮、红花；胆火上炎者，加柴胡、黄芩；肚腹疼痛者，倍加白芍、炙甘草；白带过多者，加牡蛎、泽泻；崩漏下血者，加阿胶、艾叶等。

2. 肝肾方剂——乙癸春台饮

组成：茯苓、泽泻、桂枝、白芍、薏苡仁、附子、败酱草、党参、炙甘草、陈皮。

方义：桂枝、附子归经肝肾，疏肝达木，温肾壮阳为主；配伍白芍、败酱草养血调肝为君；方用茯苓、泽泻、党参、薏苡仁入脾，补中培木，渗湿克水，为佐；配用陈皮、炙甘草，甘温为使者，以助补中培土制水，又能调和本方热燥，共成温热、补肝疏木、温肾暖水、培土助肝、治水之法。

灵活运用：壮阳起痿者，加韭菜子、淫羊藿、阳起石；涩精止遗，加牡蛎、桑螵蛸、益智仁；升陷固脱，加升麻、黄芪、赤石脂；腹痛突出者，加吴茱萸，倍白芍、炙甘草；小便热涩者，加滑石、木通、竹叶；腰痛属寒者，加杜仲、续断、小茴香；癌症，加白花蛇舌草、半枝莲；具有热证者，加苦参泻火或滋阴清热之药等。

3. 脾肾方剂——沉疴迎春汤

组成：乌梅、桂枝、白芍、党参、白术、茯苓、附子、生姜、炙甘草。

方义：乌梅、党参、附子，温热入三阴，补肝健脾，温肾为君；配伍桂枝、白芍、茯苓、白术，强壮肝脾为臣；佐以生姜，味辛主散疏肝木，降逆和中健脾土，性温可助附子温肾阳；加入炙甘草，为使，既补中土，又调诸药，共成养血疏肝祛风、补中健脾祛湿、温肾壮阳、祛寒之法。

灵活运用：病在皮肤者，加麻黄、连翘；病在下部者，加牛膝、通草；病在背部者，倍用生姜、附子；病在项部者，加葛根、天花粉；病在脊部者，加补骨脂、巴戟天；病在腰部者，加杜仲、川续断；病在四肢者，加黄芪、薏苡仁；水湿泛滥者，加猪苓、泽泻；肝郁化热者，加生地黄、知母；血虚者，加当归、熟地黄；脾虚气虚者，倍人参，加黄芪；脾虚湿盛者，倍用茯苓、白术；肾虚寒盛者，倍用附子，加肉桂；肾虚精亏者，加鹿类、龟类、狗脊等。

十四、以“六经辨证”为纲运用经方和时方

在中医学发展历史上，长期存在着古方、时方之分。高老尊古但不唯古，就古方和时方而言，认为既不能说古方不治今病，也不能说时方就不如古方好。方子的疗效好坏，取决于是否对证。高老临床运用“六经辨证”遣方用药，得心应手，下面就结合临床实践，举例如下：

1. 六经病代表方剂

（1）太阳病

经方：麻黄汤、桂枝汤、小青龙汤、大青龙汤等。

时方：人参败毒散、九味羌活汤等。

（2）少阳病

经方：小柴胡汤、大柴胡汤、柴胡桂枝干姜汤等。

时方：蒿芩清胆汤等。

（3）阳明病

经方：白虎汤、三承气汤等。

时方：增液汤、增液承气汤等。

（4）太阴病

经方：四逆辈、理中丸等。

时方：四君子汤类、厚朴温中汤等。

（5）少阴病

经方：四逆汤、真武汤等。

时方：回阳救急汤、黑锡丹等。

（6）厥阴病

经方：乌梅丸、当归四逆汤等。

时方：四物汤、当归补血汤、镇肝熄风汤等。

以上仅为大体列举一些代表性方剂，临床还需根据病情，适当衍化，做到古今结合，使“六经辨证”于经方、时方均能充分发挥其临床应有的作用。

2.“六经辨证”及六经方剂临床应用举例

“六经辨证”是仲景为外感病立法，其具体适用方法，《伤寒论》一书中论述甚详，现就运用“六经辨证”指导临床，用六经方剂治疗杂病，略举数案如下：

（1）双四逆汤治疗产后腰腹冷痛

席某，女，23岁，农民。1974年3月就诊。

患者于生第2胎10余日后，腰脊、少腹冷痛，渐至不能转侧，夜间尤甚，彻夜呻吟，不能入眠。触之，腹平软，内无癥结，小便如常，身无寒热，脉沉细，苔白滑。

此为产后气血两虚，经脉空豁，触冒寒邪，直中入里，客于足少阴肾、足厥阴肝两经，以腰为肾之府，少腹下焦，属于肝肾，痛者寒气多也。方选足少阴肾经温肾散寒、摒阴和阳之四逆汤，复厥阴肝经、温经通脉之当归四逆汤。1剂痛减，3剂病告痊愈。

（2）炙甘草汤复当归四逆治疗心肌炎合并手足冻疮

乔某，21岁，学生。1993年2月就诊。

患者13岁患心肌炎，病程长达7年而未治愈，现仍心动过速（90～110次/分）、室性早搏、心脏搏动间歇、胸闷、心悸等，活动或上呼吸道感染可使心脏症状加重。常手足不温，于每年12月初起即开始手足出现冻疮，至次年5月份，手足紫红斑块方逐渐消退。刻诊，脉象细弱结代，舌苔薄白。

辨证属手少阴心经功能物质俱不足，足厥阴肝经失于温升条达，以心主血脉，肝藏血而主疏泄，四肢末稍微循环功能障碍导致冻疮，与厥阴营血欠温，经脉寒凝有关。方选仲景治太阳坏病脉结代、心动悸之炙甘草汤以治心肌炎为主，复厥阴养血通脉散寒之当归四逆汤。计服药百余剂，心脏症状明显改善，当年冬季，冻疮未发。

（3）炙甘草汤复麻黄细辛附子汤治心动过缓

霍某，女，36岁，干部。1990年4月就诊。

患者自觉胸闷、气短、怕冷3年余，曾赴上海、北京及省内各大医院求治，其诊断大致统一。1989年5月20日河南省中医研究院心电图检查报告：心室率44次/分，心房率42次/分。印象：①窦性心动过缓及不齐伴短程窦性静止，异位心律；②高界位区逸搏心律，干扰性房室脱节。1990年12月17日中国医学科学院阜外医院动态心电图检测报告：检测全程为窦性，有时为窦性心动过缓伴不齐，偶发室性早搏；建议安装起搏器。刻诊，脉象沉且迟缓，时有结代，脉率43次/分，面色萎白，身困乏力，畏寒，记忆力差。

辨证为手少阴心经阳气衰微，从足少阴肾化气而为寒，心主血，其荣脉，心气盛则脉络疏通而条达，寒性凝滞收引，故见心动过缓且常畏寒。方选手少阴心经治脉结代之炙甘草汤为主，合足少阴肾经温阳散寒通脉之麻黄附子细辛汤。服药30余剂而病愈。1993年12月其爱人介绍患者来诊，欣言其妻安然无恙。

（4）千金苇茎汤合补中益气汤治肺痈高热不退

孟某，女，53岁，农民。1980年11月就诊。

患者高热，咳嗽、气急、胸闷月余，经X线检查诊为左肺脓疡。住院期间，内科用大量抗生素、激素类及抗结核类药物治疗，体温持续羁留在39.5° C以上，且脓疡反有增大趋势。意欲转外科手术治疗，因高热持续过久，全身状况极差，抗生素的大量应用，引起口腔霉菌感染等，不得已暂行切开引流，欲图暂时缓和症状。引流后体温略有下降，但2日后旋即复升。刻诊，身热灼手，骨瘦如柴，面色灰滞，双目无神，汤水入口即吐，口唇干皱起皮，张口困难，口腔黏膜满布白斑，舌干红，苔白腐灰垢，脉数疾，重取无力。

辨证为手太阴肺生内痈，日久身高热不退，必由正虚。按虚则补其母、甘温除大热的治疗原则，方选手太阴肺经之千金苇茎汤复东垣治脾胃气虚发热之补中益气汤。嘱其药物浓煎，少量多次频服。投药3剂，体温降至正常，能进汤粥。后加减调养月余而安。

（5）乌梅丸加减治疗顽固性口疮

王某，女，48岁，市民。2008年10月26日初诊。

患者患口疮10年余，多方求医未能治愈，现需每月2次输液治疗，方能好转。患者精神欠佳，伴高血压病史8年，上下肢单侧乏力6年。患者舌质淡红，苔薄白，脉弦数。

此为上热下寒的三阴病，治宜清心泻肝，温补脾肾。方药乌梅丸加减。共服9剂，口疮痊愈，半年后随访无复发。

按：“口疮”一证，疾病之初多责之于心，心火上炎而为口疮，而忽视了心火源于肝经，故多不能彻底治愈。本案辨治有两点应该注意：一是患者有高血压病史多年，脉弦数，为肝阳上亢，且肝为心之母脏，母病及子，导致心火旺盛；二是患者经长期治疗，用药多为清热解毒之品，热邪未除反伤及脾肾阳气，水不涵木，木郁化火，心火上炎，发为口疮，形成上热下寒、寒热错杂证候。正如《素问·气交变大论》云：“……岁金不及，炎火乃行，复则寒雨暴至，阴厥且格，阳反上行……”故选用乌梅丸，见于《伤寒论》第338条：“伤寒，脉微而厥，至七八日肤冷……蛔厥者，乌梅丸主之。又主久利。”乌梅丸原治疗上寒下热之蛔厥证，高老用以治疗寒热错杂口疮。其特点是寒热并用，攻补兼施，刚柔并济，三阴同治。

（6）桂枝茯苓丸合麻黄附子细辛汤治疗前列腺炎

郑某，男，23岁。2008年10月26日初诊。

患者因全身乏力，尿道不适，性功能减弱，到广州某专科医院就诊，被诊断为“前列腺炎”，经过抗生素输液治疗效果欠佳，后进行局部注射治疗，仍未好转。2008年来郑州某医院就诊，给与前列舒乐、萆薢分清颗粒及雄激素口服治疗，轻微缓解。后经人介绍来诊，患者尿道不适，伴大便干，肛门灼热，易上火发为口疮，腰膝酸软，全身乏力，性功能减退，舌淡，苔白，脉弦。

本病以肾虚为发病之本，多由于湿热下注膀胱气化不利，湿浊黏腻，阻塞精道血脉，导致气滞血瘀。治宜疏肝化瘀，健脾温肾。处方桂枝茯苓丸合麻黄附子细辛汤加减服药20剂，症状消失而愈。

按：本案辨证有两点注意，一是患者病久不愈用大量清热解毒之品，损伤脾肾阳气，肾主水，气化不利则湿邪阻滞，致小便不利，腰膝酸软，性功能下降；二是肝脏五行属木，木郁易化生热，火热上炎，则口腔溃疡，木郁乘土致使脾脏运化失常，易生湿邪，湿热下注，膀胱功能失常。方选桂枝茯苓丸疏木达郁，渗湿健脾，合麻黄附子细辛汤温肾壮阳，通经散结，以求肝脾肾三脏同调，症状消失而愈。

十五、以“脏腑辨证”为核心运用重点方剂及药物

高体三教授认为，临床治疗以六经辨证为纲，以脏腑辨证为核心，两者互相补充，相辅相成，能够使辨证更加准确，用药更加全面，提高临床疗效。现就高老对重点脏腑选方用药特点做一简单介绍。

1. 肝经

主方：桂枝汤、乌梅丸、当归四逆汤、四物汤、逍遥散、柴胡疏肝散、十灰散、血府逐瘀汤、桂枝加龙骨牡蛎汤、镇肝熄风汤、鳖甲煎丸等。

主药：乌梅、桂枝、当归、熟地黄、阿胶温补养血，玄参、白芍、生地黄、鳖甲、山茱萸、知母清热滋阴，桑叶、菊花、薄荷、柴胡、夏枯草疏

泄清热，牡丹皮、桃仁、赤芍、红花、牛膝行瘀活血，香附、枳壳、青皮、代赭石育阴镇潜，三七、侧柏叶、棕榈、蒲黄、地榆止血化瘀等。

2. 脾经

主方：理中丸类、四逆辈、大建中汤、小建中汤、黄土汤、四君子类、参苓白术散、健脾丸、补中益气汤等。

主药：黄芪、党参、白术、茯苓、吴茱萸补中健脾，干姜、山药、薏苡仁、白扁豆、诃子温中健脾等。

3. 肾经

主方：真武汤、四逆汤、金匮肾气丸等。

主药：附子、干姜、肉桂大热大补，巴戟天、肉苁蓉、锁阳、杜仲、菟丝子、淫羊藿性平温补肾精等。

4. 心经

主方：朱砂安神丸、黄连阿胶汤、柏子养心丸、炙甘草汤、补心丹、归脾丸、酸枣仁汤等。

主药：朱砂、酸枣仁、石菖蒲、柏子仁、生地黄、竹叶、莲子、远志、茯神、黄连、附子、淡竹叶等。

5. 肺经

主方：二陈汤、泻白散、贝母瓜蒌散、清气化痰丸、百合固金汤、小青龙汤、加味黄芽汤、苏子降气汤、养阴清肺汤等。

主药：干姜、细辛、陈皮、五味子、麦冬、桑白皮、全瓜蒌、瓜蒌仁、瓜蒌皮、枇杷叶、橘红、半夏、贝母、杏仁、款冬花、紫菀、百合、知母、马兜铃等。

6. 胆经

主方：小柴胡汤、大柴胡汤等。

主药：柴胡、黄芩、白芍、茵陈、青蒿等。

7. 胃经

主方：干姜人参半夏丸、橘皮竹茹汤、丁香柿蒂汤、吴茱萸汤、大承气汤、白虎汤、三消饮、平胃散等。

主药：生姜、广木香、砂仁、丁香、吴茱萸、石膏、知母、大黄、芒硝、火麻仁、陈皮、半夏、神曲、山楂、麦芽、白豆蔻、花椒、厚朴、枳实、柿蒂等。

8. 膀胱经

主方：八正散、五淋散、五苓散、猪苓汤、真武汤、五皮散、实脾散、萆薢分清饮、防己茯苓汤等。

主药：木通、萹蓄、瞿麦、滑石、石韦、通草、海金沙、车前子、萆薢、栀子等清利小便，茯苓、猪苓、泽泻、车前子、茯苓皮、冬瓜皮、大腹皮、通草、玉米须、滑石利水消肿等。

十六、中药寒热大意

高老在教学医疗实践中，察觉不少中医工作者和初学中医者，对寒热药并用配伍的方剂往往理解困难，概念模糊，认为寒热并用会形成中和，或者寒热作用会致对消，或者寒热作用会致减弱，或者寒热作用会致不凉不热等。高老认为寒热并用在临床上运用非常普遍，特别是对于一些寒热错杂的疑难病显得尤为重要，进而非常重视对药物寒热温凉四性的研究与运用，临证首辨阴阳，用药首别寒热，正如《内经》云："寒者热之，热者寒之""阴平阳秘，精神乃治"。

所谓热药、凉药者，是指中药的性能，非其质体也。盖中医学对中药的性能概括为"四气"，即"寒热温凉"。

寒凉药，是古代医家在实践中验证了某些能起到清热作用，可消除阳热症状的药物，所谓"热者寒之"。但因这类药物的作用有大有小，凡清热作用大的就称为性寒，凡清热作用小的就称为性凉。总之，寒和凉不过就是在清热作用程度上的大小不同而已。

温热药，是古代医家从实践中验证了某些能起到温阳作用，可消除阴寒症状的药物，所谓"寒者热之"。但因温热药物的作用也是有大有小，凡温阳作用大者就称为性热；凡温阳作用小者就称为性温。总之，温和热不过就是在温阳作用程度上的大小不同罢了。

高体三教授在对凉药和热药的阐释时言道："所谓热药，实际上拿到手里并无烧手之热感，但服用后可以起到温阳作用而消除阴寒症状；所谓凉药，实际上拿到手里并无冰手之凉感，但服用后能够起到清热作用而消除火热症状。"高老还进一步幽默地说："如果说热药和凉药真像我们想象的那样火热之热和冰雪之凉的话，那就太好了，用途就太大了。比如附子、干姜岂不胜于暖气了吗？犀角、石膏岂不优于空调了吗？"如此，高老常对学生说："热药不热能祛寒，凉药不凉能清热。"以帮助学生加深对凉药和热药的理解。

由上可知，所谓热药、凉药者，言其性能而非质体也，故对中药的寒热不能理解成质的火热之热和质的冰雪之凉。因而凡凉药和热药并用配伍一方者，多用于上热下寒或脏腑寒热失调诸证，热药可发挥热的作用，凉药仍发挥凉的作用，药物各归各经，寒热不会对消。中医必须如此，不然，如乌梅丸、黄土汤、真武汤等，其方义就不易理解了。

十七、临床常用对药

1. 桂枝、白芍

在所有调肝药物中，高老最重视桂枝的应用。《伤寒论》112 个方剂中，用桂枝者 41 方。《金匮要略》184 个方剂中，用桂枝者 49 方，共计（去重复者）79 方，占总方数的近三分之一，仅次于甘草。《长沙药解》云：“桂枝，味甘、辛，气香，性温。入肝家而行血分，走经络而达营郁。善解风邪，最调木气。升清阳脱陷，降浊阴冲逆，舒筋脉之急挛，利关节之壅阻。入肝胆而散遏抑，极止痛楚，通经络而开痹涩，甚祛湿寒。能止奔豚，更安惊悸。”邪在腠理者，桂枝可温营血发汗而解；湿在中焦者，桂枝可温脾转输；水在下焦者，桂枝可温肾阳而助气化。桂枝温散通达，性与肝合，温肝血而散遏抑，通经络而开痹涩，是以善达肝郁，为调肝之要药。白芍，味苦、酸，性微寒，归足厥阴肝经及足太阴脾经，养肝血敛肝阴，柔肝止痛，平抑肝阳。黄元御《长沙药解》云：“白芍，入肝走胆，清肝风而泻胆腑之热，善调心中烦悸，最消腹里痛满，散胸胁之痞热……泄利与淋带皆灵。”桂枝配白芍，散肝柔肝，温肝清肝，泻肝补肝。柯琴在《伤寒来苏集》中赞桂枝汤为仲景“群方之冠”。肝木应春，生于水而长于土，水暖土和，则阳气升达而生机盎然；水寒土湿，则生意不遂，郁滞而克脾土。二者和合，木气舒荣，土气松和，则肝脾双调矣。在治疗胃肠病时，高老最注重桂枝、白芍调肝作用的应用。

2. 附子、干姜

临床上，高老承袭医圣张仲景《伤寒论》扶阳法，常选用大辛大热之附子、干姜益火培土，使寒水得暖，湿土得和。附子，大辛大热，中温脾土，下补肾阳，具有回阳救逆、温阳利水之功，对于脘腹胀满冷痛、大便溏泻、寒积里实等消化系统疾病具有独特功效。如黄元御在《长沙药解》中说：“附子，味辛、咸、苦，温。入足太阴脾、足少阴肾经，暖水燥土，泻湿除寒，走中宫而温脾，入下焦而暖肾，补垂绝之火种，续将断之阳根，治手足厥冷，开脏腑阴滞，定腰腹之疼痛，舒踝通经脉之寒瘀，消疝瘕之冷结，降浊阴逆上，能回呃噫，提清阳下陷，善止胀满。”干姜，辛热，主入脾经，具有回阳温中、温肺化痰之功。《长沙药解》云：“干姜，味辛，性温，入足阳明胃、足太阴脾、足厥阴肝经。燥湿温中，行郁降浊，补益火土，消纳饮食，暖脾胃而温手足，调阴阳而定呕吐，下冲逆，平咳嗽，提脱陷而止滑泄。”《伤寒论》所载方剂 112 首，用姜之方 63 首，而用干姜之方就达 24 首，其旨在于培护中阳，以固后天之本。其中干姜附子汤是治疗下后复汗所导致的火土俱败、寒水下旺之证的代表方剂，干姜温中以回脾胃之阳，附子暖下以回肝肾之阳，中气得复，渐而阳和四布，高老重视附子、干姜同用，正是此意。

3. 柴胡、黄芩

柴胡、黄芩是《伤寒论》小柴胡汤中和解少阳的主要药物，在众多清疏肝胆的药物中，具有较强的代表性，并被众多医家所推崇。《素问·脏气法时论》云：“肝欲散，急食辛以散之，用辛补之。”所谓“以散为补”“用辛补之”指明了调肝务必顺应肝之喜散而恶敛的生理特性。《医学衷中参西录》亦云：“肝于五行属木，木性原善条达，所以治肝之法当以散为补，散者即升发条达之也。”柴胡，辛、苦而微寒，归肝、胆经，疏肝解郁，条畅气机，使阳气升发。柴胡气味俱薄，性升散而疏泄，正与肝相合，为“肝胆所喜”，所以柴胡为疏肝解郁之要药。《长沙药解》云：“柴胡，入足少阳胆经，清胆经之郁火，泻心家之烦热……下胸结而消硬满……降胆胃之逆，升肝脾之陷，胃口痞痛之良剂，血室郁热之神舟。”黄芩，味苦气寒，入足少阳胆、足厥阴肝经，清相火而断下利，泻甲木而止呕，除少阳之痞热，退厥阴之郁蒸。两药相配既能清肝木之郁热，又能顺肝木条达之性，恢复肝脏的生理功能，故高老在清疏肝胆之热时，最注重柴胡、黄芩的选用。

4. 茯苓、白术

脾喜燥而恶湿，脾运化水湿功能失调，则水湿内停，聚湿成痰，阻遏中焦，故有“脾为生痰之源”之说。湿邪为患，首当以健脾燥湿为务，恢复脾运化水谷的功能。茯苓，味甘、淡，入足阳明胃及足太阴脾经，甘则能补，淡则能渗，药性平和，既可祛邪，又可扶正，利水而不伤正气，泻饮消痰，实为利水消肿之要药。《用药心法》记载：“茯苓，淡能利窍，甘以助阳，除湿之圣药也。味甘平补阳，益脾逐水，生精导气。”湿去土燥，则脾胃升降有序，水谷运化正常。《药品化义》云：“茯苓，味独甘淡，甘则能补，淡则能渗，甘淡属土……主治脾胃不和，泄泻腹胀。”白术，味甘、苦，性温，主归脾、胃经。甘能补脾气，苦温能燥脾湿，以健脾燥湿为主要作用，被前人誉为“补气健脾第一要药”。《本草汇言》记载：“白术，乃扶植脾胃、消食除痞之要药也。脾虚不健，术能补之，胃虚不纳，术能助之。……痼冷虚寒，泄泻下利，滑脱不禁，此脾阳乘陷之证也……或腹满肢肿，面色萎黄，此胃虚不运，脾虚蕴湿之证也；以上诸疾，用白术总能治之。”

脾胃为后天之本，气血生化之源，土养万物，人体五脏六腑、四肢百骸、形体官窍无不受气血之滋养，故高老在临床治疗各科疾病，非常重视茯苓、白术的运用。

5. 党参、炙甘草

党参，味平，主归脾、肺之经，以益气、补中、生津为主要作用。脾胃为气血生化之源，久病则气血亏虚，中焦脾气更虚。党参健脾益气，生津，治虚劳内伤、肠胃中冷，又治滑泻久痢、气喘烦渴。《本草正义》记载：“党参，力能补脾养胃，润肺生津，健运中气，与人参不甚相远。其尤可贵者，为健脾运而不燥，滋胃阴而不湿，润肺而不犯寒凉，养血而不偏滋腻，鼓舞清阳，振动中气，而无刚燥之弊。”甘草，味甘，气缓，性平，归脾、胃之经。《内经》曰：“脾欲缓，急食甘以缓之。甘以补脾，能缓之也，故汤液用此以建中。”《长沙药解》云：“甘草补冲和之正味，秉淳厚之良资……归入水火二气之间，培植中州，养育四旁，调气血之灵丹。”《本草蒙筌》中记载：“甘草解百药毒免害，和诸药性杜争。后人尊之，称为国老。又因性缓，能解诸急。故热药用之缓其热，寒药用之缓其寒。如附子理中，用者恐僭诸上；调胃承气，用者恐速于下。是皆缓之，非谓和也。小柴胡汤有柴胡、黄芩之寒……凤髓丹中又为补剂，虽缓肾湿，实益元阳。”《神农本草经百种录》云：“甘草，味甘、平，主五脏六腑寒热邪气，甘能补中气，中气旺则脏腑之精皆能四布，而驱其不正之气也。坚筋骨，长肌肉，倍力，形不足者补之以味，甘草之甘为土之正味……脾主肌肉，补脾则能填满肌肉也。解毒。甘为味中之至正味，正则气性宜正，故能除毒。……味之甘，至甘草而极。甘属土，故其效皆在于脾。脾为后天之主，五脏六腑皆受气焉。脾气盛，则五脏皆循环受益也。”

6. 麻黄、细辛

麻黄以轻扬之味，而兼辛温之性，故善达肌表，走经络，表散风邪，祛除寒毒。若寒邪深入少阴、厥阴筋骨之间，非用麻黄不能逐也。洁古云：“去荣中寒邪，泄卫中风热。”张景岳则认为：“若寒邪深入少阴、厥阴筋骨之间，非用麻黄、官桂不能逐也。但用此之法，自有微妙，则在佐使之间，或兼气药以助力，可得卫中之汗。”临证用药时，佐入麻黄以通散在内之郁滞。正如高老所强调张景岳之论述：“凡宜用散者，惟斯为最。然柴胡、麻黄俱为散邪要药，但阳邪宜柴胡，阴邪宜麻黄，不可不察也。”细辛，味辛，性温，入肺、肾经，具有祛风、散寒、行水之功，可温经止痛，用于寒邪入络之肌肉关节痛。凡药香者，皆能疏散风邪，细辛气盛而味烈，其疏散之力更大。细辛性温，又能驱逐寒气，故其疏散上下之风邪，能无微不入，无处不到。如《本草正义》云：“细辛，以气为治也。芳香最烈，故善开结气，宣泄郁滞，而能上达巅顶，通利耳目，旁达百骸，无微不至，内之宣络脉而疏通百节，外之行孔窍而直透肌肤。”

7. 当归、通草

当归入肝、心、脾经，补血以养肝体，甘温而润，辛香善于行走，活血止痛，润肠通便。《本草经集注》记载：“当归味甘、辛，温、大温，无毒……除客血内塞，风痉，汗不出，湿痹，中恶，客气虚冷，补五脏，生肌肉。”《本草经疏》则论述为：“当归禀土之甘味，天之温气，兼辛，大温无毒。甘以缓之，辛以散之润之，温以通之畅之。入手少阴、足厥阴，亦入足太阴。活血补血之要药。痹者，血分为邪所客，故拘挛而痛也。风寒湿三者合而成痹，血行则邪不能客，故痹自除也。中恶者，内虚故猝中于邪也。客气者，外来之寒气也，温中则寒气自散矣。虚冷者内虚血不荣于肉分故冷也。补五脏生肌肉者，脏皆属阴，阴者血也，阴气足则荣血旺而肌肉长也。患人虚冷，加而用之。”通草，此物无气无味，以淡用事，故能通行经络，清热利水，性与木通相似，但无其苦，则泄降之力缓而无峻厉之弊，虽能通利，不甚伤阴，湿热之不甚者宜之。《本草经疏》认为仲景之当归四逆汤中用通草的意义就在于“通心之用于十二经十五络”，在痹证中应用通草即取其通行经络之功，使郁滞得散，诸邪自去。

第五章 临证验案

一、平肝息风、滋补肝肾治疗眩晕

丁某，男，40岁。2009年2月16日初诊。

主诉：头痛头晕10日。

患者发病前因饮酒过量致头痛发作，未予重视，近日逐渐加重，出现头晕、失眠，遂来诊。血压170/110mmHg。现两侧头痛，入睡困难，急躁，饮食二便可，舌质暗，苔黄腻，脉弦细。

西医诊断：高血压。

中医诊断：眩晕，证属肝阳上亢。

治法：平肝息风，滋补肝肾。

处方：镇肝熄风汤加减。

白芍15g	天冬10g	怀牛膝20g	龟板15g
代赭石30g	玄参15g	川楝子15g	生麦芽6g
茵陈20g	生龙牡各30g	桂枝12g	首乌藤30g
夏枯草30g	豨莶草30g	益母草30g	珍珠母30g
川芎20g	茯苓30g	泽泻20g	柴胡15g
黄芩10g			

水煎服，日1剂，连服6日。

二诊（2009年2月23日）：服药后头痛、头晕改善，睡眠明显好转，血压155/100mmHg，舌质淡红，黄厚腻，弦滑。嘱上方不变，日1剂，连服6日。

三诊（2009年2月27日）：服上方后，血压135/90mmHg，睡眠好，头痛、头晕止，余无不适，舌质暗，苔白，脉弦数。嘱上方不变，日1剂，连服6日。

四诊（2009 年 3 月 6 日）：服上方，血压稳定，128/90mmHg，头痛、头晕止，睡眠正常，精神二便可，前天饮酒多有胃部不适感，舌体胖，质暗，苔黄腻，脉弦数。上方加入半夏 10g，黄芩 15g。水煎服，日 1 剂，连服 6 日。随访无复发。

按：“眩晕”一证，多因情志不舒、饮食不慎、年高体虚等原因导致气虚血亏、肝肾不足、痰浊中阻而病发。本案辨治有三点应该注意：一是患者喜饮酒，过食肥甘厚味，损伤脾胃，积聚生痰，痰浊中阻清阳不升，故患者体胖，苔黄腻，头窍失养。二是患者头痛眩晕，肝肾阴虚，水不涵木，阴不维阳，阳亢于上，则发为眩晕。正如《类证治裁·眩晕》所言：“良有肝胆乃风木之脏，相火内寄，其性主动主升……水不涵木，以致目昏耳鸣，震眩不定。”三是患者失眠，心火扰心，说明母病及子。故选用镇肝熄风汤合三草益母汤，加入清肝疏肝及养心安神之品。方中重用怀牛膝，归肝、肾经，引血导热下行，折其上亢之火。龙骨、牡蛎、龟板、白芍均取其生用，意在清热潜阳，凉肝息风。肝阳逆生太快，脏腑气逆而不降，用质重之代赭石，降逆平冲。阳之太过，脏腑之气逆而不降，必有阴液不能上济，用玄参、天冬甘寒养阴，壮水滋肝，清肺润燥。方中用柴胡、桂枝、黄芩、茵陈和川楝子疏肝清肝，清热解郁；加入麦芽、茯苓和泽泻健脾和中；加入川芎、夏枯草清肝火，散郁止痛，珍珠母、首乌藤镇心安神。诸药合用，镇肝、疏肝、清肝、温肝、滋肝、敛肝、调肝，肝木条达舒畅，功能协调，眩晕自愈。

二、清疏肝木、温补三阴治疗颤震

杨某，男，77 岁。2008 年 12 月 9 日初诊。

主诉：全身震颤 30 余年，伴心下痞硬胀满 1 年余。

患者 30 年前出现全身震颤，时重时轻，多次治疗无明显改善。1 年前无明显原因出现心下痞硬胀满，服用中药及西药效果不佳。就诊时患者神志清楚，精神欠佳，面色淡白，言语声低，少气懒言，全身震颤显著，站立不稳，行动迟缓，头部及双手震颤幅度较大，自诉心下痞硬，脘腹胀满，口干苦，食欲不佳，便秘，2～3日一行，睡眠尚可，舌质暗红，舌苔黄腻，脉细数。

西医诊断：震颤麻痹综合征。

中医诊断：颤震。

治法：清疏肝木，温补三阴。

处方：柴胡桂枝鳖甲汤加减。

党参 15g	麦冬 10g	五味子 10g	柴胡 15g	黄芩 10g
桂枝 12g	白芍 24g	炙甘草 10g	木香 15g	砂仁 10g
茯苓 30g	鳖甲 15g	干姜 15g	黄连 6g	附子 3g
菊花 20g	钩藤 20g	土鳖虫 15g	陈皮 15g	焦三仙各 15g
牡丹皮 12g	桃仁 10g	赤芍 15g	细辛 3g	

3 剂，水煎服，每日 1 剂，分 2 次温服。

二诊（2008 年 12 月 14 日）：患者服前方后口苦减轻，心前区发紧减轻，口干、咽干，食欲尚可，大便干，舌质暗，苔滑，脉细数。此肝火减轻，脾胃运化恢复之故，大便干为年老体虚，大肠燥热之故。故前方去木香、砂仁、菊花、钩藤、细辛，加决明子 20g，党参增为 15g，黄连增为 10g，干姜减为 10g。6 剂，煎服法同前。嘱食松软易消化之品为宜。

三诊（2008 年 12 月 21 日）：服前方后口干、咽干症状减轻，自觉心下痞硬，心前区紧闷，舌质暗红，苔白厚，脉弦滑。此为脾胃气滞、气机不畅之故，佐行气导滞和胃之品，前方去黄连，加木香 15g，砂仁 10g。6 剂，服法及禁忌同前。

四诊（2008 年 12 月 28 日）：口苦减轻，心下痞症状消失，大便 2 日一行，饮食睡眠尚可，舌质暗红，苔黄腻，脉弦数。此为中焦郁热、腹气不通之故。前方加肉苁蓉15g。6剂。

五诊（2009年1月4日）：服上方诸症改善，眼干痛改善，脘痞消失，口苦减轻，食欲增加，睡眠可，现大便干，2日一行，晨起偶尔口干，舌质暗红，苔黄厚润，弦细数。此为年老体衰，脾肾阳气虚弱，肠道失于濡润而致，故前方加淫羊藿10g，与肉苁蓉配伍，起温阳通便之功。6剂。

六诊（2009年1月13日）：服上方，震颤明显改善，饮食、睡眠尚可，眼干痛，大便欠通畅，舌质暗红，苔厚润，弦细数。此为中焦运化失司，脾虚湿盛，故前方加白术6g，以祛湿健脾。继服10剂，以巩固疗效。

按：本病为脑髓及肝、脾、肾等脏腑受损，而引起筋脉肌肉失养和（或）失控而发生的病证。脑为元神之府，与心并主神机，神机出入控制四肢百骸的协调运动；肾主骨生髓，充养脑海，伎巧出焉，即肢体的精细、协调运动由肾精充养髓海而成；脾主肌肉、四肢，为气血阴阳化生之源，肾精的充养，肝筋的滋润，肌肉的温煦，均靠脾之健运，化生之气血阴阳的源源供养；肝主筋，筋系于肉，支配肌肉肢体的伸缩收持。故脑髓、肝、脾、肾等脏腑的共同生理活动保证了头身肢体的协调运动，若病及其中的任一脏腑或多个脏腑，筋脉肌肉失养和（或）失控，则发生头身肢体不协调、不自主地运动而为颤震病。《素问·至真要大论》云："诸风掉眩，皆属于肝。"《赤水玄珠·颤振》认为颤震的病因病机是"木火上盛，肾阴不充，下虚上实，实为痰火，虚则肾亏"，属本虚标实、虚实夹杂之病，治疗应"清上补下"，体现扶正祛邪、标本兼顾的治疗原则。

初诊之方，药用柴胡桂枝鳖甲汤加干姜、附子清疏肝木，温补脾肾。黄连清肝泻热。木香、砂仁理气和胃。菊花、钩藤平肝潜阳。生脉散加桃仁、赤芍、牡丹皮、土鳖虫益气养阴，活血化瘀。陈皮、焦三仙健脾和胃。全方重在疏肝养肝与温补脾肾合用。

二诊时口苦减轻、心下痞减轻，大便稍干，故加入决明子以清肝明目、清热通便，去细辛、菊花、钩藤以防耗气伤阴。三诊、四诊、五诊、六诊时诸症好转，仅余大便稍干，2日一行，加用淫羊藿、肉苁蓉以温阳通便。

在辨证中把握脾肾虚寒、肝风内动病机关键，确立清疏肝木、温补三阴的治疗大法，并贯穿于疾病治疗始终。组方有如下特点：全方集温清消补于一体，标本兼顾，共奏清疏肝木、温补三阴之功，但因患者年老体衰，且患有多种慢性疾病，故治疗上仅能最大程度上缓解症状。

三、调补肝脾肾、活血利水理气治疗鼓胀

石某，女，46岁。2000年1月25日初诊。

主诉：腹胀2个月，加重半个月。

患者3年前因劳累引起纳差、乏力，偶查血检查发现澳抗阳性，谷丙转氨酶升高（具体不详），经当地医院输葡萄糖、维生素等，以及口服中西药治疗1个月（具体药物不详），症状减轻停药。2个月前无明显原因又出现腹胀，食后加重，保肝输液及服酵母片等无效，且于半个月前腹胀渐大，小便量少而黄，纳差，齿衄，低热。现腹胀大如鼓，小便量少而黄，纳差，齿衄，低热，乏力，面色萎黄晦暗，形体偏瘦，腹胀大如鼓，腹部移动性浊音（+），双下肢凹性水肿，体温37.3° C，舌边红，苔黄腻，脉细弦。

西医诊断：肝硬化。

中医诊断：鼓胀。

治法：调补肝脾肾，活血利水理气。

处方：乌梅丸、桂枝茯苓丸、五苓散加减。

乌梅15g	桂枝10g	附子15g	细辛3g	干姜15g
黄连15g	黄柏10g	黄芩15g	茵陈20g	茯苓30g
白术20g	泽泻15g	猪苓30g	鳖甲15g	桃仁15g
赤芍15g	牡丹皮15g	当归10g		

水煎服，日1剂，连服3个月。

另加服螺内酯，每次 40mg，每日 3 次。

二诊（2000 年 2 月 1 日）：患者服上方 6 剂后，尿量增加，腹胀大有所缓解，精神好转，下肢水肿也相应减轻，舌边尖红，苔黄腻，脉细弦。上方加陈皮 20g。水煎服，日 1 剂，连服 10 日。

三诊（2000 年 2 月 15 日）：患者又服上方 10 剂，精神明显好转，腹胀大渐减，下肢水肿基本消退，食量偏小，齿衄也有所减轻，仍低热（下午体温 37.0° C ～ 37.3° C），舌边尖红，苔薄黄腻，脉细弦。上方去细辛，加青蒿 20g。水煎服，日 1 剂，连服 10 日。

四诊（2000 年 2 月 25 日）：患者目前精神好。腹胀渐减，纳食基本正常，近日未出现齿衄，尿量尚可，但尿色仍黄。复查肝功能：ALT 41IU/L，AST 52IU/L，T 65g/L，A 33g/L，G 32g/L，TBiL 45.2mmol/L。B 超示肝硬化，门脉增宽，内径 14mm。肝功能较前好转，腹水基本已消失且稳定，叩诊腹部移动性浊音（–）。中药照上方去泽泻、猪苓，增茵陈 30g，加栀子 10g。水煎服，日 1 剂，连服 10 日。逐渐减螺内酯用量至 40mg。

五诊（2000 年 3 月 7 日）：患者又服药 10 剂，目前无明显自觉症状，腹胀，纳差，症状基本消失，精神尚可，下肢水肿也消失，舌边尖红，苔淡黄，脉细弦。因为患者肝功能好转，尿色变浅，低热也已控制，患者要求服中成药。予乌梅丸、鳖甲药丸，各 3 瓶，每次 3g，每日 3 次，口服。

按：肝硬化是临床常见的疑难病症，后期均为多脏器的功能失调。正如《金匮要略》云“见肝之病，知肝传脾，当先实脾”者，肝硬化肝功能失代偿期出现腹水、饮食不下，是三经的混合病证，以肝为主，纳差食少属脾土虚弱，肾虚不能气化而水液潴留腹中。本病疫毒内侵，病位在肝，横逆乘犯中土，日久及肾，共成肝脾肾功能失调，导致肝虚失疏，脾虚失运，肾虚不能气化。乌梅丸、桂枝茯苓丸、五苓散三方合用收效甚好。随着腹水渐消，肝经郁热相对突出，经对证处理加用青蒿、茵陈后，达到水暖土和木达。本病证属本虚标实，寒热错杂，故用药也相应复杂。

乌梅丸为《伤寒论》厥阴经治疗主方，广泛治疗肝脾肾功能失调足三阴综合疑难杂病。此为厥阴肝木失调累及脾肾，实为三阴合病，以肝为主，其发病乃因脾肾虚寒，土不培木，水不涵木导致肝经血虚，化火上炎，形成虚实并见、上热下寒之证，实属三阴同病以厥阴风木为主。方中乌梅酸敛阴补肝，以助厥阴春生之气为君药；臣以当归、桂枝助乌梅养阴补肝，疏木达郁；配人参、干姜、附子、蜀椒、细辛温补肾阳，暖脾和中为佐使，更佐芩、连、柏以清上热。诸药合用，可使水暖、土和、木达，以达温脏补肝成春之功。

桂枝茯苓丸为《金匮要略》活血化瘀、散结消癥之方，用于妇人肝脾不调，少腹宿有癥块，按之疼痛，或闭经腹胀，产后恶露不尽，确有良效，而鼓胀病的形成也缘于肝郁血滞、脾虚湿停，病机相同，故临床用此方治疗属方药对症，属异病同治，可获疗效。

五苓散临床常用于治疗鼓胀病水湿内聚所致的腹水，可温阳化气，渗湿利水。

以上三方综合治疗肝脾肾功能失调所致的鼓胀疑难病症，可谓深入病机，治病求本。

四、清肝息风、温补三阴治疗三阴病

范某，女，54岁。2009年3月3日初诊。

主诉：舌痛1年余。

患者1年前无特殊原因舌痛，曾到某中医院就诊，服中药半年，未见明显好转。后到某西医院诊为“舌沟炎”，服谷维素片及多种维生素效果欠佳，遂来诊。现舌痛，发作时伴下肢酸困，耳鸣，失眠，伴口气热臭，口黏，咽干痛，大便干，小便数（夜尿频），舌质红，苔黄腻，脉沉细。

西医诊断：舌沟炎。

中医诊断：三阴病。

治法：清肝息风，温补三阴。

处方：乌梅丸加减。

乌梅 15g	桂枝 12g	附子 3g	细辛 3g	花椒 3g
干姜 6g	黄连 10g	黄柏 15g	生地黄 15g	党参 10g
柴胡 15g	黄芩 15g	竹叶 10g	栀子 15g	生龙牡各 30g
怀牛膝 20g	玄参 15g	天冬 10g	龟板 10g	代赭石 20g

水煎服，日 1 剂，连服 6 日。

二诊（2009 年 3 月 20 日）：舌痛消失，睡眠正常，咽哑止。现口中涩，饮食二便正常，舌质红，苔薄黄，脉缓。上方去代赭石，加白芍 10g，五味子 10g。日 1 剂，连服 3 个月。

按：本病是临床上疑难杂病，西医无有效药物，中医多从湿热或实热论治，但此患者多处求医，疗效不佳，说明病机复杂，多为寒热虚实并存，实为肝脾肾功能失调而引起的三阴病。

本案特点有二：一是患者有高血压病史多年，脉弦数，为肝阳上亢。肝为心之母脏，母病及子，导致心火旺盛，心神被扰则失眠；火性炎上，舌为心之苗窍，发为舌痛；肝经热邪循经上扰则耳鸣。二是患者下肢酸困，口黏，为木郁克土，木郁土壅，脾为湿困。土不制水，肾脏受累，则小便频数。故形成上热下寒的寒热错杂证候。

方选三阴方乌梅丸合导赤散，清上温下。方中乌梅味酸入肝，滋补肝体；桂枝、柴胡可加强养阴之力，疏肝解郁；黄芩、黄连、黄柏清肝经郁热，以求补肝、疏肝、清肝之功；配党参、干姜、附子、花椒、细辛温补肾阳，健脾和中。合导赤散清心养阴，方中生地黄甘寒而润，入心、肾经，凉血滋阴以制心火；竹叶甘淡，清心除烦，淡渗利窍，导心火下行；甘草调和诸药，以防寒凉伤胃；以栀子代替木通，以防伤肾；伍镇肝熄风汤，镇肝息风，滋阴潜阳。诸药合用，肝脾肾同调，水暖土和木达，诸症自愈。

五、清疏肝胆、养血安神治疗郁证

王某，男，47岁。1997年10月26日初诊。

主诉：周身郁热心烦半年。

患者半年前因情志不舒引起周身郁热，测体温在37℃以下，心烦，睡眠欠佳，口干苦，食欲不振，常服中药无效，前来我院就诊。现患者周身郁热，悲伤欲哭，心烦失眠，口干苦，恶心欲吐。就诊时周身郁热，悲伤欲哭，心烦失眠，口干苦，恶心欲吐，舌红，苔薄黄，脉弦细。

西医诊断：更年期综合征。

中医诊断：郁证。

治法：清疏肝胆，养血安神。

处方：小柴胡汤加减。

柴胡 15g	黄芩 10g	生地黄 20g	当归 20g	白芍 20g
栀子 10g	酸枣仁 30g	知母 15g	川芎 10g	茯苓 15g
茵陈 20g	牡丹皮 15g	甘草 15g	半夏 15g	竹茹 15g
小麦 50g	大枣 3枚			

3剂，水煎服，每日1剂。

二诊（1997年10月30日）：精神较前好转，周身郁热也有缓解，口干苦减轻，但仍心烦眠差，恶心等症状消失，舌红，苔薄黄，脉弦细。病情好转，守方继服6剂，每日1剂。

三诊（1997年11月6日）：患者目前精神明显好转，口干苦及周身郁热现象减轻，心烦及睡眠也有好转，舌淡红，苔薄白，脉弦细。上方去茵陈、半夏、竹茹，加首乌藤30g养血安神。6剂，水煎服，每日1剂。

四诊（1997年11月22日）：患者病情稳定，周身郁热及悲伤欲哭、心烦失眠等现象消失，精神尚可，微感乏力，舌淡红，苔薄白，脉弦细。患者已痊愈，上方去首乌藤，加黄芪30g。3剂，巩固疗效。

按： 郁证是由情志不舒、气机郁滞所致，以心情抑郁、情绪不宁、胸部胀满、胁肋胀痛，或易怒喜哭，或咽中如有异物梗塞等症为主要临床表现的一类病证。本案患者符合郁证的诊断标准。《古今医统大全·郁证门》云："郁为七情不舒，遂成郁结，即郁之久，变病多端。"明确指出郁证的病因是七情不舒，且郁久可导致多种疾病。肝失疏泄，气机郁滞，木郁化火，上扰心神，故见心烦失眠；肝郁气滞，故见悲伤欲哭。除告诉患者保持心情舒畅外，中药应以清疏肝胆、养血安神、健脾益气为治疗原则。给予小柴胡汤加减。小柴胡汤出自《伤寒论》，是治疗少阳病的主方，具有和解少阳、疏肝健脾和胃之功。方中柴胡疏解少阳经中之郁热邪，黄芩清解胆腑之邪气，柴胡、黄芩合用，以清解胆腑之邪热；半夏调和胃气而降逆止呕；炙甘草、大枣，甘温补脾益气，甘可缓急；生地黄、当归、白芍、牡丹皮滋阴养血，抑制肝火；酸枣仁养肝血，安心神；川芎调肝养血；茯苓宁心安神；栀子清热除烦；知母滋阴清热；竹茹、小麦清热除烦止呕；茵陈清利湿热。诸药合用，共凑清疏肝胆、健脾和胃、养心安神之功。

六、祛风疏肝清热、健脾祛湿温肾治疗痹证

岳某，女，60岁。1997年5月20日初诊。

主诉：双手指肿胀疼痛20年，再发并加重半个月。

患者20年前因劳累出现双手指关节疼痛，发热，后逐渐出现关节肿胀，查类风湿因子阳性，血沉增快，曾多处治疗，使用西药、中药汤剂及中成药，病情时有减轻时有加重，缠绵不愈。近半个月来，上述症状加重。现症：双手指关节疼痛，关节肿胀，发热（体温37.3℃），神疲乏力，十指关节肿胀略红色，趾关节无畸形，舌淡红，苔黄腻，脉沉弦。

辅助检查：类风湿因子（+），血沉 12mm/h，抗“O” < 500U/mL。

辨证分析：风寒湿三气外侵，肝脾肾三脏功能失调，导致风湿病，湿在脾，寒在肾，肝经郁热。

西医诊断：类风湿关节炎。

中医诊断：痹证。

治法：祛风疏肝清热，健脾祛湿温肾。

处方：五苓散、桂枝芍药知母汤加减。

茯苓 30g	猪苓 20g	泽泻 20g	白术 10g	桂枝 10g
黄芪 60g	白芍 30g	制附子 15g	柴胡 15g	黄芩 10g
知母 20g	防风 10g	麻黄 3g	延胡索 20g	炙甘草 10g

水煎服，日 1 剂，连服 15 日。

二诊（1997 年 6 月 6 日）：患者服上方 15 剂后，手指肿胀及疼痛明显减轻，指关节活动较前灵便，红色变浅，饮食及二便正常，无心悸、发热等表现，舌淡红，苔薄黄，脉沉弦。上方去延胡索，加川芎 20g。日 1 剂，连服 20 日。

三诊（1997 年 6 月 27 日）：患者服上方 20 剂后，精神好转，手指肿胀疼痛色红均已消失，指关节活动正常，复查类风湿因子（-），血沉 11mm/h。治疗效果好，舌淡红，苔薄黄，脉沉。上方去麻黄，加当归 20g，继服 10 剂以巩固疗效。

按：关于痹证病因，早在《素问·痹论》中已指出：“风寒湿三气杂至，合而为痹……不与风寒湿合，故不为痹。”中医认为痹证是由于人体同时感受外界的风、寒、湿邪所致。事实上痹证病因并非单独由感受外邪所致，其根本原因是内脏功能失调，脏腑之中尤与肝脾肾关系最为密切，人体脏腑功能正常，正气旺盛，气血充盈流畅，卫外固密，外邪难以入侵，内邪难于产生，就不会发生疾病。故《素问·刺法论》说：“正气存内，邪不可干。”当人体脏腑功能低下或亢进，正气相对虚弱，卫外不固的情况下，或人体阴阳失调，病邪内生，或外邪乘虚而入，均可使人体脏腑组织经络官窍功能紊乱，发生疾病。《素问·评热病论》说：“邪之所凑，其气必虚。”《灵枢·口问》说：“故邪之所在，皆为不足。”《灵枢·百病始生》也说：“此必因虚邪之风，与其身形，两虚相得，乃客其形。”所以说，正气不足是疾病发生的内在根据。

类风湿关节炎是当今医学界感到十分棘手的疑难病，中医学将其归入“痹证”范畴。由于“寒湿深侵入肾，损骨缩筋，最终导致形体变形”，即指此类患者发生形体上的改变。《金匮要略·中风历节病脉证并治》中指出：“诸肢节疼痛，身体魁羸，脚肿如脱，头眩短气，温温欲吐，桂枝芍药知母汤主之。”

本案患者双手指关节疼痛，关节肿胀，发热，神疲乏力，属于热痹。查类风湿因子阳性，血沉、抗“O”正常。关于痹证之患，邪之所凑，其气必虚，先决条件是内在肝脾肾不足，方可导致外来风寒湿乘虚而入。脾虚生湿，肾虚生寒，肝虚生风，寒湿之邪性质属阴，而风性可阴可阳可热可寒。而此案患者病变关节肿胀发热，说明在寒湿之中蕴含郁热，寒湿在脾肾，郁热在肝经。桂枝芍药知母汤是寒热并用，温补脾肾，养肝清热，五苓散可通阳化湿，两方并用，紧扣病机，效果良好。

七、清疏肝木、温补三阴治疗痹证

李某，女，57岁。2009年10月20日。

主诉：双膝关节疼痛8年，加重2个月余。

患者8年前出现劳累后双侧膝关节疼痛，起初疼痛不甚，可自行缓解。2个月前因受寒加重，活动受限，屈伸障碍，门诊检查X线片提示：骨质增生。经封闭治疗，疗效欠佳。现双侧膝关节疼痛，屈伸不利，行走时疼痛明显，双膝发凉，双下肢浮肿，畏寒怕冷，四肢厥逆，口苦，自觉口中异味。

既往史：2003年髋骨骨折，2006年手术治疗。

西医诊断：膝关节骨质增生。

中医诊断：痹证。

治法：清疏肝木，温补三阴。

处方：当归四逆汤加减。

当归 15g	通草 15g	细辛 3g	桂枝 15g	白芍 30g
炙甘草 10g	茯苓 20g	党参 15g	附子 9g	干姜 15g
独活 20g	炙麻黄 6g	苍术 10g	川芎 20g	黄芩 15g
柴胡 15g	泽泻 20g			

4剂，水煎服，每日1剂，分2次温服。

二诊（2009年10月25日）：服上方后腿疼痛有所改善，口苦口臭减轻，现下肢伸腿发紧疼痛，下肢浮肿，停服止疼药，舌质暗，舌苔腻微黄，脉沉细。方药对症，浮肿仍然不解，故守上方，加干姜至20g，茯苓至30g，加大温阳利水之功。15剂。煎服法同前。嘱避风寒，慎起居。

三诊（2009年11月8日）：服上方后右下肢肿消。现四肢厥逆，左下肢浮肿，两膝关节痛（右下肢甚），舌质淡红，苔薄白，脉弦滑。此为脾肾阳虚，寒湿内盛之故，守上方加白芥子10g，吴茱萸10g，生姜30g增强养血通脉、温阳利水之功。15剂，服法及禁忌同前。

四诊（2009年11月24日）：服上方后两膝关节疼痛明显改善，痛止，舌质淡红，苔薄白，脉弦滑。上方加麦冬10g，五味子15g以养阴生津，加葛根30g散寒除湿，加白僵蚕15g，地龙20g搜风通络止痛。继服15剂，以巩固疗效。

按：本案患者为老年女性，常年在田间劳作，以致肝肾亏虚，筋骨失其所养，故易发生关节疾病。正如《济生方·痹》中论述："皆因体虚，腠理空疏，受风寒湿气而成痹也。"患者素体脾肾虚寒，温煦无力，肝血虚寒，体虚无力抗邪，风寒湿反复侵袭，寒湿阻滞，血脉闭阻不通故膝关节疼痛；脾肾虚寒，双膝发凉，畏寒怕冷，四肢厥逆；脾肾阳虚，水湿内停，故双下肢浮肿；土不培木，水不涵木，木郁化热，故口苦，自觉口中异味。四诊详参，为上热下寒之证，故在温补脾肾、温通经脉的同时，辅以养肝、疏肝、清肝以清肝胆之郁热。方选当归四逆汤温经散寒，养血通脉。方中党参、茯苓、泽泻、干姜健脾利水，温补中土；附子、炙麻黄与细辛配伍温通经脉，散寒除湿；苍术、独活、川芎发散在表之风寒湿邪；柴胡、黄芩疏肝清热。诸药合用，温下清上，肝、脾、肾三脏兼顾，使水暖、土和、木达，则诸症自除。

八、疏肝解郁、温肾健脾、散结消癥治疗癥瘕

汤某，女，40岁。2007年6月11日初诊。

主诉：月经后期1年余。

患者到某医院体检，B超提示卵巢囊肿。给予西药治疗，效果欠佳，故求治于中医。其月经后期，下肢瘀胀1年余，腰部委困，双上肢瘙痒，纳可，二便调，舌质淡，苔薄白，脉沉。

西医诊断：卵巢囊肿。

中医诊断：癥瘕。

治法：疏肝解郁，温肾健脾，散结消癥。

处方：桂枝茯苓丸加减。

茯苓 10g	赤、白芍各 15g	白术 10g	附子 10g
桂枝 15g	桃仁 12g	牡丹皮 15g	炙麻黄 10g
细辛 5g	生地黄 15g	怀牛膝 20g	干姜 10g
泽泻 20g	党参 15g	炙甘草 10g	连翘 20g
赤小豆 20g	桑白皮 12g	当归 15g	通草 15g
大黄 6g	生姜 6g		

水煎服，日 1 剂，连服 3 日。

二诊（2007 年 7 月 1 日）：下肢瘀胀减轻，腰痛停止，瘙痒减轻，纳可，二便调，舌淡，苔薄白，脉沉细。上方改大黄 9g，加柴胡 15g，升麻 10g，黄芪 30g。日 1 剂，连服 6 日。

三诊（2007 年 7 月 12 日）：诸症减轻，仍有双手、上肢瘙痒。月经色暗，淋漓不尽，纳可，二便调，舌淡，苔白，脉弦缓。以上方白芍加至 30g，加入防风 10g，蝉蜕 10g。日 1 剂，连服 12 日。

四诊（2007 年 7 月 29 日）：诸症减轻，时发面部及脚部肿胀，时发瘙痒，月经不调，纳可，二便调，舌淡，苔薄白，脉沉细。上方去蝉蜕、防风、柴胡。日 1 剂，连服 12 日。

五诊（2007 年 8 月 19 日）：诸症减轻，下肢活动后浮肿，双手瘀胀，纳可，二便调，舌暗红，苔薄黄，脉沉细。上方加清肝疏肝的柴胡 15g，黄芩 12g，加入鸡血藤 30g，泽兰 20g，土鳖虫 10g，猪苓 20g。日 1 剂，连服 6 日。

六诊（2007 年 8 月 28 日）：诸症逐渐改善，仍觉下肢浮肿，双手瘀胀，纳可，二便调，舌淡，苔薄白，脉沉细。去土鳖虫，加川芎 20g，煅龙牡各 30g，白芥子 10g。日 1 剂，连服 18 日。

七诊（2007 年 9 月 28 日）：诸症改善，瘀胀减轻，病情稳定，纳可，二便调，舌淡，苔薄白，脉弦细。去白芥子、通草、泽兰、煅龙牡，加入肉苁蓉 20g。日 1 剂，连服 6 日。

八诊（2007 年 10 月 9 日）：腰背酸痛，月经淋漓，量少色暗，纳可，二便调，舌淡红，苔薄白，脉弦细。上方加入阿胶 10g ，杜仲 15g，续断 20g，益母草 20g。日 1 剂，连服 20 日。

九诊（2007 年 11 月 2 日）：诸症逐渐改善，仍觉下肢浮肿，双手瘀胀，纳可，二便调，舌淡，苔薄白，脉沉细。去桃仁、杜仲，加黄芩 12g。日 1 剂，连服 6 日。

十诊（2007 年 11 月 9 日）：服药后腹部时胀满，双手指时麻，二便正常，饮食尚可，舌淡，苔白，脉细数。上方党参加至 20g，加桃仁 10g，红花 10g，黄连 10g。日 1 剂，连服 6 日。

十一诊（2007 年 11 月 16 日）：服药后诸症减轻，病情稳定，癥瘕消失，二便正常，饮食尚可，舌淡，苔白，脉细数。守上方，日 1 剂，连服 6 日。

按： 癥瘕一证，多因脏腑不和，气机阻滞，瘀血内停所致。本案辨治有三点应该注意：一是患者腹部有包块，固定不移，为气血不畅，瘀血积聚所致，且伴下肢瘀胀，乃肝脾不和之证。疏肝则气机畅达，土得木疏则功能正常，下肢瘀胀可消。二是患者腰痛酸困，腰为肾之府，为肾阳虚。三是双上肢瘙痒，即血虚风燥，肝血不足。故在行气化瘀药中，加入养血祛风之品。方选桂枝茯苓丸加减。桂枝茯苓丸见于《金匮要略·妇人妊娠病脉证并治》："妇人素有癥病……当下其癥，桂枝茯苓丸主之。"方中辛温的桂枝，入肝温通血脉而消瘀血；芍药入肝缓急止痛；茯苓入脾祛痰利水；桃仁、牡丹皮破血祛瘀，消癥散结；柴胡、黄芩疏肝、清肝。患者双上肢瘙痒，加入当归、阿胶、白芍补肝、调肝、敛肝；麻黄、连翘、赤小豆清热利湿；蝉蜕疏散风热，透疹止痒；防风疏风解肌。患者腰背酸痛，加入杜仲、续断补肝肾，强筋骨，行血止痛。是癥瘕之治，亦需详审病情，辨析症因，方能切中病机，准确施治。

九、寒温并用、攻补兼施治疗不寐

刘某，男，55 岁。2009 年 11 月 3 日初诊。

主诉：失眠 1 周。

患者素有高血压病史，最近 1 周因情绪因素导致失眠，整夜不能入睡，高血压升至 160/100mmHg。刻下症：失眠，口干苦，头痛，小便黄，食欲可，表情呆滞，言语欠清晰，舌质暗红，苔白，脉弦。

西医诊断：高血压。

中医诊断：不寐。

治法：寒温并用，攻补兼施。

处方：清木安神汤加减。

党参 15g	麦冬 10g	五味子 15g	柴胡 15g
黄芩 15g	黄连 10g	桂枝 15g	白芍 15g
炙甘草 10g	生龙骨 30g	生牡蛎 30g	首乌藤 40g
当归 15g	川芎 20g	干姜 6g	半夏 10g
葛根 30g	桑白皮 15g	茯苓 20g	豨莶草 30g
夏枯草 20g	益母草 20g	珍珠母 30g	

6 剂，水煎服，日 1 剂。

嘱慎食辛辣凉食，畅情志，勿过劳。

二诊（2009 年 11 月 10 日）：服上方，失眠愈，血压稳定（135/80mmHg），近 2 日上火，口唇疖肿，伴气短，舌暗红，苔白，脉弦。上方加玄参 15g，生地黄 15g。6 剂，水煎服，日 1 剂。

按： 不寐一证多因情志、饮食内伤，或病后及年迈、禀赋不足、心虚胆怯等病因，引起心神失养，心神不安，从而导致经常不能获得正常睡眠为特征的一类病证。本案辨证应注意两点：一是患者因情志不畅，木郁化火，母病及子，导致失眠，口干口苦；二是患者有高血压病史多年，阴虚阳亢而头痛，治宜清泻心肝，益气养阴，调理气机，重镇安神。方选清木安神汤加减。方中柴胡、黄芩疏木达郁，清泻肝经热邪；当归、川芎、桂枝、白芍滋肝阴，补肝血，疏肝滞；麦冬、五味子滋阴养血止汗；党参、干姜、炙甘草健脾益气，以增气血生化之源；生龙牡、首乌藤滋阴潜阳，养心安神；因患者有高血压病史，故加入自创“三草一母汤”（豨莶草、夏枯草、益母草、珍珠母）以清肝降火，缓降血压。诸药合用，郁火得清，气阴得复，心神安定而诸症自愈。

十、清心泻火、疏肝健脾治疗心悸

崔某，女，12岁。2009年6月23日初诊。

主诉：心烦胸闷4日。

患者胸闷心烦4日，因感冒致心烦胸闷，伴口干渴，喜冷饮，到某西医院治疗。心脏彩超提示：右心室扩大，三尖瓣房侧收缩期有中量返流，返流面积8.13cm^2。血常规示白细胞1.5×10^9/L。腹部B超提示：盆腔积液。因患者情绪烦躁、易怒，给予改善心脏功能及镇静药物，未见明显效果，不能正常生活、学习，经人介绍遂来诊。刻下症：心烦，胸闷，烦躁易怒，渴喜冷饮，少腹疼痛，舌红，苔白腻，脉弦数。

西医诊断：三尖瓣返流。

中医诊断：心悸。

治法：清心泻火，疏肝健脾。

处方：小柴胡汤加减。

党参 10g	麦冬 6g	五味子 6 g	茯苓 20g	杏仁 9g
陈皮 15g	柴胡 12g	黄芩 10g	桂枝 12g	白芍 12g
炙甘草 6g	牡丹皮 12g	栀子 12g	生地黄 15g	竹叶 12g
淡豆豉 9g				

水煎服，日 1 剂，连服 3 日。

二诊（2009 年 6 月 26 日）：服上方，心烦止，偶发胸闷，心烦消失，自述时腹痛 8 年，劳累后胸闷气短。上方加黄连 6g，半夏 10g，干姜 6g。日 1 剂，连服 6 日。

按：心悸一证多因饮食劳倦、药食不当、七情外伤等，导致气血亏虚，心神失养，或痰、饮、火阻滞心脉，扰乱心神所引起。一般治疗此类病证，大多从瘀、虚、痰论治，但是临床上相当一部分患者仍效果不好，说明疾病仍应辨病与辨证相结合，才不失中医本色。

高老根据中医基本理论，辨证与辨病相结合，认为心悸病位在胸，除从心从肺论治之外，不要忽略肝之经脉布于胸胁，应从肝论治。如黄元御《四圣心源》曰："……五脏皆有精，悉受之于肾，五脏皆有神，悉受之于心，五脏皆有血，悉受之于肝……"肝脏血虚，则木郁化火生热，扰乱心神。本案患者心烦，急躁，易怒，为肝胆枢机不利，失于疏泄，生长之气不足，郁滞痞塞，郁而化火，肝胆火旺，母病及子，心肝阴虚火旺，而致心神失养；乙木克己土，痛在脐腹，故患者少腹疼痛。治宜清心泻火，疏肝健脾。方选小柴胡汤加减。方中柴胡、黄芩、桂枝、白芍、生地黄疏肝清肝补肝，栀子、竹叶、淡豆豉清心除烦，党参、麦冬、五味子益气养阴，茯苓、杏仁降气行水，半夏、黄连、干姜散结消痞。诸药合用，心肝火热得清，则心烦气躁诸症自愈。

十一、清胆和胃、温补三阴治疗胃脘痛

范某，女，38岁。2000年1月11日初诊。

主诉：胃脘部嘈杂疼痛3年，加重1个月。

患者3年前因生气后逐渐出现胃脘部嘈杂不适，烧心，无反酸，偶有疼痛，服雷尼替丁、硫糖铝及中药木香顺气丸、香砂养胃丸等无效，后检查胃镜提示胆汁反流性胃炎，又服庆大霉素、熊去氧胆酸等似感减轻，但病情反复，近1个月加重。现症：胃脘部嘈杂不适，闷胀疼痛，烧心，心烦，口干，口苦，头晕，大便基本正常，嗳气频频，纳差，上腹部无压痛，患者性情急躁，舌红，苔白厚腻、中间微黄，脉弦。

辅助检查：胃镜示胆汁反流性胃炎。

西医诊断：胆汁反流性胃炎。

中医诊断：胃痛。

治法：清胆和胃，温补三阴。

处方：左金丸合小柴胡汤加减。

柴胡 20g	黄芩 15g	半夏 15g	黄连 12g	吴茱萸 3g
白芍 20g	连翘 20g	茵陈 20g	乌贼骨 20g	焦三仙各 20g

3剂，水煎服。

二诊（2000年1月14日）：患者服药3剂，自觉胃脘嘈杂不适减轻，纳食增加，嗳气减少，余症同前，舌红，苔白腻，脉弦。方药对症，上方加枳实10g以加强疏肝理气之效。6剂，水煎服。

三诊（2000年1月21日）：患者目前精神好，述胃脘部嘈杂症状已基本消失，纳食增加，口干、口苦、头晕等症状相应减轻，舌红，苔薄白，脉弦。中药照上方去乌贼骨，加党参使邪去后脾胃得复，寓补于清疏之中，使补虚而不腻滞。6剂，水煎服。

四诊（2000年2月15日）：患者复诊，述经过前一段的治疗，胃脘部嘈杂不适等症状消失，饮食正常，偶感口干口苦，无头晕，舌淡红，苔薄白，脉弦。中药可照上方去焦三仙，以集中清疏余热。6剂，水煎服。

按：本案患者3年前情志诱因生气后，导致肝气郁结，缠绵反复，历久不愈，久而化热，横逆犯胃，出现一系列脾胃不和消化不良的症状，病位在胃，病因在肝。根据脏腑生理病理相互关系的理论和临床实践经验，认为治疗慢性胃病不能独用胃药，只有选用调理肝胆或与脾胃药物相结合的方法才能提高疗效。因为水谷的受纳与运化，在于脾的升清、胃的降浊，而脾升胃降须依赖于肝胆的疏泄条达。经方小柴胡汤是医治足少阳胆经功能失调证的代表方剂。运用小柴胡汤化裁治疗胃失和降证，即治疗胃病时运用一些调理肝胆的药物，其效果比单纯运用胃药治胃病优越得多。再从李东垣治疗脾胃病的组方规律看，除用脾胃药物组方外，妙在配合疏理肝胆之药，验之临床，疗效颇佳。本病案症状在脾胃，实因肝胆木郁横乘脾土，故用小柴胡疏利和解，肝胆与脾胃同治，收到很好效果。早期嘈杂湿热征象为主，故暂不用党参而用乌贼骨收敛制酸，待嘈杂好转，去乌贼骨，加党参使邪去后脾胃得复，寓补于清疏之中，使补虚而不腻滞。左金丸是《丹溪心法》治疗肝火犯胃证的代表方，黄连、吴茱萸以6∶1比例组方，可清泻肝火，降逆止呕。此病案有是病用是方，符合病机。

中医学对胆汁反流性胃炎的发病机制早有论述。《灵枢·四时气》："善呕，呕有苦……邪在胆，逆在胃，胆液泄则口苦，胃气逆则呕苦，故曰呕胆。"《沈氏尊生方》："胃痛，邪干胃脘病也……唯肝气相乘为尤甚，以木性暴，且正克也。"清代黄元御："木生于水，长于土，土气冲和则肝随脾升，胆随胃降。"脾胃居于中焦，主司受纳消化功能，脾以升清为顺，胃以降浊为和，清升浊降才能维持人的消化吸收与排泄功能，而这一过程有赖于肝之正常疏泄，使胆汁顺降以利消化。若忧思恼怒等因素，使肝失疏泄，肝胆郁热逆乘脾胃所表现的胃部症状则是本病的病理表现。或因饥饱失常、劳倦过度、久病本虚致脾胃虚弱，此时更易诱发肝胆郁滞，使虚者更虚，郁热更重。

如果将宏观的中医辨证与微观的病理变化相结合，则本病属幽门开闭功能减退，胃的排空能力低下，此与脾胃虚弱相通；胆汁反流且多合并胆道感染，因炎症刺激引起十二指肠内压增高，迫使胆汁不能顺降，并逆流入胃，这与中医肝气郁结，疏泄无权，胆汁逆而入胃的理论吻合。该病发病的关键在于幽门机能低下致胆汁反流于胃，使胃黏膜组织充血、水肿、糜烂，这与中医气滞血瘀，肝气横逆，乘伐胃气，胃失和降，则脾不升清，胃浊上逆的病理变化相通。总之，胆汁反流性胃炎以脾胃气虚，升降失常为发病基础，肝胆郁火移入于胃为其主要病理机转。

十二、清疏肝胆、温补三阴治疗胃痛

高某，女，35岁。2008年10月28日初诊。

主诉：胃脘胀痛15年，加重3年。

患者自述发病前因饮食生冷及饮食不节致胃脘胀痛，经中西医治疗胃痛消失。继而每遇生冷食物则胃痛发作，服用多潘立酮、香砂养胃丸则症状缓解。近3年来胃痛发作频繁，每遇饮食生冷则发作。近1周来每晚深夜凌晨则疼痛剧烈，伴口干苦，胃中时有嘈杂感，再服以上药物则疗效欠佳，慕名前来应诊。就诊时见面色萎黄，精神欠佳，舌质淡，舌苔白润，脉弦细。

西医诊断：慢性浅表性胃炎。

中医诊断：胃脘痛。

治法：清疏肝胆，温补三阴。

处方：柴胡桂枝鳖甲汤加减。

柴胡 15g	黄芩 12g	黄连 9g	木香 15g	砂仁 10g
桂枝 15g	白芍 30g	炙甘草 15g	茯苓 30g	鳖甲 12g
附子 9g	党参 15g	白术 10g	干姜 15g	炙麻黄 6g
细辛 4g				

6 剂，水煎服，每日 1 剂，分 2 次温服。

二诊（2008 年 11 月 6 日）：服上方疗效极佳，胃痛止，口干苦症状消失。自述服第 1 剂药后当晚未出现胃痛，服药期间胃痛未再发作，现仍畏食生冷，胃中时有嘈杂感，余无不适，舌脉同前。以上方附子增至 10g，干姜增至 18g，黄连增至 10g，加煅牡蛎 20g，生地黄炭 15g，阿胶珠 10g，吴茱萸 3g。6 剂，每日 1 剂，水煎，分 2 次温服。

三诊（2008 年 11 月 13 日）：自述胃痛未再发作，饮食二便正常，且食水果后胃中无特殊不适，自述病已痊愈。为巩固疗效，嘱其长服附子理中丸以善其后。

按：慢性胃炎为临床常见疾病，具有病程长、久治不愈的特点，追问病史治疗用药多是香砂养胃丸、保和丸、香砂六君子丸（汤）等健胃消导剂及西药助消化药等，而往往不能达到满意疗效。中医理论核心在于整体观念、辨证施治，重视脏腑间的生理关系和病理影响。饮食水谷的受纳与消化固然是脾胃功能的直接体现，然脾的升清与胃的降浊依赖于肝胆的疏泄条达。肝、胆、脾、胃在生理上相互资助，在病理过程中又相互影响（肝胆属木，脾胃属土），这一规律早为古人所重视。如《难经·七十七难》云："见肝之病，则知肝传之于脾，故先实其脾气，勿令得受肝之邪，故曰治未病焉。"张仲景《金匮要略》，开宗明义第一篇第一条例示人以规范："问曰：上工治未病，何也？师曰：夫治未病者，见肝之病，知肝传脾，当先实脾。"说明了土木之间的密切关系及指导临床治疗的重要意义。清代黄坤载明确提出"木生于水长于土""甲木克戊土，痛在心胸；乙木克己土，痛在脐腹”观点，更清楚地揭示了肝、胆、脾、胃之间病理变化相互影响的一般规律。高老认为，土木关系这一辨证理论还应在黄氏论述的基础上加以补充阐明，即：见肝之病，知肝传脾，当先实脾；见胆之病，知胆传胃，当先和胃。临床凡见肝胆之病，应预测将来有累及脾胃的可能，在疏利肝胆之时，勿忘调理脾胃；脾胃之病（特别是长期慢性虚弱性脾胃病），则应考虑土不培木，木郁化火，肝胆郁滞，贼克中土，土不制水，寒水侮土，脾失健运，胃失和降。因此治疗慢性胃病，必须肝胆脾胃肾同治，即采取清疏肝胆、温补三阴之法，方能取得满意的治疗效果。黄元御《四圣心源》指出，柴胡桂枝鳖甲汤“治胃胆上逆，痛在心胸者”，即症状在中上之病，“凡心腹疼痛，率因水寒土湿，木气郁冲所致”。木生于水而长于土，水暖土和则木气条达，是以不痛；木气郁遏则贼乘中土，土湿不运，土不制水，寒水侮土，终致脾胃升降滞塞，而发胃痛。治以清疏肝胆，温补脾肾，疏木达郁，健脾和中。方中柴胡、黄芩、黄连清疏肝胆，桂枝、白芍、鳖甲、煅牡蛎、生地黄炭、阿胶珠补肝调肝，疏木达郁；附子、干姜、吴茱萸、党参、白术、茯苓、炙甘草、木香、砂仁温脾暖肾，补土和中；方中另配麻黄附子细辛汤以达温通行散止痛之功。如此寒热并用，三阴并调，可使水暖、土和、木达，脾胃升运，则胃痛自除。以其治病求本，故疗效卓著。

十三、温补三阴、升阳举陷治疗腹泻

李某，男，21岁。2009年5月31日初诊。

主诉：腹痛腹泻20年。

患者腹痛腹泻20年，自幼易腹泻，每遇饮食不慎，则腹痛腹泻，每日20次，伴小便频数。2007年时发恶心，呕吐，胃痛伴吐血，到某医院服多种药物无效。现患者腹痛、腹泻，夜间小便频数，5分钟1次，需服地西泮才能入睡，眼睑及面部皮肤时有抽动。就诊时见其肥白，多毛，情绪忧郁，述胸闷乳胀，口内咸腻，舌体胖、尖红，苔白，脉弦数。

西医诊断：慢性结肠炎。

中医诊断：泄泻。

治法：温补三阴，升阳举陷。

处方：黄土汤加减。

煅牡蛎 20g	白术 10g	附子 6g	黄芩 10g	生地黄炭 15g
阿胶珠 10g	炙甘草 10g	党参 15g	干姜 12g	桂枝 15g
白芍 30g	柴胡 15g	升麻 6g	黄芪 30g	陈皮 15g
防风 12g	茯苓 30g	泽泻 20g		

水煎服，日 1 剂，连服 6 日。

二诊（2009 年 6 月 7 日）：服上方诸症明显改善，大便 1 日 2 次，腹痛消失，小便频数，次数明显减少，睡前十几分钟 1 次，舌质红，苔白，脉弦数。上方加煅龙骨 30g，加量至煅牡蛎 30g，干姜 15g，附子 10g，黄芪 60g。日 1 剂，连服 6 日。

三诊（2009 年 6 月 14 日）：服上方，大小便明显改善，夜间已能正常入睡，以前尿急需服地西泮才能入睡，现大便每日 1～2 次，小便次数减少，舌红，苔白，脉弦缓。上方续服 6 日。

按：泄泻为临床上一种常见病，多因感受外邪、饮食所伤、情志不调、先天禀赋不足导致脾虚湿盛，肠道分清泌浊、传导失司所造成。而本案特点有三：一是患者自幼起，饮食不慎则腹泻，每日 20 次，为素体脾肾阳虚，肠胃虚弱。二是患者夜间小便频数，甚至不能正常入睡，且饮水后更甚，为脾肾阳虚，不能正常蒸腾水液，肾气固摄不利，而使清阳下陷，小便频且多。三是面部皮肤不自主抽动，脾肾阳虚，土不培木，经脉失养，疏泄失常而生风所致，如叶天士在《临证指南医案·泄泻》中提出久患泄泻者，“阳明胃土已虚，厥阴肝风振动”。故本案证属肝脾肾功能失调。治以温补三阴，升阳举陷。方选三阴方黄土汤加减，非培土补中则脾不运，非温脾暖肾则寒不除，非调木则热不解。药选附子、干姜暖肾阳而温脾气，白术、党参、炙甘草健脾助运，柴胡、阿胶珠（患者食欲欠佳，故易阿胶为阿胶珠）、黄芩、生地黄炭疏肝清肝，养肝血，陈皮、白芍、防风抑木扶土而止泻，伍黄芪、升麻以补中益气，升举清阳。诸药合用，则水暖、土和、木达，而诸症自愈。

十四、温化寒饮、解表宣肺治疗咳嗽

杜某，男，18岁。1998年11月24日初诊。

主诉：间断性咳嗽、胸闷4年，再发并加重1周。

患者4年前因感冒引起咳嗽吐痰、胸闷，寒冷天气加重，服用感冒清、克咳敏、复方甘草片可减轻，但缠绵难愈，每到冬天即反复发作，多处中西药治疗效果欠佳。此次1周前感寒后再次出现咳嗽，吐痰量多，黏稠色白，夜间加重，咳甚则胸腹牵涉疼痛，胸闷，气短，纳差乏力，口干烦躁。输青霉素3日无明显效果，应用多种止咳药也无效。听诊两肺可闻及痰鸣音。舌淡稍暗，苔薄白根部稍厚，脉浮紧。

辅助检查：X线透视示两肺纹理增粗，两肺支气管炎。

西医诊断：支气管炎。

中医诊断：咳嗽。

治法：温化寒饮，解表宣肺。

处方：苓甘五味姜辛汤加减。

石膏 30g	麻黄 3g	杏仁 10g	厚朴 20g	茯苓 30g
陈皮 20g	枳实 10g	桂枝 15g	白芍 15g	干姜 10g
五味子 10g	细辛 3g	罂粟壳 3g	炙甘草 10g	生姜 10g
大枣 3 枚				

水煎服，日 1 剂，连服 4 日。

二诊（1998 年 12 月 8 日）：患者服上方 4 剂，咳喘、胸闷等症状即已消失，随之停药。近 2 日因受寒后上述症状再发，但症状轻微，又咳喘、胸闷，不似初诊时严重，吐痰黏腻不爽，食欲、大便正常，小便色黄，常有黏稠鼻涕，舌淡红稍暗，苔薄黄，脉缓。治以温化寒饮，疏风宣肺。方拟苓甘五味姜辛汤合桂枝加厚朴杏子汤加减：茯苓 30g，炙甘草 10g，五味子 10g，干姜 10g，细辛 3g，半夏 15g，桂枝 10g，白芍 10g，杏仁 10g，厚朴 10g，荆芥 10g，紫菀 30g，陈皮 20g，竹茹 15g。3 剂，水煎服。

三诊（1998 年 12 月 11 日）：患者服上方 4 剂，咳喘、胸闷明显减轻，咳痰减少，鼻涕黏稠，仍有鼻塞。患者自述病已去其八成，要求巩固治本。舌淡红稍暗，苔薄黄，脉缓。治仍温化寒饮，疏风宣肺。上方去陈皮、竹茹，加柴胡 15g，黄芩 10g 。水煎服，日 1 剂，连服 3 日。

按：感冒后引起咳嗽是临床常见的一类疾病，辨证可分为风寒、风热、燥热、痰湿等。本案患者病史 4 年，因感冒引起咳嗽吐痰、胸闷，寒冷天气加重，缠绵难愈，每到冬天即反复发作，多处中西药治疗效果欠佳，是因寒饮内停，积宿久留，外感寒邪，郁而化热，形成本寒标热之证。苓甘五味姜辛汤为治寒痰的常用方剂，以咳嗽痰稀色白，舌苔白滑，脉浮紧为证治要点。《金匮要略》："冲气即低，而反更咳，胸满者，用苓桂五味甘草汤，去桂加干姜、细辛，以治其咳病。"寒饮内停，咳嗽痰稀，喜唾，胸满喘逆，若痰多欲呕者，加半夏以化痰降逆止呕；表证日久不解，冲气上逆者，可合桂枝加厚朴杏子汤疏风解表，宣肺平喘。本案患者外邪（风邪）

与宿疾（寒痰）相合，胶着不去，波及太阳、太阴、少阳同病。故用桂枝汤入太阳，干姜、茯苓、甘草入太阴，柴胡、黄芩入少阳，各归其所，各司其职。慢性支气管炎、肺气肿属寒饮而咳痰清稀者可用本方。

十五、温补脾肺、疏肝清热治疗哮喘

徐某，女，43岁。2009年12月1日初诊。

主诉：哮喘10年余，加重1个月。

患者哮喘10年余，每遇感冒发作，1个月前因受凉致发热，哮喘，经西药治疗1个月无效，遂来诊。现发热，体温36.8℃，哮喘（遇刺激性气体），鼻塞，流泪，喷嚏（早晨），口干欲饮，目赤眼痛，恶心，舌质暗红，苔黄腻，脉细数。

西医诊断：慢性支气管炎。

中医诊断：哮喘。

治法：温补脾肺，疏肝清热。

处方：桂枝加厚朴杏子汤加减。

桂枝 15g	白芍 15g	炙甘草 6g	杏仁 10g	紫苏叶 15g
葛根 30g	青蒿 20g	鳖甲 15g	生地黄 20g	牡丹皮 15g
知母 15g	黄芩 15g	川芎 20g	当归 15g	柴胡 15g
党参 20g	麦冬 10g	五味子 15g	干姜 20g	茯苓 30g
细辛 3g	炙麻黄 6g	附子 3g	青葙子 30g	生姜 30g

3剂，水煎服。

二诊（2009年12月4日）：服上方发热退，头昏，流涕，喷嚏明显改善，目赤眼痛有所减轻。现仍哮喘（每遇刺激气体发作），平素受凉感冒发作，微鼻塞流涕，舌质红，苔黄厚腻，脉缓细数。患者发热止，故去青蒿、鳖甲、知母、当归、川芎；仍目赤肿痛，故加入茺蔚子 30g，决明子 30g；仍哮喘，加入厚朴 15g，紫苏子 15g，化湿消痰，理气平喘。4 剂，水煎服。

三诊（2009 年 12 月 9 日）：服上方目赤眼痛止，哮喘改善，现仍哮喘发作（活动后或遇刺激气体），舌质暗，苔厚腻，脉细数。一诊方加白僵蚕 15g，地龙 20g。3 剂，水煎服。

四诊（2009 年 12 月 11 日）：服上方目赤眼痛止，哮喘止，大便正常，现活动后无哮喘发作，无特殊不适，舌质暗，苔薄腻，脉细弦。上方去葛根，加菊花 30g。16 剂，水煎服。

五诊（2009 年 12 月 28 日）：服上方哮喘止，感冒愈，现出差到石家庄遇寒冷（–15℃）无复发，余无不适，舌质红，苔黄，脉弦缓。

处方：桂枝加厚朴杏子汤加减以巩固疗效。

桂枝 15g	白芍 15g	炙甘草 6g	厚朴 15g	杏仁 30g
党参 30g	麦冬 10g	五味子 15g	炙麻黄 10g	附子 6g
细辛 3g	干姜 20g	茯苓 30g	柴胡 15g	黄芩 15g
牡丹皮 15g	生地黄 20g	菊花 30g	紫苏叶 15g	白僵蚕 15g

6 剂，水煎服。

按：哮喘一证，多因外邪入侵、饮食不当等原因造成痰阻气道，肺失宣降所致。本案辨证有三点应注意：一是患者因外感风寒，肺气失宣，鼻塞，流清涕；二是寒邪阻滞经络，营卫受伤，郁而化热，故发热、目赤、咽痛，木郁克土则胃气上逆而恶心；三是伏痰遇感引触，邪气触动停积之痰，痰随气升，气因痰阻，痰气壅塞于气道，气道狭窄挛急，通畅不利，肺气宣降失常，痰气相互搏击而致痰鸣有声。《伤寒论》曰：“喘家作，桂枝汤加厚朴杏子与之佳。”故桂枝加厚朴杏子汤加减，治以温补脾肺，疏肝清热。

方中桂枝、白芍，解肌祛风、调营和卫。厚朴苦辛温，功能消痰除满、下气降逆；杏仁苦温，功能宣肺化痰、止咳平喘。紫苏叶散寒解肌、行气宽中，消痰利肺。脾为生痰之源，肺为贮痰之器，加入党参、麦冬、五味子、干姜、茯苓，补肺健脾，使痰无所生。麻黄、附子、细辛，温阳通脉，祛痰涤瘀。青蒿、鳖甲咸寒，直入阴分，滋阴退热，引邪外出，两药相配，滋阴清热，内清外透，使阴分伏热有外达之机。即如吴瑭自释："此方有先入后出之妙，青蒿不能直入阴分，有鳖甲领之入也；鳖甲不能独出阳分，有青蒿领之出也。"热必耗津、伤液，生地黄、当归、川芎滋阴养血，补肝调肝。知母苦寒质润，滋阴降火，共助鳖甲以养阴退虚热。柴胡、黄芩、牡丹皮，疏肝清肝，泻血中伏火，清透阴分之伏热。患者仍目赤肿痛，故加入青葙子、茺蔚子、决明子，清肝明目。诸药合用，郁热得清，宿痰得化，肺气得宣，而喘证自愈。

十六、宣肺化痰、温补三阴治疗哮喘

张某，女，43岁。2009年11月8日初诊。

主诉：哮喘1年。

患者哮喘1年，自2008年冬季受凉后鼻塞，流涕，咳嗽，喉间哮鸣，经中西医治疗，效果欠佳，后经人介绍遂来诊。现鼻塞，流涕，咳嗽，喉间痰鸣，舌质红，苔黄，脉弦细。

西医诊断：慢性支气管炎。

中医诊断：哮喘。

治法：宣肺化痰，温补三阴。

处方：小青龙汤加减。

炙麻黄 6g	桂枝 15g	干姜 15g	细辛 3g	白芍 15g
党参 20g	麦冬 10g	五味子 15g	茯苓 20g	附子 5g
柴胡 15g	黄芩 15g	白僵蚕 15g	地龙 20g	炙甘草 6g

6 剂，水煎服。

二诊（2009 年 11 月 15 日）：服上方咳喘有所改善，现遇冷空气仍有咳嗽吐白痰，舌淡红，苔白，脉细数。上方加量至干姜 20g，细辛 5g，附子 9g，加入白术 10g，加大温中化湿力度。12 剂，水煎服。

三诊（2009 年 11 月 29 日）：服上方哮喘改善，夜间喉间哮鸣音消失，遇冷食冷后咳嗽，舌质红，苔腻，脉弦滑。上方加量至党参 30g，茯苓 30g，干姜 30g，炙麻黄 10g，附子 12g，加大温中化饮力度。6 剂，水煎服。

四诊（2009 年 12 月 6 日）：服上方哮喘咳嗽止，现偶觉咽部不适，饮食二便正常，余无不适，舌红，苔腻微黄，脉弦缓。上方继服 6 剂。

按：患者哮喘 1 年，土虚不能化湿，湿聚生痰，伏于体内。感受外邪，引动内饮，水寒相搏，内外相引，饮动不居，水寒射肺，肺失宣降，阻于气道，而为哮喘。金本克木，金虚木刑，郁而化热，故舌质红，苔黄，脉弦细，证属脾胃气虚（外寒内饮），方选小青龙汤加减。

方中麻黄、桂枝，发汗散寒以解表邪，且麻黄又能宜发肺气而平喘咳，桂枝化气行水以利里饮之化；干姜、细辛、厚朴，温肺化饮，消痰除满；然而素有痰饮，脾肺本虚，若纯用辛温发散，恐耗伤肺气，故佐以麦冬、五味子、白芍，敛肺止咳，和营养血，既可增强止咳平喘之功，又可制约诸药辛散温燥太过之弊；患者舌质红，苔黄，加入柴胡、黄芩，清热疏肝；地龙、白僵蚕，祛风化痰通络；炙甘草调和诸药。诸药合用，郁热得清，宿痰得化，肺气得宣，而喘证自愈。

十七、益气养血、固表止汗治疗盗汗

王某，男，24岁。2009年3月10日初诊。

主诉：盗汗2个月余。

2个月前患者不明原因出现入夜则困乏欲寐，经中药治疗无明显效果，遂来诊。现症见盗汗，多梦，自诉精神欠佳，时感乏力，饮食、二便尚可，舌质淡，苔薄白，脉细数。

既往史：患者2007年行阑尾切除术，并查出患结核性腹膜炎，服利福平、异烟肼至今。

西医诊断：自主神经功能紊乱。

中医诊断：盗汗。

治法：滋阴养血，固表止汗。

处方：桂枝加龙骨牡蛎汤加味。

党参 20g	麦冬 10g	五味子 15g	桂枝 15g	白芍 30g
炙甘草 15g	煅龙骨 30g	煅牡蛎 30g	黄芪 30g	柴胡 15g
黄芩 10g	炙麻黄 5g	附子 3g	细辛 3g	

6剂，水煎服，每日1剂，分2次温服。

二诊（2009年3月30日）：盗汗明显改善，1周内仅盗汗1次，自诉精神好转，饮食二便正常。继服上方，以善其后。

按：《景岳全书·汗证》中指出，一般情况下自汗属阳虚，盗汗属阴虚，但“自汗盗汗亦各有阴阳之证，不得谓自汗必属阳虚，盗汗必属阴虚也”。从盗汗、多梦、精神欠佳、时感乏力、舌质淡、苔薄白、脉细数可知，本案盗汗为气阴两虚，虚热内生，营卫不和所致，故治宜滋阴养血，益气温阳，固表止汗。

初诊之方，方中党参、麦冬、五味子益气养阴，桂枝、白芍、炙甘草养血疏肝、调和营卫，柴胡、黄芩清肝疏肝，煅龙骨、煅牡蛎、黄芪益气固表止汗，麻黄附子细辛汤温阳宣肺。

二诊盗汗明显改善，1 周内仅盗汗 1 次，自诉精神好转，饮食二便正常，舌质淡，苔薄白，脉弦细，说明治疗原则正确，遣方用药有效，故继服 6 剂，以巩固疗效。

《素问·阴阳别论》曰："阳加于阴谓之汗。"故汗证日久，必气阴两虚，治疗时不必刻意区分自汗或盗汗，治疗原则均为滋阴养血，益气温阳，固表止汗。

十八、疏肝养血、止血通淋治疗尿血

赵某，男，58 岁。1999 年 2 月 23 日初诊。

主诉：间断性尿痛、尿血 2 年余，再发 3 日。

患者于 2 年前劳累后出现尿痛，尿频，尿血。查尿潜血（++ ～ +++），有时发现脓球，一般均有白细胞，蛋白（± ～ +）。常服三金片及通淋清利之剂，症状减轻，但尿潜血常在（++）左右。现症见尿痛，尿血，乏力，睡眠正常，纳食尚可，精神不振，面色萎黄，舌淡红，苔薄白，脉沉弦。

辅助检查：尿常规示潜血（++），可见少量脓球。膀胱镜见点状糜烂黏膜，病理报告为黏膜慢性炎症。

西医诊断：黏膜慢性炎症。

中医诊断：尿血。

治法：疏肝养血，止血通淋。

处方：桂枝汤合导赤散加减。

桂枝 10g	白芍 20g	炙甘草 10g	茯苓 20g	泽泻 15g
栀子 20g	血余炭 10g	阿胶 15g	瞿麦 15g	柴胡 15g
黄芩 12g	生地黄炭 15g	萹蓄 15g	竹叶 10g	

3 剂，水煎服，日 1 剂。

嘱其清淡饮食。

二诊（1999 年 2 月 26 日）：自觉症状明显好转，精神也有好转，尿痛消失，查尿潜血（+），舌淡红，苔薄白，脉弦。上方加牡丹皮 15g，使止血而不留瘀。4 剂，水煎服，日 1 剂。

三诊（1999 年 3 月 2 日）：患者目前精神好转，小便正常，无尿痛、尿频等，未诉特殊不适，查尿潜血（±），舌淡红，苔薄白，脉弦。上方加黄芪以益气摄血。18 剂，水煎服，日 1 剂，禁忌同前。

四诊（1999 年 3 月 23 日）：诸症完全消失，后多次查尿潜血均为（−），患者饮食、二便均正常，舌淡红，苔薄白，脉沉弦。上方去瞿麦、萹蓄以防苦寒伤胃。续服 6 剂，巩固疗效。

按：尿血是指小便中混有血液或夹有血丝，排尿时无疼痛，可由感受外邪、情志过极、饮食不节、劳欲体虚、久病之后等引起。《景岳全书·血证》说："血本阴精，不宜动也，而动则为病。血主营气，不宜损也，而损则为病。盖动者多由于火，火盛则逼血妄行；损则多由于气，气伤则血无以存。"本案患者由于肝经郁热，耗伤阴血，致肝脾失调，热在肝经，陷于膀胱，脾虚不能统血，肝虚不能藏血而发尿血。病情虚实夹杂，应以疏肝养血、止血通淋为主。桂枝汤和营卫、调气血，使气血安宁，是治疗大法。柴胡、白芍、黄芩疏肝养血；阿胶、血余炭、生地黄炭养血止血；泽泻、栀子、萹蓄、竹叶清热利湿，使热从小便出；茯苓健脾益气统血。全方共奏疏肝养血、清热凉血之效。服药后患者病情明显好转，药证相符，更加牡丹皮使止血而不留瘀，黄芪益气摄血，完全符合《血证论》中止血、消瘀、宁血、补血的治血四法。

十九、清热利湿、活血化瘀治疗淋证

郑某，男，21 岁。2008 年 10 月 31 日初诊。

主诉：性功能减退 3 年。

患者性功能减退 3 年，因全身乏力，尿道不适，性功能减弱，到广州某专科医院就诊，被诊断为前列腺炎，经过抗生素输液治疗效果欠佳，后进行局部注射治疗，仍未好转。2008 年来郑州某知名西医院就诊，给予前列舒乐、萆薢分清颗粒及雄激素口服，轻微缓解。后经人介绍来诊，现患者尿道不适，伴大便干，肛门灼热，易上火发为口疮，腰膝酸软，全身乏力，性功能减退。

既往史：既往体健，无其他病史。

西医诊断：慢性前列腺炎。

中医诊断：淋证。

治法：清热利湿，活血化瘀，温肾壮阳。

处方：桂枝茯苓丸加减。

茯苓 30g	泽泻 20g	桂枝 12g	赤、白芍各 12g
炙甘草 10g	桃仁 15g	牡丹皮 15g	柴胡 15g
黄芩 12g	生地黄 15g	栀子 15g	炙麻黄 5g
附子 3g	细辛 3g	当归 15g	通草 15g

6 剂，水煎服。

二诊（2008 年 11 月 7 日）：诸症改善，纳可，二便调，舌质暗，苔厚腻，脉弦滑。上方加入黄柏 15g，苍术 10g，通草 15g，加大清热祛湿力度；加仙茅 15g，淫羊藿 15g，煅牡蛎 20g，温肾壮阳，改善尿频；加入鳖甲 12g，软坚散结。连服 6 剂，清其余邪，以善其后。

三诊（2008 年 11 月 14 日）：诸症明显改善，口腔溃疡愈，纳可，大便稀，每日 2 次，舌质暗红，苔白润，脉弦滑。加干姜 6g，温胃散寒。连服 6 剂。

四诊（2008 年 11 月 21 日）：诸症改善，纳可，小便黄，大便调，舌质暗红，苔白腻，脉弦滑。加入党参 15g，补气养阴，清热泻火，赤、白芍加量至 25g。续服 6 剂。

五诊（2008 年 11 月 25 日）：服药后诸症消失，无特殊不适，小便黄，舌质暗红，苔黄腻，脉弦滑。因病情稳定，赤、白芍减量至 10g，附子减至 2g。续服 6 剂。

按：本病以肾虚为发病之本，多由于湿热下注膀胱，气化不利，湿浊黏腻，阻塞精道血脉，导致气滞血瘀。本案辨证有两点注意：一是患者病久不愈，曾服用大量清热解毒之品，损伤脾肾阳气，肾主水，气化不利则湿邪阻滞，则小便不利，腰膝酸软，性功能下降；二是肝脏五行属木，木郁易化生热，肝火上炎，则口腔溃疡，“木郁克土”致使脾脏运化失常，易生湿邪，湿热下注，肝经热邪阻滞气机，膀胱功能失常。方选桂枝茯苓丸。本方见于《金匮要略·妇人妊娠病脉证并治》：“妇人素有癥病……当下其癥，桂枝茯苓丸主之。”原方原治妇人妊娠素有痞块，高老取象比类将其用于男性生殖器中痞块的治疗。方中辛温的桂枝，入肝温通血脉而消瘀血；芍药入肝缓急止痛；茯苓入脾祛痰利水；桃仁、牡丹皮破血祛瘀，消癥散结；且在其中加入疏肝清肝的柴胡、黄芩，温肾壮阳的附子、仙茅、淫羊藿，以求肝、脾、肾三脏同调，症状消失而愈。

二十、温阳利水、养血通脉治疗阴疽

李某，女，30岁。2008年10月29日初诊。

主诉：左下肢外侧疮面久溃不愈伴疼痛半年。

患者半年前不慎将开水溅到左下肢外侧，局部起一水泡，溃破后流清水不能愈合，经西医局部消炎及静脉点滴而未能治愈。后经中医以清热燥湿解毒收敛类药物治疗，并配合某医院配制的喷剂做局部治疗，但仍未取得明显疗效。半年来，虽中西医多方求治却始终未愈。患者痛苦难耐，慕名前来诊治。察其左下肢外踝上10cm处有一大小约3cm×4cm疮面，局部疮面溃烂、流清水，无红肿，伴双脚浮肿，纳可，二便调，舌质淡，苔白滑，弦细。

西医诊断：烧伤。

中医诊断：阴疽。

治法：温阳利水，养血通脉。

处方：真武汤加减。

茯苓 20g	泽泻 20g	白术 10g	赤芍 15g	白芍 15g
附子 6g	当归 20g	黄芪 30g	桂枝 15g	桃仁 10g
牡丹皮 15g	玄参 20g	金银花 20g	生甘草 10g	柴胡 15g
升麻 10g	党参 15g	黑干姜 15g	通草 15g	怀牛膝 20g
炙麻黄 10g	细辛 4g	生姜 30g		

水煎服，日1剂，连服6日。

二诊（2008年11月5日）：脚浮肿及疼痛明显减轻，疮面溃烂、流清水有所改善，纳可，二便调，舌质淡，苔白润，脉弦缓。去行气之通草，加白芥子12g，黄芪加量至60g。水煎服，日1剂，连服12日。

三诊（2008年11月19日）：疮面发痒，结痂脱落三分之二。近2日自觉腹部胀痛，精神、饮食、二便正常，舌质淡，苔白润，脉弦缓。上方加入延胡索20g，川楝子20g，蒲黄15g，五灵脂15g。水煎服，日1剂，连服6日。

随访愈，无复发。

按： 综合患者体征，本病为肝脾肾功能失调所致，即脾肾阳虚，寒水内停，肝血虚滞，肌肉失以温养，发为阴疮。举例说明：其疮面当时情况就好比自然界寒冬腊月，大地冰冻三尺，土地生机消失而寸草不生，怎么办？只有待阳光普照，春回大地，冰消雪融，万物才能复苏。故治以温补脾肾，化气利水，养血通脉，散寒通滞。所拟处方集合多方于一体，以仲景之真武汤为主配合理中丸，通过温补脾肾，化气行水，以求达春回大地，冰消雪融，万物复苏之目的；配伍补中益气寓当归补血汤，补气生血，促使脾主肌肉；当归四逆汤、麻黄附子细辛汤合桂枝茯苓丸温经散寒，活血化瘀通脉；另配四妙勇安汤于方中，以杜绝木郁化热之变。如此，阳气恢复，血脉通畅，肌肤疮面自然愈合。

二十一、化痰除湿、行气活血治疗甲沟炎

张某，男，11岁。2009年12月20日初诊。

主诉：甲沟炎局部溃烂1个月余。

患者甲沟炎局部溃烂1个月余，在某西医院进行西医治疗输液，碘酒及高锰酸钾外敷，溃烂一直不愈合，遂来诊。现左脚大拇指内侧溃烂，色白，活动后疼痛，余无不适，左舌尖红，苔白，脉细数。

西医诊断：甲沟炎。

中医诊断：阴疽。

治法：温阳化水，养血通脉。

处方：真武汤加减。

茯苓 30g	泽泻 20g	白术 10g	赤芍 15g	白芍 15g
附子 6g	当归 20g	黄芪 30g	升麻 10g	生甘草 10g
金银花 30g	玄参 15g	炙麻黄 6g	细辛 3g	桂枝 15g
桃仁 10g	牡丹皮 15g	生姜 30g		

6 剂，水煎服。

二诊（2010 年 1 月 5 日）：服上方溃疡愈合，结痂，现仍局部微肿，舌质红，苔白，脉沉细。加入柴胡 6g，苍术 10g，黄柏 15g，白芥子 10g。6 剂，水煎服。

随访已愈。

按：阴疽一证，多因寒湿毒邪伤及血分，阻滞于肌肤而发。本案辨证有三点应注意：一是本案患者脚趾部因甲沟炎致溃疡，久不愈合，因其溃烂处位于四肢之末，该部位阳气素虚，又进行大量消毒措施更损人体正气，且处于冬季，万物阳气均弱于他时，故整体脾肾阳虚；二是阳虚则无以化水，湿邪浸淫肌肤而如水疱状；三是脚部血液循环欠佳，肝血虚滞，肌肉失以温养而发。故治以温阳化水，养血通脉，方选真武汤加减。

方中附子为君药，本品辛甘性热，用之温肾助阳，以化气行水，兼暖脾土，以温运水湿；茯苓利水渗湿，使水邪从小便去；白术健脾燥湿；佐以生姜之温散，既助附子温阳散寒，又合苓、术宣散水湿；当归、黄芪、升麻养血补血，升举清阳，以促进疮面愈合；麻黄附子细辛汤合桂枝茯苓丸温经散寒，活血化瘀通脉；另配四妙勇安汤于方中，以杜绝木郁化热之变。二诊中，疮面已愈合，但仍微肿，加入柴胡、黄柏、苍术、白芥子，清热祛湿，消肿通络。诸药合用，阳气得复，湿气得化，经脉得通，而阴疽自愈。

二十二、疏肝活瘀、温补脾肾治疗多发性子宫肌瘤

丁某，女，38 岁。2008 年 10 月 26 日初诊。

主诉：少腹胀痛 1 年余。

患者 1 年前出现少腹胀痛，伴行经时间延长，一般 10 日左右，带下量多，未予系统治疗。2008 年 10 月 18 日在某医院检查提示：多发性子宫肌瘤，盆腔积液。经妇科门诊给予中药及西药治疗后症状反加重，遂来诊。就诊时患者精神欠佳，情绪低落，面色淡黄无华，言语声低，少气懒言，自诉少腹疼痛且胀，带下量多，食欲不振，情绪不佳，下午自觉双手瘀胀，舌质暗，舌苔白腻，脉弦缓。

辅助检查：2008 年 10 月 18 日郑州大学第三附属医院超声检查报告提示：1. 多发性子宫肌瘤，34mm×28mm，12mm×11mm；2. 盆腔积液，子宫直肠窝 45mm×7mm 液性暗区。

西医诊断：多发性子宫肌瘤。

中医诊断：腹痛。

治法：疏肝养肝，温补脾肾，活血化瘀。

处方：温经汤加减。

茯苓 30g	泽泻 20g	白术 10g	赤芍 20g	白芍 20g
附子 6g	炙麻黄 6g	细辛 4g	桂枝 15g	桃仁 10g
牡丹皮 15g	当归 20g	吴茱萸 10g	川芎 15g	黑干姜 12g
党参 15g	炙甘草 10g	阿胶 10g	麦冬 10g	香附 15g
通草 15g	生姜 30g			

3 剂，水煎服，每日 1 剂，分 2 次温服。

二诊（2008 年 11 月 2 日）：精神好转，时有腹胀，白带量正常，月经

时间较长（8～9日），量可，舌质暗，苔薄白，脉弦。此肝郁减轻，脾胃运化恢复之故。故前方炙麻黄加为9g，细辛加为5g，桂枝加为20g，桃仁加为12g，黑干姜加为15g，减吴茱萸为6g，去香附，加小茴香6g。6剂，煎服法同前。嘱调畅情志为宜。

三诊（2008年11月9日）：服前方后腹胀、疼痛已消失，带下正常，双手瘀胀消失，饮食尚可，眠可，二便正常，舌质暗，苔白润，脉弦。此为肝脾肾三脏功能失调逐渐纠正之象，但舌脉仍属肝郁血瘀、脾肾虚寒。故前方附子加至9g，炙麻黄加至10g，桂枝加至25g，吴茱萸加至10g，黑干姜加至20g，同时加煅牡蛎20g，鳖甲20g，鸡内金20g，以软坚散结，缓消癥块。6剂，服法及禁忌同前。

四诊（2008年11月16日）：少腹胀减轻，余无不适，舌质暗，苔白润，脉弦。此脏腑经络气血郁滞，气机阻滞，瘀血内停，阻结于胞宫，仍未解之故。故前方附子加至12g，炙麻黄加至12g，桂枝加至30g，黑干姜加至30g，鳖甲减至15g，加薏苡仁30g。附子、干姜、桂枝温补肝脾肾三脏，麻黄增强宣散之力，薏苡与附子配伍，散寒除湿，行郁滞之气。6剂。

五诊（2008年11月23日）：服上方诸症改善，少腹胀减轻，余无不适，舌质暗，苔白滑，脉弦滑。苔白滑，脉弦滑，为脾肾阳虚，寒湿内盛之故。故前方附子加至15g。6剂。

六诊（2008年11月30日）：服上方，少腹胀愈，大便正常，舌质淡红，舌苔薄白，脉弦细。去小茴香，加败酱草30g，与附子、薏苡仁组成薏苡附子败酱散，取其散寒除湿、行气破血之功，以散胞宫之寒湿瘀血。6剂。

七诊（2008年12月7日）：服上方，诸症减轻，行经时间缩短为8日。2008年12月6日B超检查提示子宫肌瘤缩小，盆腔积液减少。舌质暗，舌苔白滑，脉弦细滑。根据舌脉，黑干姜加至40g，加强温补脾阳、温经止痛之力。6剂。

八诊（2008年12月14日）：服上方，病情稳定，余无不适，舌质暗，舌苔白滑，脉弦细。根据舌脉，去炙麻黄，加小茴香6g，取其入肝、脾、肾、胃经，味辛行散，疏理肝胃之气；性温胜寒，温补脾肾。12剂。

九诊（2008 年 12 月 28 日）：服上方，诸症消失，面色红润，精神可，二便正常，舌质暗红，舌苔白，脉和缓。继服上方 12 剂。

十诊（2009 年 1 月 11 日）：服上方，大便稀，每日 2 次，少腹痛，舌质暗，苔白润，脉弦滑。根据舌脉，鳖甲加至 20g，去薏苡仁、败酱草，加炙麻黄 10g，黄柏 15g。12 剂。

十一诊（2009 年 2 月 8 日）：服上方，自觉精神可，月经好转，行经时间较前缩短，本次 1 月 17 日行经，7 日结束，仍有少量血块，时发少腹隐痛，大便稀，每日 2 次，舌质稍暗红，苔白润，脉弦缓。根据舌脉，去小茴香、黄柏，加陈皮 20g，防风 12g，配伍白术、白芍，构成痛泻要方，取其调肝理脾、缓急止痛之功。12 剂。

十二诊（2009 年 2 月 22 日）：服上方，自觉精神可，月经好转，本月行经 7 日，未出现腹痛，大便可，舌质暗，苔白，脉弦细。病情稳定，继服上方 12 剂。

按：本案为脾肾虚寒、肝郁气滞、血瘀内阻之妇人腹痛。患者素体脾肾阳虚，水寒土湿，土不培木，水不涵木，肝失所养，气机不畅，肝气郁结，横克脾土，肝脾不和，气机不利，脏腑经络气血郁滞，而引起腹痛。肝失条达，气滞血瘀，血行不畅，冲任阻滞，不通则痛，故少腹胀痛，双手瘀胀，月经不调；肝脉不疏，气机不利，则见胸胁乳房胀痛，情绪不佳，时欲太息；肝郁克脾，脾失健运，则食欲欠佳；脾虚湿盛，肝郁化热，湿热蕴结，伤及胞宫，故带下量多；同时脏腑经络气血郁滞，日久不愈，气机阻滞，瘀血内停，气聚血结于胞宫，则生癥瘕结块。《寿世保元·腹痛》："治之皆当辨其寒热虚实，随其所得之证施治。若外邪者散之，内积者逐之，寒者温之，热者清之，虚者补之，实者泻之，泄则调之，闭则通之，血则消之，气则顺之，虫则迫之，积则消之，加以健理脾胃，调养气血，斯治之要也。"故治以调肝理气，温补脾肾，活血化瘀。

初诊之方，药用温经汤温经散寒，养血祛瘀。吴茱萸温肝和脾，温经散寒；党参、生姜、甘草益气健脾；桂枝、当归、川芎、牡丹皮、阿胶、白芍养血疏肝，行瘀活血；配以茯苓、泽泻、白术泻湿培土，渗湿健脾；黑干姜、桃仁、赤芍活血化瘀；麻黄、附子、细辛、通草温补脾肾，使水暖土和，增强通散之力，以通经散瘀；同时桂枝、茯苓、牡丹皮、桃仁、赤芍共同组成《金匮要略》之桂枝茯苓丸，具活血破瘀、散结消癥之功。全方肝脾肾三脏同调，温清消补并用。

二诊时精神好转，时有腹胀，白带量正常，月经时间较长（8～9日），量可，舌质暗，苔薄白，脉弦。此肝郁减轻，脾胃运化恢复之故。故增加炙麻黄、细辛、桂枝、桃仁、黑干姜的用量，以增强温补脾肾、疏肝活血之功，加小茴香温经散寒，理气和中。三诊时腹胀、疼痛已消失，带下正常，双手瘀胀消失，饮食尚可，眠可，二便正常，舌质暗，苔白润，脉弦。此为肝脾肾三脏功能失调逐渐纠正之象，但舌脉仍属肝郁血瘀、脾肾虚寒，故增加附子、炙麻黄、桂枝、吴茱萸、黑干姜用量，增强温补脾肾、通散血脉之功，同时加煅牡蛎、鳖甲、鸡内金三味药，以软坚散结，缓消癥块。四诊、五诊、六诊、七诊、八诊、九诊时诸症好转，肝脾肾功能逐渐恢复正常，故逐渐调整温补脾肾、疏肝活血之剂的用量，达到祛寒除湿、行气活血、缓消癥块的目的。十诊、十一诊、十二诊症状反复，肝脾不和，加陈皮、防风，取痛泻要方之疏肝理脾、缓急止痛之功。

在辨证中把握脾肾虚寒，肝郁气滞，瘀血内停病机关键，确立疏肝养肝、温补脾肾、活血化瘀的治疗大法，并贯穿于疾病始终。组方有如下特点：全方集温清消补于一体，标本兼顾，肝脾肾三脏同调，从而达到祛寒除湿、行气活血、缓消癥块的目的。子宫肌瘤为妇科常见病，近年来由于各种原因临床病例逐渐增多，且治疗时大多采取活血化瘀、消癥散结之法，效果欠佳。究其原因，瘀血、癥块既是致病因素，又是病理产物。瘀血癥块的产生原因，致病之本为肝脾肾三脏的功能失调，故“治病求本”，把握根本病机才是关键。

二十三、温补肝脾、升阳举陷治疗崩漏

赵某，女，55岁。2009年5月29日初诊。

主诉：月经量多5日。

患者已临近绝经，月经4个月未至。本月25日行经，出现腹痛、月经量多等症状，自行服用宫血宁、三七片等，症状反而加重，月经量大，有大量血块，小腹坠胀疼痛，遂来诊。现头晕乏力，小腹坠胀疼痛，腰酸，时有遗尿，睡眠欠佳，面色苍白，神疲乏力，少气懒言，舌质红，舌苔薄黄，脉沉细。

既往史：曾有胆结石病史。

西医诊断：更年期月经紊乱症。

中医诊断：崩漏。

治法：温补肝脾，升阳举陷。

处方：黄土汤合桂枝汤加减。

煅龙牡各30g	白术10g	附子6g	阿胶珠10g
黑黄芩15g	生地黄炭20g	炙甘草10g	柴胡15g
升麻6g	黄芪30g	党参15g	麦冬10g
五味子15g	桂枝15g	白芍15g	

6剂，水煎服。

二诊（2009年6月5日）：服上方诸症明显改善，崩漏止，精力充沛，现腰酸困痛，头微晕，遗尿，多梦，舌质红，舌苔黄，脉沉细。上方加茵陈30g，黄连6g，以疏肝清热，加羌活20g，续断20g，杜仲15g，缓解腰酸困痛之症。10剂，水煎服。

按： 本案为绝经期崩漏之肝脾两虚之证。病机为肝郁脾虚，肝虚失藏，

脾虚失统，清阳下陷，失血崩漏。患者已过“七七”之年，处于绝经期，此时肾气已亏，肾虚不摄，则月经紊乱；脾胃受伤，土不制水，寒水侮土，中焦脾胃虚寒，统摄无权，则为崩漏；水不涵木，土不培木，则肝不藏血，可加重血崩。患者行经漏下不止，证属脾肾虚寒，自行服用凉血止血之剂，则虚寒更甚，病情加重。故治宜温补肝脾、升阳举陷为主，兼调肝肾为法。方中黄土汤温阳健脾，养血止血；桂枝、白芍养肝疏肝；生脉散配以柴胡、升麻、黄芪健脾益气，温中升阳。如此肝脾肾三阴同调，水暖土和，肝木畅达，脾统肝藏，则崩漏自愈。

二十四、温经散寒、养血通脉治疗月经过多

于某，女，37 岁。2009 年 6 月 7 日初诊。

主诉：月经过多 2 年。

患者 2 年来无明显诱因出现经行先后无定期，伴月经量多，痛经，有血块，未予重视，本次行经 14 日仍未停止，至门诊检查，提示子宫内膜增生，施刮宫术，血止。同时 B 超提示：卵巢囊肿，宫颈囊肿，子宫肌瘤。为求根治，遂来诊。现症见全身乏力，食欲不振，口腔溃疡，畏食生冷，自觉皮肤燥热，睡眠多梦。

既往史：2008 年 2 月行子宫肌瘤切除术。

西医诊断：子宫内膜增生。

中医诊断：月经过多。

治法：温经散寒，养血通脉。

处方：温经汤加减。

当归 15g	赤芍 15g	白芍 15g	桂枝 15g	吴茱萸 6g
川芎 20g	黑干姜 10g	党参 15g	炙甘草 10g	阿胶 10g
牡丹皮 15g	麦冬 10g	五味子 10g	柴胡 15g	黄芩 15g
黄连 10g	生龙骨 30g	生牡蛎 30g	炙麻黄 6g	附子 3g
细辛 3g	鳖甲 15g	茯苓 30g	白术 10g	泽泻 20g
生姜 30g				

6 剂，水煎服，每日 1 剂，分 2 次温服。

二诊（2009 年 6 月 14 日）：服前方后面部色斑变淡，乏力改善，睡眠多梦，舌质淡红，苔白，脉弦缓。方药对症，守上方，加补益肺脾之气之黄芪 30g。6 剂，煎服法同前。嘱其调畅情志，忌生冷。

三诊（2009 年 6 月 21 日）：服上方平和，现仍乏力，多梦，舌淡，苔薄白，脉弦缓。此为失血过多，气血虚弱之故。守上方，黑干姜加至 15g。7 剂，服法及禁忌同前。

四诊（2009 年 6 月 28 日）：服上方平和，乏力改善，现自觉皮肤燥热感，睡眠多梦，舌质淡，苔白润，脉弦缓。此为木郁化火，火性炎上之故。前方去泽泻，加养阴清热之生地黄 15g。7 剂。共研细末，水泛为丸，每次 10g，每日 3 次。以巩固疗效。

按：本案为肝郁脾虚、冲任虚寒之月经过多。患者素体脾胃虚弱，土不制水，水寒土湿，土不培木，水不涵木，肝失所养，气机不畅，肝气郁结，横克脾土，肝脾不和。中焦虚寒，无力摄血，肝失条达，肝不藏血，冲任失约，故月经量多；肝气郁结，瘀血阻滞，故经行腹痛，有血块；木郁克土，故食欲不振；脾胃虚弱，气血生化无源，加之月经量多失血，气随血脱，故全身乏力；土不生金，肺气虚弱，肺失宣降，木郁化火，火性炎上，故自觉皮肤燥热；热扰心神，血不养心，则睡眠多梦。脏腑功能失调，气机阻滞，瘀血内停，日久不愈，气聚血结于胞宫，则生癥瘕结块。治病求本，本案虽为虚实夹杂之证，但根源在于虚寒，故治以温经散寒、养血通脉为主，兼以疏肝清热。主方温经汤温经散寒，养血祛瘀。吴茱萸温肝和脾，温经散寒；党参、生姜、甘草益气健脾；桂枝、当归、川芎、牡丹皮、阿胶、白芍养血疏肝，行瘀活血；配以茯苓、泽泻、白术泻湿培土，渗湿健脾；麦冬、五味子与党参相配，补益肺脾之气，益气养阴；黑干姜、赤芍活血化瘀；麻黄、附子、细辛温补脾肾，增强通散之力，通经散瘀；鳖甲、生龙骨、生牡蛎清阴分热邪，调和气血；柴胡、黄芩、黄连疏肝清肝。如此三阴并调，寒热并用，可使水暖土和木达，气血调畅，则经水自调、癥瘕自愈。

二十五、清疏肝木、温补三阴治疗口疮

王某，女，67岁。2009年10月26日初诊。

主诉：口腔溃疡10余年。

患者口腔溃疡10余年，伴上下肢单侧乏力6年。曾到西医院诊治，多采用维生素及抗生素治疗和局部治疗，效果欠佳，形成依赖，每月均需输液2次方可好转，其间间断口服一些清热解毒中药后经多方治疗无效。就诊时口腔溃疡，上下肢单侧乏力，畏食生冷，口苦，小便黄，舌淡红，苔薄白，脉细滑。

西医诊断：口腔溃疡。

中医诊断：口疮。

治法：清疏肝木，温补三阴。

处方：乌梅丸加减。

柴胡 18g	黄芩 12g	黄连 10g	黄柏 15g	升麻 10g
石膏 30g	谷精草 30g	乌梅 15g	桂枝 12g	附子 3g
细辛 3g	花椒 5g	干姜 6g	当归 15g	白芍 15g
天冬 10g	怀牛膝 20g	煅龙骨 30g	煅牡蛎 30g	代赭石 30g

水煎服，日 1 剂，连服 4 日。

二诊（2009 年 11 月 7 日）：溃疡面积减小，颜色变淡，上下肢单侧乏力减轻，口苦减轻，纳可，二便调。病情好转，再进清心泻肝、温补脾肾之剂，并加入导赤散之生地黄 15g，竹叶 15g，栀子 15g，清其余邪，以善其后。日 1 剂，连服 6 日。

三诊（2009 年 11 月 23 日）：口疮基本治愈，并且自行停服降压药，血压未升高。去清心泻火祛实热的竹叶，防寒凉伤胃，巩固疗效。日 1 剂，连服 6 日。

按：口疮一证，疾病之初多责之膀胱热移小肠，心火上炎，而忽视心火源于肝火，不能彻底治愈，而为口疮。本案辨治有两点应该注意：一是患者有高血压病史多年，脉弦数，为肝阳上亢，且肝为心之母，母病及子，导致心火旺盛；二是患者长期治疗多为清热解毒之品，热邪未除反伤及脾肾阳气，水寒之气上乘，迫心火外炎，发为口疮，形成上热下寒、寒热错杂证候。如《素问》云：“岁金不及，炎火乃行，复则寒雨暴至，阴厥且格，阳反上行……”故选用乌梅丸。乌梅丸见于《伤寒论》第 338 条：“伤寒，脉微而厥，至七八日肤冷……蛔厥者，乌梅丸主之。又主久利。”原治疗上寒下热之蛔厥证，高老将其用以寒热错杂口疮的治疗中，温补脾肾阳气，清泻心肝之火。方中乌梅味酸入肝，滋补肝体；桂枝、当归可加强养阴之力，疏肝解郁；黄连、黄柏以清肝经郁热，以求补肝、疏肝、清肝之功；配干姜、附子、花椒、细辛温补肾阳，健脾和中。因患者肝阳上亢，加入镇肝息风之代赭石、煅龙骨、煅牡蛎，取平肝潜阳之功，故血压降至正常。所以口疮也应详审病情，才能药到病除。

二十六、清疏肝胆、温补三阴治疗耳鸣

陈某，女，46岁。2009年6月16日初诊。

主诉：耳鸣9个月。

患者9个月前因情志不遂，加之劳累过度，出现耳鸣症状，服西药扩血管、调节神经药物及中药清热泻火类无效，伴月经量少色暗，痛经，晨起口苦，耳鸣，颈部按摩后症状有改善，舌质淡，苔白，脉弦数滑。

西医诊断：自主神经功能紊乱。

中医诊断：耳鸣。

治法：清疏肝胆，温补三阴。

处方：小柴胡汤合温经汤加减。

当归 15g	赤芍 15g	白芍 15g	桂枝 20g	吴茱萸 6g
川芎 30g	干姜 10g	半夏 12g	党参 15g	炙甘草10g
阿胶 10g	牡丹皮 15g	麦冬 10g	五味子10g	葛根 30g
黄芩 12g	桑白皮 15g	柴胡 15g	茯苓 20g	杏仁 10g

3剂，水煎服。

二诊（2009年6月19日）：服上方，耳鸣减轻，晨起仍口苦，舌质暗淡，苔薄白，脉弦滑。方药对症，上方黄芩加至15g以加强疏肝清热之效，加生姜5片以理气和胃。6剂，水煎服。嘱其忌食生冷及辛辣食物，调情志。

三诊（2009年6月26日）：服上方，耳鸣减轻，次数明显减少，晨起稍有口苦，上次月经量少，舌质淡，苔白，脉弦缓。中药照上方加栀子加

强清热泻火之力。6剂，服法及禁忌同前。

按：《素问·阴阳应象大论》曰："清阳出上窍，浊阴出下窍。"若因饮食劳倦、寒温不适、七情内伤而致脾胃受损，则升清降浊功能紊乱。清阳不升，浊阴必然不降而上僭，于是五官诸窍被浊阴之气弥漫笼罩，使清窍致病，所以一旦耳窍被蒙，即耳鸣耳闭。本案患者因情志不遂，加之劳累过度，肝胆郁滞，木郁克土，土不涵木，土不培木，木郁化火，火热上扰，而出现耳鸣症状；肝气郁滞，经血不畅，故月经量少色暗，痛经；肝郁化热，火热上扰，故晨起口苦；肝胆郁热，脾胃虚弱，故脉弦数滑。遵"虚则补之，实则泻之"之古训，调整足三阴肝脾肾三脏之功能，使清阳上升，浊阴下降，则耳鸣自愈。故治宜清疏肝胆，温补三阴。方选小柴胡汤合温经汤加减。方中吴茱萸味辛性温，入肝、脾、胃经，暖肝血和脾胃，为本方之主药；配入党参、麦冬、五味子、干姜、炙甘草入太阴以补中益气，强壮脾胃，辅助主药，温中寓补，使血生有源；桂枝、白芍、当归、阿胶、柴胡、川芎，入厥阴，补肝养肝，疏肝调肝，行瘀活血，辅助主药补中寓活，使肝调而血脉通畅；黄芩、牡丹皮清泻心、肝经之郁热；茯苓利湿健脾；杏仁、桑白皮开提肺气；葛根通利膀胱经，使颈项得舒。诸药合用，则土暖木达，气血畅通，而诸症自愈。

二十七、行气开郁、温补三阴治疗梅核气

陈某，女，57岁。2008年12月12日初诊。

主诉：咽中如物阻20余年，加重1个月。

患者20年前出现咽中不适，如有物阻，每遇情志不舒则加重，一直未予治疗。近1个月症状加重，遂来诊。咽中如有物阻，咳吐不出，咽之不下，时有呃逆，吐白痰，便秘，3日一行，平素易生口腔溃疡，舌淡红，苔白，脉弦缓。

西医诊断：咽部神经官能症。

中医诊断：梅核气。

治法：行气开郁，温补三阴。

处方：柴胡桂枝鳖甲汤加减。

柴胡 15g	黄芩 12g	桂枝 15g	白芍 15g	炙甘草 10g
茯苓 30g	鳖甲 15g	玄参 15g	牛蒡子 15g	桔梗 15g
党参 15g	紫苏叶 15g	厚朴 20g	干姜 12g	炙麻黄 6g
附子 3g	细辛 3g	陈皮 15g	泽泻 20g	生姜 30g

6 剂，水煎服。

二诊（2008 年 12 月 21 日）：患者诉服药后自觉症状明显改善，睡眠良好，大便 1 日一行。上方去玄参、牛蒡子、桔梗、泽泻，加乌梅 15g，花椒 5g，黄连 10g，黄柏 15g，当归 15g，鸡内金 15g，砂仁 6g，取乌梅丸治疗上热下寒之方义。6 剂，水煎服。嘱其慎食生冷及辛辣食物，调情志。

按：本案患者为老年女性，因年老体衰，加之长期劳累致脾肾阳虚，脾虚不能运化水湿，津液运行不畅，肾虚水液气化不利，水湿内停，停聚于脏腑、经络，凝聚成痰，则形成痰郁。脾土虚弱，土不培木，加之精神紧，张，使脾气郁结，肝失条达，气机不畅，以致肝气郁结，形成气郁。同时，肝气郁结之后横逆侮脾，脾胃更虚，使脾的消磨水谷及运化水湿的功能进一步受到影响。气机不利，升降失常，肝脾不升，肺胃不降，痰气交阻，故表现为咽中如有炙脔，吞之不下，吐之不出之梅核气的症状。故治疗应以行气开郁、温补三阴为原则。方选柴胡桂枝鳖甲汤配以厚朴、陈皮，疏肝理气和胃；麻黄附子细辛汤温散郁结之痰湿；党参、干姜、泽泻温中健脾，温化水湿；玄参、牛蒡子清热利咽；桔梗、紫苏叶开宣肺气，疏利气机。诸药合用，使肝脾阳旺，痰气自消。二诊去玄参、牛蒡子、桔梗、泽泻，加乌梅、花椒、黄连、黄柏、当归、鸡内金、砂仁，取乌梅丸治疗上热下寒之方义，清疏肝胆，温补脾肾，以求脏腑调和，诸症自除。

二十八、养血活血、温补三阴治疗脱发

练某，男，30岁。2009年8月28日初诊。

主诉：脱发5年余。

患者脱发5年余，发病前无明显诱因出现毛发逐渐变稀，诊为脂溢性脱发，曾使用多种育发产品，效果不佳，头发依然渐稀。就诊时巅顶处毛发稀疏，自述手抚摸头发即有脱落，头部油脂分泌旺盛，头皮发痒，舌质暗，体胖大，有齿痕，苔白，脉弦缓。

西医诊断：脂溢性脱发。

中医诊断：脱发。

治法：养血活血，温补三阴。

处方：血府逐瘀汤加减。

川芎 30g	当归 15g	生地黄 15g	桃仁 10g
红花 10g	赤、白芍各 15g	炙甘草 10g	枳壳 10g
桔梗 10g	柴胡 15g	怀牛膝 15g	炙麻黄 6g
附子 3g	细辛 3g	桂枝 15g	茯苓 30g
党参 15g	干姜 6g	何首乌 20g	墨旱莲 15g

6剂，水煎服。

二诊（2009年9月4日）：服上方平和，自述手抚摸头发无脱落，大便稀，余无不适，舌质淡，有齿痕，苔白，脉弦滑。上方加白术10g，泽泻20g。24剂，水煎服。

三诊（2009年10月13日）：服上方平和，脱发明显改善，局部毛囊可见2～3根毛发，舌质暗，齿痕，苔薄黄，脉弦缓。上方附子加至10g，干姜加至15g，桂枝加至20g，加入黄芩15g。12剂，水煎服。

四诊（2009年10月27日）：病情稳定，头发渐密，现手足心热，脱皮，舌体胖大，有齿痕，色暗红，苔腻微黄，脉弦细。上方加牡丹皮15g。6剂，水煎服。

患者自觉头发可，遂停止用药。

按：脱发一证多由饮食肥甘厚味、精神压力过大、病后体虚等原因导致发失血养而脱落。本案辨证有三点应注意：一是患者头部发痒，头部油脂分泌，湿热上蒸，则毛孔堵塞，发根失养而脱，湿热为其外在表现，脾虚生湿，木郁化热，其本在肝脾。二是患者肾精不足，若肾精充足，则虽湿热蕴蒸，发也不致于脱落，如《素问·六节藏象论》云："肾者主蛰，封藏之本，精之处也，其华在发，其充在骨，为阴中之少阴，通于冬气。"三是患者脱发日久，血虚日久必致瘀，故治宜养血活血，温补三阴。方选血府逐瘀汤加减。方中柴胡、当归、生地黄疏肝清热，养血润燥；桃仁、赤芍、红花入肝逐瘀活血，有温经通脉之功；血不得气不走，气不得血不行，川芎为血分之气药，枳壳擅长理气疏肝，二味合用，协本方活瘀理气，共有调和肝脾作用；桔梗归入肺经，可载药上行；牛膝归肝、肾经，可引药下达；党参、干姜、茯苓、甘草健脾益气祛湿，以资气血生化之源，生血养发；加入麻黄、附子、细辛以加强温经通络力度；何首乌、墨旱莲滋补肝肾，养血益精。二诊加入白术、泽泻，健脾祛湿。三诊附子、干姜、桂枝加量，加大温经通脉力度，并加入黄芩滋阴清热。四诊患者手心热，加入清肝热止汗之品。诸药合用，湿热得清，瘀滞得活，三阴得调，脱发自愈。

二十九、透发营卫、调理肝脾治疗瘾疹

于某，女，39岁。2009年3月13日初诊。

主诉：风团瘙痒2年余，加重半年。

患者2年前因食河虾类食物过敏，而致全身起风疹，经脱敏治疗症状消失。半年前因饮酒导致病情复发，周身瘙痒，起粉色丘疹，服抗过敏药无效，住院治疗后稍有改善，但仍未痊愈，遂来诊。现除面部外，全身散在粉色风疹团块，瘙痒，食欲不振，心烦，大便干，睡眠欠佳，表情忧虑，舌体胖大，有齿痕，苔白润，脉弦细。

西医诊断：慢性荨麻疹。

中医诊断：瘾疹。

治法：透发营卫，调理肝脾。

处方：麻黄连翘赤小豆汤加味。

炙麻黄 10g	连翘 20g	赤小豆 15g	桑白皮 15g
牡丹皮 15g	生地黄 30g	党参 15g	黄芪 30g
附子 5g	细辛 5g	柴胡 15g	黄芩 15g
桂枝 15g	白芍 15g	茯苓 30g	白术 10g
首乌藤 30g	生姜 30g		

3剂，水煎服。

嘱其忌食鱼虾、鸡肉、羊肉等物，畅情志。

二诊（2009年3月17日）：服上方奇效，服第1剂药，当晚痒止。现痒止，风疹渐消，皮肤渐光滑，大便好转，睡眠正常，大便稍干，2日一行，舌质暗，舌体胖大，有齿痕，苔薄白，脉弦缓。上方加泽泻加强利水泻湿之功；加大黄清大肠郁滞，清热通便；加当归、川芎养血祛风。6剂，水煎服。

三诊（2009年3月27日）：服上方身痒止，周身痒痂渐康复，颜色变浅，月经持续8日，色暗，舌淡红，苔薄白，脉弦缓。上方去首乌藤、赤小豆、党参、附子、大黄，加桃仁、玄参活血凉血消斑，猪苓利水泻热，麦冬清肺胃积热。6剂，服法及禁忌同前。

四诊（2009年4月3日）：服上方身痒止，周身痒痂渐康复，胳膊隐见圆形斑痕，舌淡红，苔薄白，脉弦缓。去玄参、麦冬，加杏仁宣散肺气，加鳖甲入阴分清血分热毒。6剂，水煎服。

五诊（2009年4月10日）：服上方皮疹愈，皮肤光滑，基本康复，大便不爽，舌淡红，苔薄白，脉弦滑。上方加肉苁蓉以温阳通便。9剂，水煎服。

六诊（2009年4月21日）：服上方皮疹愈，皮肤光滑，色斑减淡，大便欠爽，舌体胖大，苔白，脉弦细。上方去大黄、杏仁、鳖甲、肉苁蓉，加阿胶、吴茱萸养血调肝，加干姜温补脾阳。继服6剂，以巩固疗效。后患者2009年10月因睡眠欠佳来诊，随访风团一直未复发。

按： 瘾疹，又称“风疹块”“荨麻疹”。本病多由禀赋不受，又食鱼虾等腥荤动风之物，或因饮食失节，胃肠实热，或因平素体虚卫表不固，复感风热，风寒之邪郁于皮毛肌腠之间而发病；再有情态不遂，肝郁不疏，气机壅滞不畅，郁而化火，灼伤阴血，致使阴血不足，复受风邪而诱发。因禀赋不受，初起为风寒外袭或风热客表，致营卫不和，邪气郁于腠理，外不得透达，内不得疏泄，故见风团；风为阳邪，善行而数变，故起病急骤，时隐时现，发无定位；邪热郁于血分，血热生风或热邪灼伤阴液，血虚生风，则使病情反复发作，迁延难愈。于内，主要责之肝脾，脾虚生湿，木郁化热，湿热内蕴，营卫郁滞，木郁生风，故治疗以透发营卫、调理肝脾为原则。方选麻黄连翘赤小豆汤，以宣散在表之水湿；加用附子、细辛以增强温通宣散之力；牡丹皮、生地黄凉血散瘀；党参、茯苓、白术健脾利湿；桂枝、白芍、黄芪调和营卫，益气固表；柴胡、黄芩疏肝清肝；首乌藤养血安神。全方重点在温散水湿的基础上配以养血调肝、温中健脾之剂，使肝气条达，脾气健运，营卫自调，诸症皆愈。

瘾疹主要发病机制为脏腑功能失调，肝经郁热，血虚风燥，气机阻滞，气滞则血瘀，易郁而化热，瘀热发于肌肤。日久终致机体正气受损、阴气耗散，无力驱逐内袭之风，使风邪留恋不去而日久不愈。因此，治疗慢性荨麻疹，若单纯用清热祛风之品则疗效欠佳。本案主要抓住风团痒自风来，而诸风掉眩皆属于肝，往往由于肝经血虚风生，或肝经郁热风动，故遣方用药中治风先治血，血行风自灭，所以采用调肝和营之法治疗风团，效果颇佳。

三十、疏肝理脾、行气活瘀治疗黧黑斑

关某，女，40岁。2009年5月15日初诊。

主诉：面部黄褐斑20余年。

患者素体皮肤敏感，太阳照射时间略久，皮肤即感不适。20年前化妆品使用不当，日晒后颧骨及眉骨附近出现片状红斑，皮肤受损呈瘢痕状，现颜色不断加重，呈灰黑色。2006年B超检查提示：子宫肌瘤。曾多方求医治疗及购买多种祛斑精华，效果欠佳，遂来诊。现颧骨部片状色斑，平素急躁易怒，食欲尚可，食辛辣食物后易上火，大便调，小便黄，月经量少，经行腹痛，有血块，舌质暗红，苔白，脉弦缓。

西医诊断：黄褐斑。

中医诊断：黧黑斑。

治法：疏肝理脾，行气活瘀。

处方：温经汤合七白散加减。

当归 15g	赤芍 15g	白芍 15g	桂枝 15g	吴茱萸 6g
川芎 20g	干姜 6g	党参 10g	炙甘草 6g	阿胶 10g
牡丹皮 15g	生地黄 20g	麦冬 10g	炙麻黄 6g	附子 3g
细辛 5g	竹叶 15g	白芷 10g	茯苓 20g	白僵蚕 10g
白蒺藜 15g	白附子 10g	白及 10g		

6 剂，水煎服。

嘱其避免日晒，畅情志，因皮肤受损故禁用功效型祛斑霜。

二诊（2009 年 5 月 22 日）：服上方平和，月经量少，腰酸困，舌暗红，苔薄黄，脉弦缓。上方加柴胡 15g，黄芩 12g。12 剂，水煎服。

三诊（2009 年 6 月 5 日）：服上方病情稳定，面部色斑颜色稍有变淡，现时觉心下痞满，舌质红，苔薄黄，脉弦缓。上方干姜加至 10g，附子加至 6g，加黄连 15g。6 剂，水煎服。

四诊（2009 年 6 月 12 日）：服上方平和，自觉面色萎黄加重，心下痞满，舌红，苔薄黄，脉弦细。去黄芩，加鳖甲 15g。6 剂，水煎服。

五诊（2009 年 6 月 19 日）：服上方胃痞不适消失，饮食二便可，精神可，面部色斑有所改善，舌质暗，苔薄黄，脉弦滑。上方干姜加至 15g。6 剂，水煎服。

六诊（2009 年 6 月 26 日）：服上方可，面部色斑颜色明显变淡，瘢痕状已不明显，月经至，月经量少，无腹痛、血块，舌质暗，苔薄白，脉沉细。上方桂枝加至 20g，加玄参 15g，牡蛎 20g。6 剂，研磨制水丸，长期服用，以巩固疗效。

按：黄褐斑多由情志抑郁，渐伤肝脾，肝郁化火，脾虚不能生化精微，以致血弱不华，火燥结滞瘀于面部。女人以气血为本，气机通利，血气通达，则不瘀。本案患者因情志因素致肝失条达，气机郁结，郁久化火，灼伤阴血，血行不畅，可导致颜面气血失和；加之脾气虚弱，运化失健，不能化生精微，则气血不能润泽于颜面；同时肾阳不足，肾精亏虚等原因均可导致脏腑功能紊乱，气机紊乱，气血失和，气血郁结，不荣于面，面部失去气血荣润，浊气停留，化热瘀滞，积郁面部，则褐斑形成。治以疏肝理脾，行气活瘀。方选温经汤为主方，取其温补肝脾、气血双补、行瘀活血之功；配麻黄附子细辛汤，取其温散之力，温经、散寒、活血；同时配以七白散以养血活血，润白肌肤。如此以内养外，使肝脾调和，而达到祛斑之功。

第六章 经验方

一、清胆和胃汤

【关键词】清胆和胃汤　高体三　疏肝利胆　温补三阴　胆胃不和证　慢性浅表性胃炎　胃溃疡　胃扩张　胃下垂　十二指肠溃疡　慢性溃疡性结肠炎　胆囊炎　胆汁返流性胃炎

【来源】由《四圣心源》“柴胡桂枝鳖甲汤”及《伤寒论》“黄土汤”化裁而来。

【组成】柴胡 10 ～ 15g，黄芩 10 ～ 15g，桂枝 10 ～ 15g，白芍 10 ～ 30g，党参 10 ～ 20g，干姜 10 ～ 60g，附子 6 ～ 15g，白术 10 ～ 20g，生地黄炭 15g，阿胶珠 6 ～ 15g，茯苓 10 ～ 30g，鳖甲 10 ～ 20g，煅牡蛎 10 ～ 20g，炙甘草 10 ～ 15g。

【功用】清疏肝胆，温补三阴。

【方解】慢性胃病为临床常见疾病之一，具有病程长、久治不愈等特点。本病病在脾胃，与肝胆肾密切相关。脾胃虚寒，土不制水，导致脾肾阳虚，一则土不培木，二则水不涵木，致使木郁化火，横克中土，终致脾胃升降纳运失常而发病。正如黄元御《四圣心源》云：“甲木克戊土，则膈上作疼。”治以清疏肝胆，温补三阴。本方柴胡苦辛微寒，归肝、胆经，为肝经之主药，其性升散宣泄，与肝胆同气相求，能清疏肝胆，宣畅气机；党参味甘性温，健脾益气，补土培木，共为君药。臣药黄芩苦寒泻热，清降胆火，配合柴胡一清一疏，一升一降，疏利肝胆，调畅气机；干姜味辛热，归太阴经，功专温中散寒，以助党参温阳健脾，补中培土。桂枝辛温入肝，疏木达郁，因肝主疏泄，喜条达而恶抑郁，病则木郁化火，火热伤阴，故伍白芍、生地黄炭、煅牡蛎、阿胶以补肝之体，助肝之用，又配鳖甲散结行滞，和中降逆，共为佐药。炙甘草为使，既可补中健脾，又能调和诸药。本方疏中寓清，清中寓温，温中寓补，寒热并用，升降相宜，调肝木之郁滞，补脾肾之虚寒，如此肝胆脾胃肾同调，临床广泛应用于胆胃失和的一切病证。

【主治】胆胃失和证。症见胃脘胀满疼痛，胸胁满闷，两胁作痛，食后上腹部疼痛或感觉不适，有饱闷及压迫感，或嗳气纳差，或恶心呕吐，反酸烧心等。

【临床应用】清胆和胃汤既可用于肝胆郁滞引起脾胃不和者，也可用于脾胃病而致的肝胆失调者，可收到土木水同调的效果。临床上常用于慢性胃炎、胃溃疡、十二指肠溃疡、胃扩张、胃下垂以及神经官能症、溃疡性结肠炎、胆囊炎、胆汁反流性胃炎等一切消化性疾病。

【加减化裁】细察舌苔，如果黄厚而腻，多为肝胆有热，横逆乘土，脾胃有湿，湿热胶着的肝胆脾胃功能失调所致，应加大清利肝胆类药物如茵陈、金钱草、金银花、蒲公英、连翘、牡丹皮、栀子、大黄等；食欲不振、舌苔白腻者，可加陈皮、焦三仙；大便干结不通者，可合麻子仁丸；失眠者，可加首乌藤、煅龙骨、煅牡蛎；寒湿偏重者，可加重附子、干姜用量以暖肾健脾。腹痛者，白芍量加倍，合大黄附子细辛汤；背痛者，可合麻黄附子细辛汤。

【注意事项】本方主要为“胆（胃）不和”证而设，临床上非“肝脾（胃）不和”者则非本方所宜。临床应用本方时，患者应注意调节情志、饮食规律，忌食生冷、辛辣、油腻食物。

验案举要

案一　糜烂出血性胃炎见胃脘痛，肝胆脾肾同调

吴某某，男，30岁。1997年4月27日初诊。

主诉：上腹疼痛，间断性黑便8年。

患者8年前无明显因素逐渐出现上腹部疼痛胀满，纳差，疼痛无规律性，食后及空腹、夜间均可发生，1996年10月在省人民医院胃镜提示糜烂出血性胃炎。患者常服胃得乐、甲氰咪胍、洛赛克、香砂养胃丸、多潘立酮等，症状可稍减。8年前曾先后5次出现黑便，无呕吐、烧心、反酸等。患者形体消瘦，面色萎黄，胃脘部有压痛，未触及明显包块，舌淡红，苔薄腻，脉沉弦。

辅助检查：胃镜示糜烂出血性胃炎。大便潜血（+）。

辨证分析：肝胆郁滞，化瘀阻络，横逆乘伐脾胃，共成肝胆脾胃功能失调，故上腹胀满疼痛；肝不藏血，脾不统血而成血证。

中医诊断：胃痛（肝胃不和），血证（肝胃不和）。

西医诊断：糜烂出血性胃炎。

治法：疏利肝胆，和胃止血。

处方：清胆和胃汤。

柴胡 20g　黄芩 15g　半夏 15g　鳖甲 15g　桂枝 10g
白术 15g　附子 10g　阿胶珠 15g　生地炭 15g　炙甘草 10g
煅牡蛎 20g
水煎服，日 1 剂。

忌酒、辛辣刺激食物。

二诊：患者服药 3 剂，自述上腹部疼痛减轻，余症同前，纳少，大便色深黄，未做潜血化验（未复查），腹胀，舌淡红，苔薄黄腻，脉弦数。中药治疗仍按肝胆脾胃功能失调论治，照上方加焦三仙各 15g。

三诊：患者又服 6 剂，上腹疼痛消失，胀满也有所减轻，纳食增加，大便色黄，复查大便潜血（–），余无不适，舌淡红，苔薄白，脉弦。中药治疗仍守原法，去焦三仙，加鸡内金 15g。继服 3 剂。

四诊：患者精神尚可，上腹疼痛胀满均消失，食欲正常，大便色黄，时感乏力，胃无不适，舌淡红，苔薄白，脉沉弦。中药治疗照上方去鸡内金，加黄芪 30g，当归 10g。继服 6 剂。

案二　溃疡性结肠炎之泄泻，三阴同调

金某，女，50 岁。1997 年 5 月 23 日初诊。

主诉：腹泻伴胸脘部疼痛半年余。

患者半年前因饮食生冷后引起腹泻，水样便，伴腹痛，无下坠，日行七八次，不伴脓血，服黄连素片后，减至每日五六次，后逐渐出现下坠，大便伴白色黏液，胸脘部疼痛，纳差，消瘦，乏力气短，多方求治无效。现患者精神较差，营养不佳，形体消瘦，面色萎黄，下腹及上腹部均有压痛，舌质暗，苔白腻，脉弦细沉。

辅助检查：结肠镜提示溃疡性结肠炎（多发性）。大便白细胞（++++），红细胞（++）。

辨证分析：肝脾肾功能失调，肝经郁热，乘伐脾土，水寒土湿，运化不及，清阳下陷。

中医诊断：泄泻（肝脾肾功能失调）。

西医诊断：溃疡性结肠炎。

治法：疏利肝胆，健脾温肾。

处方：清胆和胃汤加减。

柴胡 15g	黄芩 10g	党参 20g	半夏 20g	陈皮 20g
木香 15g	生地炭 20g	阿胶珠 6g	白术 12g	附子 12g
罂粟壳 4g	炙甘草 10g	煅牡蛎 30g		

水煎服，日 1 剂。

忌辛辣油腻。

二诊：患者服上方 6 剂，大便减为每日 4 次，精神好转，胸脘部疼痛减轻，但仍食欲不振，乏力，气短，余无特殊不适，舌质暗，苔薄腻，脉弦细。证属肝经郁热，脾湿肾寒。治仍宜清疏肝胆，健脾祛湿，温肾祛寒。中药照上方加延胡索 20g。继服 6 剂。

三诊：患者精神好，气短及乏力现象均减轻，胸脘部疼痛消失，大便每日 2 次，均为成形稀便，不伴白色黏液，病情大为减轻，舌质暗红，苔薄白，脉弦细。中药照上方去罂粟壳。继服 6 剂。

四诊：患者大便日行 1 ～ 2 次，为成形黄色软便，精神好，食欲正常，气短及乏力现象消失，无胸脘腹疼痛，病情已控制，舌淡红，苔薄黄，脉弦细。中药照上方继服 6 剂以巩固疗效。

二、姜辛五味止咳汤

【关键词】姜辛五味止咳汤　高体三　温补脾肺　宣肺止咳　咳嗽　急性支气管炎　慢性支气管炎

【来源】由《伤寒论》“苓甘五味姜辛汤”化裁而来。

【组成】干姜 10 ～ 30g，细辛 3 ～ 5g，五味子 10 ～ 15g，茯苓 20 ～ 30g，紫菀 10 ～ 15g，款冬花 10 ～ 15g，白前 10 ～ 15g，炙甘草 6 ～ 15g。

【功用】温补脾肺，止咳化痰。

【方解】咳嗽为临床常见病之一，证因肺失宣降，肺气上逆而作咳。高老认为咳嗽实为太阴病，其症状在手太阴肺，病本在足太阴脾。因脾为生痰之源，肺为贮痰之器，脾经为病，多为寒湿，脾胃虚寒，土不生金，肺金失养，宣降失常，故令咳喘。治宜温补脾肺，止咳化痰。本方干姜味辛性热，归脾、肺经，既能温运脾阳以祛湿，又可温肺散寒以化饮，脾肺同治为君药；细辛温肺散寒，五味子敛肺止咳，两药相伍一散一收，一宣一降，以恢复肺脏宣发肃降功能，共为臣药；佐以茯苓甘平淡渗，燥湿健脾以杜生痰之源，紫菀、款冬花、白前宣利肺气，化痰止咳；使药炙甘草味甘性温，既可健脾补中，又能调和诸药。全方共成温补太阴，燥湿化痰，理肺止咳之剂。

高老治疗咳嗽，具有独特的临床经验，疗效之好，令人心服口服，一般用药不过 3 剂，或咳嗽即止，或大为减轻。学生问其何故，高老答曰：“特殊之处不过干姜、细辛、五味子三味。”因为应诊患者在以前或已口服抗菌消炎药，或已输液，或已用过咳特灵、祛痰灵、复方甘草片，中药清热解毒、止咳化痰更为常用之法，之所以不效，说明患者不单纯是外邪所伤，实则与内因相合。所谓内因，不过“寒饮痰湿”，故一味清热止咳而咳反不愈。因脾为生痰之源，肺为贮痰之器，脾属土，病则多湿，痰湿之病非温化不能祛之。故立足于温补太阴为治法而组方，临床随症加减运用，自获佳效。

【主治】 脾肺气虚，痰湿阻滞，肺气失宣之咳嗽，随症加减，可用于诸般。症见咳嗽吐痰，咽痒干咳，或阵咳遗尿，或鼻塞，流清涕或黄浊涕，或伴头痛、恶寒、发热，舌质红，苔白腻或黄腻。

【临床应用】 姜辛五味止咳汤临床上常用于脾肺气虚，痰湿阻滞，肺气失宣的各种咳嗽，干咳、阵咳等各类咳嗽皆可加减应用。临床见于感冒后期，或者急性支气管炎、慢性支气管炎。

【加减化裁】 必须首先问清是否外感引发。如果是感冒后久咳不已，说明患者同时存在邪郁不达，故应在基本方药的基础上加解表药，解表药又宜辛温复辛凉：柴胡、葛根、防风、桂枝、麻黄、紫苏叶等；如果患者发热，痰质黄稠，口干口渴，可以基础方加石膏、知母、柴胡、黄芩以清泻阳明，和解少阳；如果患者外感征象不明显，或纯属慢性支气管炎，则又当以基础方合真武汤或苓桂术甘汤以温化痰饮，增强杜绝生痰之源功效；若伴胸闷、气喘、心悸者，合金匮橘枳生姜汤、茯苓杏仁汤以健脾理气宣肺；有热象之喘证，合麻杏石甘汤；若气虚或心悸气短者，合生脉饮以益气养阴；若兼过敏性鼻炎发作可合麻黄附子细辛汤；若阵咳咽痒痰黏可加白僵蚕、地龙、蝉蜕以疏风化痰，解痉止咳；若精亏久咳，可加鹿角胶以补肾纳气，止咳定喘。

【注意事项】 本方主要为“脾肺气虚，痰湿阻滞”证而设，临床上咳嗽疾患表现复杂，或偏寒偏热，或气阴不足，或兼肝经郁热者，当酌情加减，或更用他法。临床应用本方时，患者应注意避风寒，慎起居，忌食生冷、辛辣、油腻，并注意调节情志。

验案举要

案一　咳嗽之病风邪郁闭，肺失宣降，苓甘五味姜辛汤加减治之

陈某某，男，65岁。

主诉：感冒后咳嗽不愈1个月余。

患者1个月前因感风受寒引起鼻塞、头痛、恶寒、发热（体温38.2℃），经服Vc银翘片、APC、急支糖浆，并输先锋霉素V（每日6g），发热及头痛等外感症状消失，但吐痰量多，咳引胸腹疼痛，服甘草片、止咳糖浆无效，并输先锋霉素也无效。现症：咳嗽，吐痰色黄，量较多，胸痛，咳引腹壁疼痛，恶心，纳差，神疲乏力，咽痛咽痒，舌红，苔腻微黄，脉细数。

辅助检查：胸部X线片示两肺纹理增粗。

辨证分析：风寒外束，不能外发，邪陷于里（肺），肺失宣降，故咳嗽经久不愈，脾为生痰之源，肺为贮痰之器，脾湿生痰，壅滞于肺，日久化热，故痰稠多色黄。

中医诊断：咳嗽（风邪郁闭，肺失宣降）。

西医诊断：肺部感染。

治法：解表宣肺，化痰止咳。

处方：苓甘五味姜辛汤、止嗽散、小柴胡汤加减。

干姜 10g	细辛 3g	五味子 10g	茯苓 20g	紫菀 15g
百部 10g	柴胡 15g	黄芩 10g	陈皮 20g	半夏 15g
杏仁 10g	羌活 10g	防风 10g	炙甘草 10g	

3剂，水煎服，热饮令微汗出。

二诊：患者服药3剂，咳嗽大减，痰量减少，精神好转，纳食增加，舌淡红，苔薄白。方药对症，继服3剂以巩固疗效。

案二　咳嗽之病本寒标热，苓甘五味姜辛汤加减治之

杜某，男18岁。1998年11月24日初诊。

主诉：间断性咳嗽、胸闷4年，再发并加重1周。

患者4年前因感冒后引起咳嗽吐痰，胸闷，寒冷天气加重，服用感冒清、克咳敏、复方甘草片可减轻，但缠绵难愈，每到冬天即反复发作，多处中西药治疗效果欠佳。此次1周前感寒后再次出现咳嗽，吐痰量多黏稠色白，夜间加重，咳甚则胸腹牵涉疼痛，胸闷，气短，纳差乏力，口干烦躁。输青霉素3日无明显效果，服多种止咳药也无效，听诊两肺可闻及痰鸣音。舌淡稍暗，苔薄白根部稍厚，脉浮紧。

辅助检查：胸部X线透视示两肺纹理增粗，两肺支气管炎。

辨证分析：寒饮内停，积宿久留，外感寒邪，郁而化热，形成本寒标热之证。

中医诊断：咳嗽（内寒外热）。

西医诊断：支气管炎。

治法：温化寒饮，解表宣肺。

处方：苓甘五味姜辛汤加减。

干姜 10g	细辛 3g	五味子 10g	茯苓 30g	麻黄 3g
杏仁 10g	石膏 30g	厚朴 20g	陈皮 20g	枳实 10g
桂枝 15g	白芍 15g	罂粟壳 3g	炙甘草 10g	生姜 10g
大枣 3 枚				

4剂，水煎服。

二诊（1998年12月8日）：患者服上方4剂，咳喘胸闷等症状即已消失，随之停药。近2日因受寒后上述症状再发，但症状轻微，又咳喘、胸闷，不似初诊时严重，吐痰黏腻不爽，食欲、大便正常，小便色黄，常有黏稠鼻涕，舌淡红稍暗，苔薄黄，脉缓。治以温化寒饮，疏风宣肺。方拟苓甘五味姜辛汤合桂枝加厚朴杏子汤加减：干姜10g，细辛3g，五味子10g，茯苓30g，紫菀30g，半夏15g，桂枝10g，白芍10g，杏仁10g，厚朴10g，荆芥10g，陈皮20g，竹茹15g，炙甘草10g。4剂，日1剂，水煎服。

三诊（1998年12月11日）：患者服上方4剂，咳喘胸闷明显减轻，咳痰减少，鼻涕黏稠，仍有鼻塞，患者自述病已去其八成，要求巩固治本，舌淡红稍暗，苔薄黄，脉缓。治仍应温化寒饮，疏风宣肺。上方去陈皮、竹茹，加柴胡 15g，黄芩 10g 。水煎服，连服 6 剂以巩固疗效。

三、清木安神汤

【关键词】清木安神汤　高体三　清泻心肝　益气养阴　心肝阴虚火旺证　失眠　更年期综合征　焦虑　抑郁　自主神经功能紊乱

【来源】老中医自拟方。由《医学启源》“生脉散”、《金匮要略》“奔豚汤”化裁而来。

【组成】党参 15 ～ 30g，柴胡 10 ～ 15g，黄芩 10 ～ 15g，桂枝 10 ～ 20g，白芍 10 ～ 30g，炙甘草 6 ～ 15g，生龙骨 20 ～ 30g，生牡蛎 20 ～ 30g，首乌藤 30 ～ 90g，当归 15 ～ 20g，川芎 15 ～ 30g，干姜 6 ～ 30g，半夏 10 ～ 30g，葛根 30 ～ 60g，桑白皮 10 ～ 15g，麦冬 10 ～ 20g，五味子 10 ～ 15g。

【功用】清泻心肝，益气养阴。

【方解】不寐为临床常见疾病之一，又称失眠、不得卧、不得眠、目不瞑。《素问·逆调论》中认为：“胃者，六腑之海，其气亦下行，阳明逆，不得从其道，故不得卧也。”《灵枢·邪客》中认为：“今厥气客于五脏六腑，则卫气独卫其外，行于阳，不得入于阴……不得入于阴，阴虚，故目不瞑。”《伤寒论》第 303 条：少阴病，得之二三日以上，心中烦，不得卧，黄连阿胶汤主之。《金匮要略·血痹虚劳病》中认为：“虚劳虚烦不得眠，酸枣仁汤主之。”《普济本事方·卷一》中论述为：“治肝经因虚，内受风邪，卧则魂散而不守，状若惊悸，真珠丸。”《景岳全书·不寐》中认为：“盖寐本乎阴，神其主也，神安则寐，神不安则不寐，其所以不安者，一由邪气之扰，一由营气之不足耳。有邪者多实证，无邪者皆虚证。”高老总结前人著述，认为不寐病位在心，但与足三阴肝、脾、肾密切相关。若肝脏功能失调，一则肝血亏虚，血不能供心，二则肝血虚滞，心血瘀阻，三则木郁化热，火热扰心；若脾虚失运，气血化生乏源，一则心之气血亏虚，二则痰饮湿浊内阻；若肾脏功能失调，一则寒水侮土，二则水不涵木，三则命火不足不能鼓舞肾水上交于心，而致心肾不交。如此，肝脾肾功能失调终致痰湿阻滞，肝血虚滞，心血失养，心血瘀阻，心火炽盛，形成寒热错杂、虚实相兼而病发不寐。高老在治疗本病时，立足于肝脾肾，采取清疏肝木、温补脾肾、寒温并用、攻补兼施之法，自创“清木安神汤”治疗失眠，临床多获佳效。方中柴胡、黄芩疏肝清热，疏木达郁，清解少阳；当归、川芎、桂枝、白芍皆入于肝，用之可滋肝阴，补肝血，活肝瘀，疏肝交心；党参、麦冬、五味子合用为生脉散，健脾益气，滋阴养血，以助补心安神；《金匮要略》云，“夫治未病者，见肝之病，知肝传脾，当先实脾，四季脾旺不受邪，即勿补之；中工不晓其传，见肝之病，不解实脾，惟治肝也”，故以党参、干姜、半夏、炙甘草温补健脾益气，使脾气旺盛，又可资气血生化之源；生龙骨、生牡蛎、首乌藤滋阴潜阳，养心安神，使患者心神得安；葛根清热生津，清解阳明；桑白皮平肝清火，起到清肝降逆之功。全方合用，共成益气养阴、清木安神之剂。

【主治】心肝阴虚火旺证。症见失眠，入睡困难，多梦易醒，心烦，急躁，易怒，口干口苦，或焦虑不安，或潮热汗出，或嗳气纳差，食欲不振，或恶心呕吐，反酸烧心等。

【临床应用】“清木安神汤”既可用于心肝阴虚火旺证所致的失眠多梦，心烦急躁，还可用于肝脾不和引起的嗳气纳差，食欲不振，恶心呕吐，反酸烧心等。临床上常用于失眠、更年期综合征、焦虑不安、精神抑郁、自主神经功能紊乱等神志疾病，以及慢性胃炎、胃溃疡、十二指肠溃疡、胆囊炎、胆汁反流性胃炎等消化性疾病。

【加减化裁】长期失眠可合用酸枣仁汤，悲伤欲哭者可合用甘麦大枣汤，躁扰不安者可加代赭石、石决明，潮热烦渴者可加石膏、知母，手足心热者可加地骨皮，大便干结可加大黄、生地黄，食欲不振、舌苔白腻者可加陈皮、焦三仙，寒湿偏重者可加重干姜用量，胃痛者可加木香、砂仁，腹痛者可加重白芍用量。

【注意事项】本方主要为心肝阴虚火旺证所致的失眠而设，临床应用本方时，患者应注意调畅情志、作息规律，适当运动，忌食生冷、辛辣、油腻食物。

验案举要

案一　气血亏虚致失眠，肝脾同调安心神

金某，女，35岁。2009年10月11日初诊。

主诉：失眠半年，加重1个月。

患者发病前月经淋漓不尽，服中药西药消炎后，月经止，继而出现失眠多梦，全身乏力，到某医院，给予安眠类药物，未服用，感觉异常痛苦，遂来诊。现症：失眠，多梦，月经淋漓，全身乏力，自汗出，饮食二便尚可，表情抑郁，形体正常，面色微黄，舌体胖大、边有齿痕，苔薄黄，脉弦细。

辨证：心肝脾虚，阴虚火旺。

治法：清泻心肝，益气养阴。

处方：清木安神汤加减。

党参 15g	麦冬 10g	五味子 15g	柴胡 15g
黄芩 15g	桂枝 15g	白芍 15g	炙甘草 6g
生龙牡各 30g	首乌藤 30g	当归 15g	川芎 20g
干姜 6g	半夏 10g	葛根 30g	桑白皮 15g

6剂，水煎服。

嘱慎食辛辣凉食，畅情志，勿过劳。

二诊（2009年10月18日）：患者服药6剂，睡眠恢复正常，饮食二

便可，夜间偶醒，多梦，口唇干，舌红，苔黄，脉沉缓。以上方加黄连 6g。6 剂，以巩固疗效。

案二　肝阳上亢致失眠，清木息风安心神

刘某，男，55 岁。2009 年 11 月 3 日初诊。

主诉：失眠 1 周。

患者素有高血压病史，近 1 周因情绪因素导致失眠，整夜不能入睡，血压升高至 160/100mmHg。现症：失眠，口干苦，头痛，小便黄，食欲可，表情呆滞，语言欠清晰，舌质暗红，苔白，脉弦。

辨证治法：综合分析，本案共涉及心、肝、脾三脏而发病，应采取养心安神、疏肝解郁、健脾益气之治法。

处方：清木安神汤加减。

党参 15g	麦冬 10g	五味子 15g	柴胡 15g
黄芩 15g	黄连 10g	桂枝 15g	白芍 15g
炙甘草 10g	生龙牡各 30g	首乌藤 40g	当归 15g
川芎 20g	干姜 6g	半夏 10g	葛根 30g
桑白皮 15g	茯苓 30g	豨莶草 30g	夏枯草 20g
益母草 20g	珍珠母 30g		

6 剂，水煎服。

嘱慎食辛辣凉食，畅情志，勿过劳。

二诊（2009 年 11 月 10 日）：服上方失眠愈，血压稳定（135/80mmHg），近 2 日上火，口唇疖肿，伴气短，舌暗红，苔白，脉弦。以上方加玄参 15g，生地黄 15g。6 剂，水煎服。

案三　多次化疗元气伤，肝脾两虚心失养

李某，女，42 岁。2009 年 9 月 8 日初诊。

主诉：失眠 6 年余。

患者因子宫癌术后多次化疗出现失眠，每日平均睡眠时间 1 ～ 2 个小时，服安眠药亦无改善，且服用多种中药及进行刮痧、拔罐，效果欠佳，遂来诊。现症：失眠，舌部发麻，口干不渴，口苦，咽痒，小便黄，全身乏力、怕冷，舌质红，苔黄腻，脉沉细。

辨证分析：患者因子宫癌术后加之多次化疗，使肝脾功能失调，元气大伤，气血亏损，肝脾两虚，心失血养，神失所藏而导致失眠。

治法：清泻心肝，益气养阴。

处方：清木安神汤加减。

党参 15g	麦冬 10g	五味子 15g	柴胡 15g
黄芩 15g	黄连 10g	桂枝 15g	白芍 15g
炙甘草 10g	生龙牡各 30g	首乌藤 50g	当归 15g
川芎 20g	葛根 30g	干姜 12g	桑白皮 15g
牡丹皮 15g	生地黄 15g	栀子 15g	细辛 3g

6 剂，水煎服。

嘱慎食辛辣凉食，畅情志，勿过劳。

二诊（2009 年 10 月 9 日）：服上方每日睡眠 5 ～ 6 个小时，舌麻止。近 3 日感冒，咳嗽，鼻塞，流清涕，口干，手心热，鼻气热，小便黄，虚汗出，舌红，苔黄腻，脉沉细。上方加竹叶 15g，生姜 30g。6 剂，水煎服。

三诊（2009 年 10 月 15 日）：服上方睡眠正常（每日 5 ～ 6 个小时），感冒愈，鼻窍通，清涕止，微咳，余无特殊不适。继服上方 6 剂以巩固疗效。

四、口疮愈溃汤

【关键词】口疮愈溃汤　高体三　清上温下　清疏补肝　温肾健脾　口疮　口腔科疾病　复发性口腔溃疡

【来源】由《伤寒论》“乌梅丸”化裁而来。

【组成】乌梅 15 ～ 30g，当归 10 ～ 15g，黄连 10 ～ 15g，黄柏 15 ～ 20g，干姜 12g，蜀椒 3 ～ 6g，白芍 10 ～ 15g，细辛 3 ～ 6g，附子 3 ～ 6g，桂枝 10 ～ 15g，党参 10 ～ 15g，柴胡 10 ～ 15g，黄芩 10 ～ 15g，炙甘草 6 ～ 10g。

【功用】清泻心肝，温补三阴。

【方解】口腔包括口唇、口腔黏膜、牙龈、舌体等部位，与五脏之心肝脾肺肾关系密切，口腔疾病临证辨证常责之于心脾为多。对于急性口腔疾病，临床常以清热泻火之法治疗，效果显著。对于慢性复发性及顽固性口腔疾病，单用清热药则疗效欠佳。高老认为，此类疾病其标在心，病本多与肝脾肾有直接关系。厥阴风木，生于肾水而长于脾土，若水寒不能生木，土湿不能培木，厥阴肝木不升则气机郁滞，木郁化火，母病及子，导致心火上炎，形成上热下寒之证。治宜养血调肝、温补脾肾、清上温下，三阴并治。方中乌梅、白芍、当归、柴胡、桂枝味酸甘辛温，入厥阴肝经，养血补肝，疏木达郁为君药；黄芩、黄连、黄柏，味苦性寒，苦主降下，寒能清热，归心、肝经，以清上热；细辛、附子、蜀椒大辛大热，归于下焦肝肾，暖水温脏，下寒自愈，共为臣药；党参、干姜、炙甘草入脾，温中补虚，培土制水，共为佐使。诸药合用，则上热得清，寒水得暖，阴平阳秘。该方酸辛苦并用，标本兼顾，既可清疏补肝，又能温肾健脾，故凡属足三阴功能失调所致各种上热下寒证候，皆可用之。

【主治】心肝火旺，脾肾虚寒证。症见口疮，眼涩，眼干，耳鸣，心烦，不寐，四肢不温，畏食生冷，小便频数，便溏，全身乏力等。

【临床应用】“乌梅丸”既可用于上热下寒的顽固性口疮，也可用于舌沟炎等疑难杂症。临床常用于复发性口腔溃疡、溃疡性结肠炎、慢性胃肠炎等。

【加减化裁】若不寐、心烦，心经热盛，伍栀子、竹叶、生地黄，清心养阴，引热下行；若素有高血压病史，肝阳偏亢者，配伍镇肝熄风汤，以清镇并用；若溃疡严重，可加收湿敛疮；若有腹痛偏重，可加木香、延胡索；呕吐较甚，加吴茱萸、半夏；痛引胸胁者，加延胡索、郁金；便秘不通，加大黄；食欲不振者，加焦三仙。

【注意事项】本方主要为“上热下寒”之复发性口疮而设，临床上非“肝脾肾失调”者则非本方所宜。临床应用本方时，患者应注意调节情志、饮食规律，忌食辛辣、油腻食物。

验案举要

案一　三阴病之口疮上热下寒、肝脾肾功能失调

王某，女，48岁。2009年10月26日初诊。

主诉：口疮10年余。

患者口疮10年余，多方求医未能治愈，现需每月2次输液治疗，方能好转。患者精神欠佳，伴上下肢单侧乏力6年，伴高血压病史8年，舌质淡红，苔薄白，脉弦数。

辨证：上热下寒。

治法：清心泻肝，温补脾肾。

处方：口疮愈溃汤加减。

乌梅15g	桂枝12g	附子3g	细辛3g	花椒5g
干姜6g	当归15g	柴胡18g	黄芩12g	黄连10g
黄柏15g	升麻10g	石膏30g	谷精草30g	白芍15g
天冬10g	怀牛膝20g	煅龙牡各30g	代赭石30g	

水煎服，日1剂，先进3剂，后加6剂。

二诊（2009 年 11 月 7 日）：溃疡面积减小，颜色变淡，上下肢单侧乏力减轻，口苦减轻，纳可，二便调。病情好转，再进清心泻肝、温补脾肾之剂，并加入导赤散生地黄 15g，竹叶 15 ，栀子 15g，清其余热，以善其后。日 1 剂，连服 6 日。

三诊（2009 年 11 月 23 日）：口疮基本治愈，并且自己停服降压药血压未升高。去清心泻火祛实热的竹叶，防寒凉伤胃，巩固疗效。日 1 剂，连服 6 日。口疮愈，服药期间自停降血压药血压正常，随访无复发。

案二　舌沟炎之上热下寒、肝脾肾功能失调

范某，女，54 岁。2009 年 3 月 3 日初诊。

主诉：舌痛 1 年余。

患者有高血压病史多年，1 年前无特殊原因舌痛，曾到某中医院，服中药半年，未见明显好转，后到某西医院诊为“舌沟炎”，有的医院诊为“舌腺炎”，一直无明确诊断，服谷维素片及多种维生素效果欠佳，遂来诊。现舌痛，发作时，伴下肢酸困，耳鸣，失眠，伴口气热臭，口黏，咽干痛，大便干，小便数（夜尿频），舌质红，苔黄腻，脉弦数。

辨证：肝脾肾功能失调。

治法：清泻心肝，温补三阴。

处方：口疮愈溃汤加减。

乌梅 15g	桂枝 12g	附子 3g	细辛 3g	花椒 3g
干姜 6g	黄连 10g	黄柏 15g	生地黄 15g	党参 10g
柴胡 15g	黄芩 15g	竹叶 10g	栀子 15g	生龙牡各 30g
怀牛膝 20g	玄参 15g	天冬 10g	龟板 10g	代赭石 20

水煎服，日 1 剂，连服 6 日。

二诊（2009年3月20日）：舌痛消失，睡眠正常，咽哑止。现口中涩，饮食二便正常，舌质红，苔薄黄，脉缓。去代赭石，加白芍10g，五味子10g。日1剂，连服3日。随访无复发。

案三 三阴病之口腔火上热下寒、肝脾肾功能失调

沈某某，女，83岁。

主诉：持续性口腔、舌面多发性溃疡1年余。

患者持续性口腔、舌面多发性溃疡1年余，多处求治不效，西药多以消炎抗菌，中药多从胃热心火论治，投以清热解毒、滋阴凉血解毒之剂均不效。现症：口腔黏膜、舌面弥漫性溃烂，疼痛异常，发音困难，饮食难以入口而消瘦不堪，神疲乏力，口干口苦，头晕目眩，肢冷腰酸，大便偏干，舌体鲜红，无苔，脉沉细数。

辨证分析：证属肝经血虚有热，脾肾虚寒，使寒水冰凝无以上济。

处方：乌梅丸合导赤散加减。

乌梅 15g	当归 20g	桂枝 6g	干姜 6g	附子 6g
细辛 3g	黄连 10g	黄柏 10g	生地黄 12g	木通 10g
竹叶 10g	甘草 6g			

3剂，水煎服。

二诊：口腔溃疡疼痛明显减轻，并开始愈合，且食量增加，头晕减轻，肢冷好转。说明药中病所，效不更方，仅干姜、附子增为10g，继服3剂。

三诊：口腔溃疡全部愈合，精神好转，饮食复常，肢冷缓解，舌红程度明显减轻，且已生出薄白苔。上方继服6剂以巩固疗效。2个月后随访未复发，且舌淡红，苔薄白。

五、疏肝活瘀消癥汤

【关键词】疏肝活瘀消癥汤　高体三　疏肝解郁　温肾健脾　散结消癥　肝脾肾功能失调证　卵巢囊肿　多囊卵巢　子宫肌瘤　月经不调　功能性子宫出血

【来源】老中医自拟方，由《金匮要略》“温经汤”化裁而来。

【组成】茯苓 20 ～ 30g，白芍 15 ～ 30g，白术 10 ～ 20g，附子 6 ～ 15g，桂枝 15 ～ 30g，赤芍 15 ～ 20g，牡丹皮 15 ～ 20g，炙麻黄 6 ～ 10g，细辛 3 ～ 6g，当归 15 ～ 30g，吴茱萸 6 ～ 10g，川芎 15 ～ 30g，干姜 15 ～ 60g，炙甘草 6 ～ 10g，生姜 30 ～ 50g。

【功用】疏肝化瘀，温肾健脾，散结消癥。

【方解】卵巢囊肿、多囊卵巢、子宫肌瘤等病属中医学“癥瘕”范畴。证因肝脾肾功能失调所致，脾肾阳虚，土不培木，水不涵木，肝血虚寒，疏泄失常，气血瘀阻，发为癥瘕，或月经不调，或痛经，或量多，或量少，或血块等妇科杂病不一而足。治以温补三阴，疏肝化瘀，散结消癥。方中吴茱萸味辛性温，入于三阴，温脾肾、暖肝血、散寒通经为君药。配入白术、茯苓、生姜、干姜、炙甘草，强脾健胃，辅助主药温中寓补，使血生有源。桂枝、白芍、赤芍、当归、川芎，入厥阴，补肝养肝，疏肝调肝，行瘀活血，辅助主药补中寓活，使其肝调而血脉通畅。麻黄、附子、细辛，温肾壮阳，散寒通络。佐以牡丹皮既助诸药活血散瘀，又能清血分虚热。炙甘草为使，既可甘缓和中，又能调和诸药。本方既能温经散寒，又具肝脾肾三补，以达血有所生、血有所藏、血有所摄、血脉通利之功。上述特点使本方成为具有温补三阴，气血双补，行瘀活血，调补兼施的方剂，在临床上广泛应用于由各种原因所致的月经失调病证及多种妇科疾患。

【主治】肝脾不和，气血失调证。症见月经不调，月经延期，痛经，少腹冷痛，四肢失温，手足心热，月经色暗、血块，乳房胀痛，癥瘕，脉弦。

【临床应用】“疏肝活瘀消癥汤”既可用于经脉瘀阻之癥瘕，也可用于经寒血虚之月经不调者，可收到肝脾肾同治的效果。临床上常用于卵巢囊肿、子宫肌瘤、多囊卵巢综合征、月经延期、崩漏、宫颈息肉等多种慢性妇科杂病。

【加减化裁】若子宫虚寒者，可加重桂枝、干姜、附子用量；气滞者加延胡索、川楝子、香附、乌药以理气止痛；经血血块紫暗者，加桃仁、红花以活血化瘀；若苔黄腻，湿热较甚者加薏苡仁、败酱草；腰部酸痛者，加杜仲、川牛膝；子宫肌瘤可加三棱、莪术、水蛭；乳房肿块可加川贝母、王不留行、夏枯草。

【注意事项】避寒凉，畅情志，饮食规律，慎食生冷食物。

验案举要

案一　卵巢囊肿之病肝脾肾功能失调不和、气血瘀阻，活血消癥汤加减治之

汤某，女。2007 年 6 月 11 日初诊。

患者于河南中医学院第三附属医院彩超检查诊断为卵巢囊肿。给予西药治疗，效果欠佳，故求治于中医。其月经后期，下肢瘀胀 1 年余，腰部委困，双上肢瘙痒，纳可，二便调，舌质淡，苔薄白，脉沉。

月经婚孕史：26 岁结婚至今，育一女，女及配偶体健。

辨证分析：患者小腹有包块，固定不易，为气血不畅，瘀血积聚，且伴下肢瘀胀，乃肝脾不和之证。疏肝则气机畅达，土得木疏则功能正常，下肢瘀胀可消；腰痛酸困，腰为肾之府，为肾阳虚；双上肢瘙痒，即血虚风燥，肝血不足。

中医诊断：癥瘕（肝脾肾功能失调）。

西医诊断：卵巢囊肿。

治法：疏肝解郁，温肾健脾，散结消癥。

处方：疏肝活瘀消癥汤加减。

茯苓 10g	赤白芍各 15g	白术 10g	附子 10g
桂枝 15g	桃仁 12g	牡丹皮 15g	炙麻黄 10g
细辛 5g	生地黄 15g	怀牛膝 20g	干姜 10g
泽泻 20g	党参 15g	炙甘草 10g	连翘 20g
赤小豆 20g	桑白皮 12g	当归 15g	通草 15g
大黄 6g	生姜 6g		

水煎服，日 1 剂，连服 3 日。又继服 12 剂。

二诊（2007 年 7 月 1 日）：下肢瘀胀减轻，腰痛停止，瘙痒减轻，纳可，二便调，舌淡，苔薄白，脉沉细。上方大黄加至 9g，加柴胡 15g，升麻 10g，黄芪 30g。日 1 剂，连服 6 日。

三诊（2007 年 7 月 12 日）：诸症减轻，仍有双手及上肢瘙痒，月经色暗，淋漓不尽，纳可，二便调，舌淡，苔白，脉弦缓。以上方白芍加至 30g，加入防风 10 g，蝉蜕 10g。日 1 剂，连服 12 日。

四诊（2007 年 7 月 29 日）：诸症减轻，时发面部及脚部肿胀，时发瘙痒，月经不调，纳可，二便调，舌淡，苔薄白，脉沉细。上方去蝉蜕、防风、柴胡、黄芪。日 1 剂，连服 12 日。

五诊（2007 年 8 月 19 日）：诸症减轻，下肢活动后浮肿，双手瘀胀，纳可，二便调，舌暗红，苔薄黄，脉沉细。上方加入清肝疏肝之柴胡 15g，黄芩 12g，加鸡血藤 30g，泽兰 20g，土鳖虫 10g，猪苓 20g。日 1 剂，连服 6 日。

六诊（2007 年 8 月 28 日）：诸症逐渐改善，仍觉下肢浮肿，双手瘀胀，纳可，二便调，舌淡，苔薄白，脉沉细。上方去土鳖虫、黄芩，加川芎 20g，怀牛膝 20g，煅龙牡各 30g，白芥子 10g。日 1 剂，连服 18 日。

七诊（2007 年 9 月 28 日）：诸症改善，瘀胀减轻，病情稳定，纳可，二便调，舌淡，苔薄白，脉弦细。上方去白芥子、通草、泽兰、煅龙牡，加入肉苁蓉20g。日1剂，连服6日。

八诊（2007年10月9日）：腰背酸痛，月经淋漓，量少色暗，纳可，二便调，舌淡红，苔薄白，脉弦细。上方加入阿胶10g，杜仲15g，续断20g，益母草20g。日1剂，连服20日。

九诊（2007年11月2日）：诸症逐渐改善，患者仍觉下肢浮肿，双手瘀胀，纳可，二便调，舌淡，苔薄白，脉沉细。上方去桃仁、杜仲。日1剂，连服6日。

十诊（2007年11月9日）：服药后腹部时胀满，双手指时麻，二便正常，饮食尚可，舌淡，苔白，脉细数。上方党参加至20g，加桃仁10g，红花10g，黄连10g。日1剂，连服6日。诸症减轻，病情稳定。

十一诊（2007年11月16日）：服药后诸症减轻，病情稳定，二便正常，饮食尚可，舌淡，苔白，脉细数。B超提示囊肿消失。

案二　多囊卵巢综合征之肝脾不和，温经散寒、养血祛瘀加减治之

陈某，女。2009年3月24日初诊。

主诉：月经延期10年，伴痛经。

患者月经不正常10年，每次月经延期7～10日，最近不明原因出现月经50日未至，后经人介绍遂来诊。现症：经期伴腹痛，有血块，伴乏力，喜叹气，伴心烦多梦，饮食二便尚可。

月经婚孕史：14岁月经初潮，经期后期，痛经，未婚。

辨证分析：肝主藏血，脾主统血，经血不调与肝脾的关系极大，故有调经不离肝脾之论。脾胃属于中焦，有升清降浊、交济阴阳之功。阴阳不偏而寒热不生，故血脉和畅而月经不病。患者全身乏力，畏食生冷，精神倦怠，为脾胃虚寒，运化失司；喜叹气，伴心烦多梦，为土虚不能培木，肝血亏虚，木郁化火，母病及子所致。

中医诊断：月经后期（肝脾不和）。

西医诊断：多囊卵巢综合征。

治法：温经散寒，养血祛瘀。

处方：疏肝活瘀消癥汤加减。

吴茱萸 6g　桂枝 12 g　白芍 12 g　炙甘草 10 g　党参 20 g
麦冬 20 g　五味子 10 g　半夏 10 g　当归 15 g　川芎 10 g
阿胶 10 g　干姜 6 g　牡丹皮 10 g
水煎服，日 1 剂，连服 6 日。

二诊（2009 年 3 月 31 日）：服上方，患者乏力、叹息改善，现仍心烦。上方党参增量至 30g，加入黄连 10g。水煎服，日 1 剂，连服 12 日。

三诊（2009 年 4 月 14 日）：服上方，精神好转，现食欲不振，大便略稀，眼干，发困。上方去黄连。水煎服，日 1 剂，连服 6 日。

四诊（2009 年 5 月 5 日）：服上方月经至，色暗腹痛，眼干涩，食欲不振。上方加入茯苓 30g，麻黄 10g，附子 10g，细辛 5g，桃仁 15g，红花 10g，三棱 25g，莪术 25g，黄芪 30g，陈皮 15g，焦三仙各 30g。水煎服，日 1 剂，连服 24 日。

五诊（2009 年 6 月 16 日）：服上方月经至，量少、色暗，眼干涩。上方加入菊花 30g，黄芩 12g，威灵仙 15g。水煎服，日 1 剂，连服 6 日。

六诊（2009 年 6 月 23 日）：服上方诸症好转，现月经周期正常，近 2 日气温升致心烦。上方加入竹叶 15g。水煎服，日 1 剂，连服 6 日。后服中成药以善其后。

六、温阳通痹汤

【关键词】温阳通痹汤　高体三　祛风除湿　温肾壮阳　通脉止痛　肝脾肾功能失调　痹证　强直性脊柱炎　类风湿关节炎　风湿性关节炎

【来源】老中医自拟方。由《伤寒论》“茯苓四逆汤”和“当归四逆汤”化裁而来。

【组成】附子 6 ～ 15g，干姜 10 ～ 60g，茯苓 20 ～ 30g，党参 15 ～ 30g，桂枝 15 ～ 30g，白芍 15 ～ 30g，当归 15 ～ 24g，通草 6 ～ 10g，细辛 3 ～ 6g，炙甘草 10 ～ 15g。

【功用】温补肝脾肾，祛除风寒湿。

【方解】痹证为临床疑难杂病之一，其发病原因早在《素问·痹论》中已指出——“风寒湿三气杂至，合而为痹”，认为痹证是由于人体同时感受外界的风、寒、湿邪所致。然而“邪之所凑，其气必虚”(《素问·评热病论》)，正气不足是本病发生的关键。因此，痹证并非单独由感受外邪所致，其根本原因在于内脏功能失调，即肝虚生风，脾虚生湿，肾虚生寒，故肝脾肾三脏功能失调为痹证发病之关键所在。治以温补肝脾肾，发散风寒湿。方中附子大辛大热，入少阴肾经，温肾散寒，回阳通脉；干姜辛热，归经入脾，温中散寒，健脾祛湿；桂枝辛温入肝，辛温通阳，疏肝祛风，共为君药。臣以细辛助附子温肾，通络止痛；党参、茯苓健脾益气，助干姜健脾祛湿；当归、白芍滋阴养血，补肝体，助肝用，助桂枝疏肝祛风。配伍通草可通利血脉，活络利湿为佐。使药炙甘草温中健脾，调和诸药。诸药配伍，共奏温补肝脾肾，以达到祛除风寒湿之功，如此则水暖土和，春木畅达，气血通畅，痹证自除。

【主治】风寒湿阻滞经脉，肝脾肾功能失调证。症见双手关节肿胀变形，全身酸困，周身畏寒，双下肢冷至肘膝，脉沉细或沉缓。

【临床应用】“温阳通痹汤”既可用于外感风寒湿邪气阻滞经络而成之痹证，也可用于肝脾肾三脏功能失调内生风寒湿所致周身关节疼痛。临床上常用于类风湿关节炎、风湿性关节炎、骨质增生、腰椎间盘突出、腰肌劳损、强直性脊柱炎等多种疼痛性疾病。

【加减化裁】若畏寒明显，寒湿较重，可加重干姜用量，并加入麻黄以加强温阳通络效果；若肢体肿胀较重，即湿邪较重，加入羌活、独活、白术、苍术以祛风胜湿，消郁除胀止痛；若木郁化热，局部红肿而为热痹者，可加知母、生地黄；若木火扰心，心烦失眠，舌红，苔黄，加入柴胡、黄芩、首乌藤等。

【注意事项】痹证每遇天气变冷时易复发，必须注意避风寒，畅情志，勿劳累，慎食生冷及辛辣肥甘厚味。

验案举要

案一　强直性脊柱炎之肝脾肾功能失调，温补肝脾肾、祛除风寒湿，温阳通痹汤加减治之

马某某，女，43岁。

主诉：腰部僵硬酸痛1年。

患者1年前无明显原因出现腰部酸困疼痛，四肢关节也疼痛，但程度相对较轻。每遇阴冷天气疼痛加重，先后多次用麝香止痛膏类无效，后行腰部X线检查未见明显异常，血沉、抗“O”均基本正常，常服活血化瘀及治风湿药，效不显著。近1个月来腰部又僵硬疼痛，舌淡红，苔薄白，脉沉。

辅助检查：抗“O”< 500U/mL，类风湿因子阴性，血沉16mm/h。

辨证分析：本因肝脾肾亏虚，标因风寒湿乘虚入侵，内外合邪，寒湿凝滞，气血阻滞于腰脊，不通则痛。

中医诊断：痹证（寒湿阻滞）。

西医诊断：强直性脊柱炎。

治法：温补肝脾肾，祛除风寒湿。

处方：温阳通痹汤加减。

桂枝 20g	白芍 20g	附子 15g	干姜 15g
细辛 3g	炙甘草 6g	麻黄 6g	

6剂，水煎服。

嘱多服热开水并原地活动。

二诊：患者腰痛及强硬减轻（但患者一直服布洛芬，嘱其逐渐减量），服药平和，精神好转，纳食正常，舌淡红，苔薄白，脉沉。患者顽疾，只要能减轻，说明有效，暂不更方，嘱停服布洛芬。

三诊：患者已停服所有其他药物，只服上方10剂，感腰部强硬改善，可增加局部活动度，扩胸度改善，疼痛也有减轻，患者精神尚可，体力增加，且本方经济便宜，故要求继服，加土鳖虫10g。

四诊：患者共服中药约1个月，腰部僵硬疼痛均有明显改善，可进行日常工作生活，仅在阴天下雨时症状可见，但程度减轻，患者要求上方做成丸剂长服以治本。10剂，研面，共为水丸，每次6g，每日3次，口服。

案二　类风湿关节炎之肝脾肾功能失调

朱某，女，50岁。2008年11月22日初诊。

主诉：膝关节及背部疼痛4年余，加重1年，伴头痛10年。

患者4年前不明原因出现膝关节及背部疼痛，遇冷加重，到某西医院就诊，诊断为"类风湿关节炎"。给予止痛药治疗，症状暂时缓解。曾多方求医，进行中西药治疗效果欠佳，后经人介绍遂来诊。就诊时膝关节及背部疼痛，头痛，口干，畏食生冷，舌淡，苔白，脉弦数。

婚育史：32岁结婚，育1子。

辨证分析：患者背痛头痛，为风寒湿之邪客背部经脉，经气不畅，血脉凝滞，不通则痛；血藏于肝，经脉不通则易于使肝木不达，且诸痛遇冷加重，为素体阳气不足，无以温经通脉。风寒湿外侵，肝脾肾失调内生，血脉瘀阻，不通则痛。

中医断诊：痹证。

西医诊断：类风湿关节炎。

辨证：肝脾肾功能失调。

治法：温补三阴，散寒通滞。

处方：温阳通痹汤加减。

当归 15g	通草 15g	细辛 3g	桂枝 15g
白术 15g	炙甘草 10g	茯苓 20g	党参 15g
附子 6g	干姜 12g	黄芪 30g	炙麻黄 6g

水煎服，日 1 剂，连服 6 日。

二诊（2008 年 11 月 28 日）：服上药，疼痛加剧，自觉口干，头昏，舌质淡，苔薄黄，脉弦数。上方加黄芩 12g，知母 15g。日 1 剂，连服 10 日。

三诊（2008 年 12 月 8 日）：服上药，诸症大减，现受凉后头痛时发，伴四肢及腰部酸困，舌质淡红，苔薄白，脉弦细。上方去茯苓、党参，加羌活 20g，防风 10g，苍术 10g，川芎 30g，白芍 10g。续服 30 日。

四诊（2009 年 1 月 10 日）：服上药，疼痛明显减轻，发作次数减少，现受凉后时发头痛（微痛），舌质淡，苔薄白，脉弦缓。嘱上方不变，续服60剂。

五诊（2009 年 3 月 11 日）：服上方，病情稳定，疼痛全部消失，自述身穿单薄衣服验证，无复发，舌质淡，苔白，脉弦细。去白术，改炙麻黄 12g，炙甘草 15g，附子 15g，加茯苓 30g，党参 15g，土鳖虫 15g。水煎服，日 1 剂，连服 10 日。

案三　痹病肝脾肾功能失调证，治以祛风疏肝清热，健脾祛湿温肾

岳某，女，60 岁。1997 年 5 月 20 日初诊。

主诉：双手指肿胀疼痛 20 年，再发并加重半个月。

患者 20 年前因劳累出现双手指关节疼痛，发热，后逐渐出现关节肿胀，查类风湿因子（+），血沉增快，曾多处治疗，服用西药、中药汤剂及中成药，病情时有减轻时有加重，缠绵不愈。近半个月来，上述症状加重。现症：双手指关节疼痛，关节肿胀，发热（体温 37.3℃），神疲乏力，十指关节肿胀略红色，趾关节无畸形，舌淡红，苔黄腻，脉沉弦。

辅助检查：类风湿因子（+），血沉 12mm/h，抗“O” < 500U/mL。

辨证分析：风寒湿三气外侵，肝脾肾三脏功能失调，导致风湿病，湿在脾，寒在肾，肝经郁热。

诊断：痹证（肝脾肾功能失调）。

治法：祛风疏肝清热，健脾祛湿温肾。

处方：温阳通痹汤加减。

茯苓 30g	猪苓 20g	泽泻 20g	白术 10g
桂枝 10g	黄芪 60g	白芍 30g	制附子 15g
柴胡 15g	黄芩 10g	知母 20g	防风 10g
麻黄 3g	延胡索 20g	炙甘草 10g	

水煎服，日 1 剂，连服 15 日。

二诊（1997 年 6 月 6 日）：患者服上方 15 剂后，手指肿胀及疼痛明显减轻，指关节活动较前灵便，红色变浅，饮食及二便正常，无心悸、发热等表现，舌淡红，苔薄黄，脉沉弦。上方去延胡索，加川芎 20g。日 1 剂，连服 20 日。

三诊（1997 年 6 月 27 日）：患者服上方 20 剂后，精神好转，手指肿胀、疼痛、色红均已消失，指关节活动正常，复查类风湿因子（–），血沉 11mm/h，舌淡红，苔薄黄，脉沉。治疗效果好，上方去麻黄，加当归 20g。继服 10 剂以巩固疗效。

第七章 传承

高体三教授为河南中医药大学方剂学科奠基人，曾任方剂教研室主任。高老一生致力于中医教育、临床和科研工作，在学术上深入探研《内经》《难经》《伤寒论》及黄氏之学，学识渊博，学术造诣颇深，创立了“水暖土和木达”的学术思想，在教学、医疗、科研等方面成绩斐然。执教期间，在专业杂志上发表学术论文30余篇，编写教材及专著10余部，具有较高的理论水平和学术价值。临证以六经辨证为纲，以脏腑辨证为核心，重视足三阴疑难病的研治，其组方精良，用药独特，善用经方及温热药物，并形成了自身的诊疗特色，治疗多种疑难病具有较好疗效，在中医界享有盛誉。2008年8月被河南省中医管理局授予“河南中医事业终身成就奖”荣誉称号，为中医事业做出了卓越的贡献。

为深入贯彻落实《中共中央、国务院关于促进中医药传承创新发展的意见》和全国中医药大会精神，充分发挥中医药在防病治病中的独特作用，遵循中医药发展规律，传承精华、守正创新，继承名老中医药专家学术思想和临床经验，加强中医理论与临床经验的传承，丰富发展中医药理论体系，促进中医药学术发展，培养高层次中医药人才，服务健康中国建设，我们组建了高体三教授学术思想传承团队，依托中医药领域建设项目，对高体三教授学术思想和临床经验、用药特点、成才规律及学术传承方法等进行了全面系统的总结和整理，通过学术讲授、跟师坐诊、总结经验、撰写心得、整理病历、采集声像资料、发表论文、撰写论著、发明专利等方法路径，深入研究总结高体三教授学术思想及临床经验和遣方用药规律，使名老中医学术思想和经验得到了有效传承。

一、传承学术流派

“豫宛高氏伤寒三阴学术流派”是基于三阴理论，以“扶阳”为特色的中医学术流派。在长期历史发展过程中，“豫宛高氏伤寒三阴学术流派”具有清晰的学术传承脉络、鲜明的学术思想，以“水暖土和木达”学术思想为指导，以“桂枝、干姜、附子”为代表，善用经方及温热药物，组方精良，用药独特，治疗多种疑难病疗效卓著，其学术地位和社会影响得到了中医界的广泛认可。

（一）历史沿革

高文亭为高氏伤寒三阴学术流派创始人，悬壶济世50余载，致力于中医事业，潜心于经典理论和疑难病的探研，通读中医经典著作，溯源《内》《难》，师承仲景，博采历代各家学说，临证遣方精良，疗效显著，被誉为当地名医，其高尚的医德和精湛的医术，在河南南阳一带享有较高声誉。在学术上，重视人体阳气的重要性，倡导“阳气为本，人以赖之，有阳则生，无阳则死，疗疾治病，首重扶阳”，临证善用热物，疗效显著，人称“高附子”。经过数十年的理论探索和临床实践，形成了“有阳则生，无阳则死”为宗旨的学术思想，开高氏伤寒三阴学说之先河。

高体三为高氏伤寒三阴学术流派第二代传承人，生前为河南中医药大学教授、主任中医师，全国著名的中医学家、中医教育家，为河南中医药大学方剂学科的奠基人，全国名老中医药专家学术经验继承工作指导老师。高体三自幼随父亲高文亭悬壶乡里，在镇平县医疗诊所习医，辨识草药，跟师抄方。在父亲的严格教育下，高体三教授熟读《内经》《难经》《伤寒论》《金匮要略》《濒湖脉诀》及《本草纲目》等经典著作，通过多年的临床实践，理论功底和医疗水平得到显著提高，行医期间视病人同亲人，上门诊病，送医送药，因医德高尚、临床效果显著，被当地人誉为“父子良医”。1958年2月作为中医药优秀人才被邓县卫生科推荐至河南省中医进修学校进修学习，1959年留校任教，从事教学、医疗、科研工作。高体三幼承家学，熟读中医经典著作，深入探研张仲景学术思想，结合自身数十年的临床教学实践，将高氏伤寒三阴学术思想进一步升华，逐步形成了独特的“水暖土和木达”的学术思想。高体三教授从事中医教育工作数十年，培养了大批各层次的中医人才，入室弟子达数十名。其中高天旭为家族第三代传承人，崔河泉、韦大文、徐江雁、彭新等为代表的主要传承弟子，目前均已成为学校、医院的骨干力量，在业内具有一定的影响力。

高天旭为高氏伤寒三阴学术流派第三代传承人，河南中医药大学教授、主任中医师，硕士研究生导师。自幼受家庭熏陶，随父亲高体三学习中医，秉承祖训家风，致力于中医事业，潜心于中医经典和疑难杂病的研究。高天旭教授以弘扬祖国医学为己任，以人才培养为重点，以名老中医学术经验传承为抓手，以高氏家族传承为主线，通过教学、医疗、科研工作的全面开展，将高氏伤寒三阴学术思想进一步推向深入，并得到了有效的传承和广泛的推广应用。高天旭教授从事中医教育工作30余年，培养了大批各层次的中医人才，入室弟子达20余人。其中高达、高小兵为家族第四代传承人，高非凡为家族第五代传承人；主要传承人以赵璐、薛黎明、栗俊伟、李路路、霍俊方等为代表的第四代传承人20余位弟子，目前均已成为各医院及医疗机构的骨干力量。

（二）传承脉络

祖籍南阳，中医世家，五代传承。

第一代：高文亭（1898—1977年），高氏伤寒三阴学术流派创始人，悬壶济世50余载，被誉为当地名医。

第二代：高体三（1920—2011年），河南中医药大学教授，主任中医师，国家级名老中医，自幼随父亲高文亭悬壶乡里，熟读中医经典著作，深入探研张仲景学术思想，结合自身数十年的临床教学实践，将高氏伤寒三阴学术思想进一步升华，逐步形成了独特的“水暖土和木达”的学术思想。

第三代：高天旭，1964年3月出生，河南中医药大学教授，主任中医师，硕士研究生导师，幼承家学，从医执教，通过教学、医疗、科研工作的全面开展，将高氏伤寒三阴学术思想进一步推向深入。

第四代：高达，1990年5月出生，河南中医药大学第三附属医院主治医师，中医博士研究生，幼承家学，执业中医，将高氏伤寒三阴学术思想进一步推广应用；高小兵，1972年9月出生，主治医师，幼承家学，执业中医，开办中医诊所，将高氏伤寒三阴学术思想进一步推广应用。

第五代：高非凡，1999年9月出生，幼承家学，执业中医，嫡传高氏伤寒三阴学术流派，现就读于河南中医药大学。

高氏伤寒三阴学术流派以五代家传为主线，并通过师带徒、研究生培养、名医工作室团队建设、中医药青苗人才培养等项目的实施，先后培养传承弟子达数十人，使本学术流派得到了有效传承（图7.1）。

高文亭

↓

高体三

↓

高天旭、崔河泉、韦大文、徐江雁、彭新等10余人

↓

高达、高小兵及其他临床业务骨干10余人，硕士研究生10余人

↓

高非凡

图7.1　高氏伤寒三阴学术流派传承脉络

（三）发展现状

为保证学术流派的有效传承，目前，我们承担全国名老中医药专家传承工作室建设项目，组建了高氏伤寒三阴学术流派传承团队，团队由30余名传承弟子组成。依托名医工作室，对高体三教授学术思想和临床经验进行

全面系统地总结，并通过医疗服务、科学研究、人才培养、学术讲座、跟师坐诊、发表论文、撰写论著、发明专利等方法路径，使高氏伤寒三阴流派技术得到广泛地推广应用，并取得了显著成效。

（四）学术影响

高体三教授为河南中医药大学方剂学科的奠基人，在工作中，教风严谨，师德高尚，其严谨的治学态度、优秀的教学风范和独特的学术思想，在中医界享有较高声誉，为方剂学科的建设和发展做出了巨大贡献。目前，河南中医药大学方剂学科已发展成为国家局级重点学科。高体三教授遍读中医经典著作，深入探研张仲景学术思想，结合自身数十年的临床教学实践，逐步形成了自己独特的学术思想，学术造诣颇深。在专业杂志上发表学术论文30余篇，编写《中医方剂学讲义》《中医常见病讲义》《临床中草药》《治法与方剂》《汤头歌诀新义》等教材和专著，具有较高的理论水平和学术价值，其中《汤头歌诀新义》等书多次再版，在中医界产生了较大的影响，并取得了良好的社会效益。为弘扬祖国医学，高体三教授运用中医学“治未病”的理论，针对环境污染对人体呼吸系统的危害，潜心研发的“维金康保健饮料”于1993年6月获河南省轻工厅科技进步二等奖，并产生了良好的社会效益和经济效益。

为了做好高体三教授的学术思想传承工作，2008年高天旭教授获得“十一五”国家科技支撑计划中医药领域项目立项，开展高体三教授临床经验及学术思想研究，对高老的学术思想进行全面梳理，总结归纳，并于2011年顺利通过国家中医药管理局的鉴定；2010年获批全国名老中医药专家传承工作室建设项目，建立高体三教授名医传承工作室，高天旭教授担任项目负责人，建设期内名医工作室成员共发表论文50余篇，出版著作4部，获得国家专利1项，培养青年骨干2名，研究生4名，于2014年8月成功通过国家中医药管理局鉴定；为了更好地将高体三教授的学术思想在教学中进行推广，名医工作室于2012年获得河南省高等教育教学改革立项，基于名老中医学术经验传承的案例式教学体系构建项目，开展案例式教学研究，通过编写教材、举办学术讲座、开展高体三教授学术思想及临床应用任选课等一系列方案的实施，进一步总结凝练高体三教授的学术思想精髓，编写了特色鲜明的案例教材《跟全国名老中医高体三做临床》，该教材充分体现了以问题为中心的教育理念，打破了案例式教材的传统模式，形成了真正意义上的案例式教材，实现了案例教材体例方面的新突破，该教材于 2019 年 8 月由人民卫生出版社在全国范围内公开出版发行，并产生了良好的社会效果。

二、传承研究项目

（一）“十一五”国家科技支撑计划中医药领域项目

项目级别：“十一五”国家科技支撑计划

项目名称：名老中医临床经验、学术思想研究

课题名称：高体三临床经验、学术思想研究

课题编号：2007BAI10B01-055

项目组织单位：国家中医药管理局

课题承担单位：河南中医学院

课题负责人：高天旭

主要研究人员：高天旭、赵玉瑶、徐江雁、韦大文、杜磊、毋莹玲、郑书娟、张广阳

起止年限：2007 年 9 月至 2010 年 12 月

（二）全国名老中医药专家传承工作室建设项目

项目级别：全国名老中医药专家传承工作室建设项目

项目名称：高体三教授传承工作室

项目文号：国中医药人教发〔2010〕59 号

项目组织单位：国家中医药管理局

项目负责部门：河南省中医药管理局

项目承担单位：河南中医学院第三附属医院

项目负责人：高天旭

工作室团队主要工作人员：高天旭、韦大文、徐江雁、蒋时红、彭新、刘景超、梁润英、贾永艳、刘文礼、郭凤鹏、程传浩、许国防、杨枫、任平

立项时间：2010 年 11 月

（三）河南省中医药科学研究专项课题

1. 项目一

课题名称：高体三教授治疗肝胆疾病学术思想研究

课题编号：2015ZY02054

课题承担单位：河南中医学院第三附属医院

课题负责人：高天旭

课题组主要成员：高天旭、彭新、易华、李海朋、高达、张玉婷、霍俊方

起止年月：2015 年 11 月至 2017 年 11 月

2. 项目二

课题名称：基于名老中医学术经验传承案例式教材建设

课题编号：2016ZY1001

课题承担单位：河南中医药大学第三附属医院

课题负责人：许二平

课题组主要成员：许二平、高天旭、张大伟、彭新、常征辉、李郑生、邵素菊

起止年月：2016 年 9 月至 2019 年 9 月

3. 项目三

课题名称：高体三教授治疗月经不调证治规律研究

课题编号：2017ZY2025

课题承担单位：河南中医药大学第三附属医院

课题负责人：高天旭

课题组主要成员：高天旭、彭新、高达、孟亚斌、张积思、雷团结、李海朋、霍俊芳

起止年月：2017 年 9 月至 2019 年 9 月

4. 项目四

课题名称：高体三教授治疗肾病水肿证治规律研究

课题编号：20-21ZY2079

课题承担单位：河南中医药大学第三附属医院

课题负责人：高天旭

课题组主要成员：高天旭、高达、周静、丁睿哲、时玮、张少帅、王樱豫、雷团结、张积思

起止年月：2020 年 7 月至 2023 年 6 月

（四）河南省高等教育教学改革重点研究项目

项目名称：基于名老中医学术经验传承的案例式教学体系构建

项目编号：2012SJGLX180

项目承担单位：河南中医学院

项目主持人：张大伟

项目成员：张大伟、高天旭、郭淑云、邵素菊、娄玉钤、孙玉信、许国防、常征辉

起止年月：2012 年 3 月至 2014 年 3 月

（五）河南中医学院教育教学改革研究项目

项目名称：基于高体三教授学术经验传承的案例式教学法研究

项目编号：2012JX31

项目承担单位：河南中医学院教务处

项目主持人：高天旭

项目成员：高天旭、彭新、许国防、常征辉、霍俊方、魏子杰、王漫漫

起止年月：2012 年 6 月至 2014 年 6 月

（六）河南省“十四五”普通高等教育规划教材立项建设

项目名称：《跟全国名老中医高体三做临床》

项目编号：教高〔2020〕469 号

项目承担单位：河南中医药大学

项目主持人：高天旭、高达

项目成员：高天旭、高达、徐江雁、彭新、丁睿哲、王漫漫、李海朋、时玮、张积思、易华、孟亚斌、徐昉、雷团结、霍俊方、魏子杰

立项时间：2020 年 11 月

三、传承人才培养

高体三教授名医工作室拥有一支结构合理、德才兼备、素质精良、相对稳定的学术传承团队（表 7.1），其中高级职称 11 人，中级 7 人，初级 1 人，博士 8 人，硕士 7 人，本科 4 人。为保证研究工作的顺利进行，团队制定有详细的实施计划，建立了严格的学习规章制度，确定了课题目标任务和阶段考核指标，制订了科学可行的技术路线，并根据团队成员的专业特长进行明确的分工，确保团队能够按照既定考核指标的要求如期完成各阶段课题任务，有效保证了课题研究工作的顺利实施，圆满完成各项工作任务

并取得了显著成效。

截至2023年，高体三教授名医工作室共培养中青年骨干教师10余人，硕士研究生16名（表7.2）；组建大学生创新创业团队，荣获"2018年全国移动互联创新大赛高校组二等奖"。为进一步广泛传承名老中医学术思想，学术传承团队在全校范围内开设了《跟国家级名老中医做临床——高体三教授临证医案选讲》选修课程，近5年培养本科生达3000余人；并通过开展专题讲座、学术交流、基层医师帮扶培训等一系列活动，近5年培训各级各类医师达1000余人，在促进中医药人才培养、加快健康中原建设等方面做出了积极的贡献。

表7.1 学术传承团队一览表（统计时间：2021年）

姓名	性别	年龄	专业	学历	职称	工作单位
高天旭	男	57	中医内科	本科	教授	河南中医药大学
高 达	男	31	中医内科	硕士	主治医师	河南中医药大学第三附属医院
韦大文	女	68	中医医史文献	本科	教授	河南中医药大学
徐江雁	男	57	中医医史文献	博士	教授	河南中医药大学
蒋时红	女	57	中医内科	硕士	教授	河南中医药大学
彭 新	男	50	中西医结合	博士	教授	河南中医药大学
刘景超	女	67	中医医史文献	硕士	教授	河南中医药大学
梁润英	女	56	中医医史文献	硕士	教授	河南中医药大学
贾永艳	女	51	中药药剂	本科	教授	河南中医药大学
刘文礼	男	39	中医医史文献	博士	讲师	河南中医药大学
郭凤鹏	男	41	中医医史文献	博士	讲师	河南中医药大学
程传浩	男	43	方剂学	博士	副教授	河南中医药大学
许国防	男	50	中医基础理论	硕士	讲师	河南中医药大学

续表

姓名	性别	年龄	专业	学历	职称	工作单位
杨 枫	男	43	计算机应用技术	博士	副教授	河南中医药大学
任 平	男	37	中医医史文献	硕士	讲师	河南中医药大学
赵 璐	女	47	中医内科	博士	主任医师	河南中医药大学第三附属医院
薛黎明	女	40	中医内科	硕士	主治医师	河南中医药大学第三附属医院
栗俊伟	男	39	中医内科	博士	主治医师	河南中医药大学第三附属医院
李路路	女	32	中医内科	本科	主治医师	郑州市金水区总医院

表 7.2　研究生培养一览表

姓名	性别	年级	学位	学科专业	学校
郑书娟	女	2007	硕士研究生	中医医史文献	河南中医药大学
毋莹玲	女	2008	硕士研究生	中医医史文献	河南中医药大学
霍俊芳	女	2011	硕士研究生	中医方剂学	河南中医药大学
王漫漫	女	2011	硕士研究生	中医临床基础	河南中医药大学
魏子杰	男	2012	硕士研究生	中医方剂学	河南中医药大学
易 华	男	2013	硕士研究生	中医方剂学	河南中医药大学
李海朋	男	2014	硕士研究生	中医方剂学	河南中医药大学
高 达	男	2015	硕士研究生	中医内科学	河南中医药大学
孟亚斌	男	2015	硕士研究生	中医方剂学	河南中医药大学
张积思	男	2016	硕士研究生	中医方剂学	河南中医药大学
雷团结	男	2017	硕士研究生	中医方剂学	河南中医药大学
丁睿哲	男	2018	硕士研究生	中医方剂学	河南中医药大学
张少帅	男	2019	硕士研究生	中医方剂学	河南中医药大学

续表

姓名	性别	年级	学位	学科专业	学校
王樱豫	女	2020	硕士研究生	中医方剂学	河南中医药大学
朱晓晓	女	2021	硕士研究生	中医方剂学	河南中医药大学
王涉川	男	2022	硕士研究生	中医方剂学	河南中医药大学

四、传承研究成果

（一）发明专利

发明专利：一种治疗慢性肠胃疾病的中药

发明人：高天旭、蒋时红、韦大文、徐江雁、彭新、贾永艳

专利号：ZL2012 1 0024008.2

专利权人：河南中医学院

专利授予日起：2013 年 10 月

（二）获奖成果

1. 成果一

项目名称：维金康保健饮料

获奖时间：1993 年 6 月

获奖等级：河南省轻工厅科技进步二等奖

证书编号：932034

2. 成果二

项目名称："爱克"中医特色抗癌有限责任公司

主要成员：高天旭、孙河龙

获奖时间：2018 年 11 月

获奖等级：2018 年全国移动互联创新大赛高校组教学成果二等奖

3. 成果三

项目名称：基于中医学类专业临床能力培养的实训课程体系的改革与实践

主要成员：张大伟、李建生、彭新、高天旭、许国防、常征辉、马丽亚、雷洋

获奖时间：2018 年 12 月

获奖等级：国家级教学成果二等奖

4. 成果四

项目名称：高等中医药院校构建以学生为主体的实践教学体系的研究与探索

主要成员：张大伟、高天旭、彭新、王磊、许国防、孟林、申义彩、常薇

获奖时间：2012 年 2 月

获奖等级：河南省教学成果一等奖

5. 成果五

项目名称：加强大学生“三基”训练的探索与实践

主要成员：高天旭、彭新、申义彩、孟林、梁华龙、马国柱、霍磊

获奖时间：2011 年 11 月

获奖等级：河南中医学院教学成果一等奖

6. 成果六

项目名称：跟全国名老中医高体三做临床

主要成员：高天旭、高达
获奖时间：2020 年 11 月
获奖等级：河南省“十四五”普通高等教育规划教材立项建设

7. 成果七
项目名称：高体三“三阴理论”学术思想探析
主要成员：高达、高天旭
获奖时间：2022 年 6 月
获奖等级：河南省教育厅科技成果奖优秀科技论文一等奖

（三）著作

1.《全国名老中医学术思想荟萃——河南中医学院专集》
出版社：人民卫生出版社
书号：ISBN 978-7-215-07346-3
出版时间：2008 年 9 月

2.《中国现代百名中医临床家——高体三》
出版社：中国中医药出版社
书号：ISBN 978-7-5132-0215-2
出版时间：2010 年 12 月

3.《当代名老中医养生宝鉴》
出版社：人民卫生出版社
书号：ISBN 978-7-117-16564-8
出版时间：2013 年 4 月

4.《当代名老中医成才之路》

出版社：上海科学技术出版社

书号：ISBN 978-7-5478-2047-6/R.670

出版时间：2014 年 1 月

5.《当代名老中医经验方汇粹（上册）》

出版社：人民卫生出版社

书号：ISBN 978-7-117-10875-7/R.18076

出版时间：2014 年 1 月

6.《当代名老中医经验方汇粹（下册）》

出版社：人民卫生出版社

书号：ISBN 978-7-117-18234-8/R.18235

出版时间：2014 年 1 月

7.《当代名老中医典型医案集（第二辑）——内科分册》

出版社：人民卫生出版社

书号：ISBN 978-7-117-18273-7/R.18274

出版时间：2014 年 1 月

8.《当代名老中医典型医案集（第二辑）——外、皮肤、骨伤、眼、耳鼻咽喉、口腔科分册》

出版社：人民卫生出版社

书号：ISBN 978-7-117-18267-6/R.18268

出版时间：2014 年 1 月

9.《**当代名老中医典型医案集（第二辑）——妇科分册**》
出版社：人民卫生出版社
书号：ISBN 978-7-117-18189-1/R.18190
出版时间：2014 年 1 月

10.《**当代名老中医典型医案集（第二辑）——儿科分册**》
出版社：人民卫生出版社
书号：ISBN 978-7-117-18168-6/R.18169
出版时间：2014 年 1 月

11.《**当代名老中医典型医案集（第二辑）——针灸推拿分册**》
出版社：人民卫生出版社
书号：ISBN 978-7-117-18299-7/R.18300
出版时间：2014 年 1 月

12.《**河南省名中医学术经验荟萃**》
出版社：世界图书出版西安有限公司
书号：ISBN 978-7-5192-2244-4
出版时间：2017 年 1 月

13.《**跟全国名老中医高体三做临床**》
出版社：人民卫生出版社
书号：ISBN 978-7-117-28503-2
出版时间：2019 年 8 月

（四）论文

表 7.3　发表论文一览

序号	论文题目	作者	发表杂志	发表日期
1	伤寒论第 56 条质疑	崔河泉、高天旭、党丽峰	河南中医	1990 年第 5 期
2	慢性病毒性肝炎的中医治疗进展	赵玉瑶、张国泰、高天旭	河北中医	1994 年第 6 期
3	高体三教授治肝 6 法	张运克、王晓卫	国医论坛	1995 年第 2 期
4	乌梅丸刍议	高天旭	河南中医	1996 年第 2 期
5	五苓散君药之我见	高天旭	安徽中医学院学报	1996 年第 5 期
6	从经方配伍规律论补脾泻肝	高天旭、赵玉瑶	中医研究	1996 年第 6 期
7	五更泻病机剖析	赵建欣、高天旭	河南中医药学刊	1997 年第 1 期
8	论营卫与气血脏腑的关系	徐江雁、高天旭	河南中医药学刊	1997 年第 3 期
9	从经方的配伍论桂枝治内伤杂病	高天旭	中国医药学报	1997 年第 6 期
10	提高高校青年教师业务素质的探索与实践	张书文、高天旭等	中医教育	1998 年第 3 期
11	经方桂枝茯苓丸治疗肝硬化 32 例	赵玉瑶、侯留法、高天旭	中国中西医结合脾胃杂志	1998 年第 3 期
12	软肝饮抗肝纤维化的实验研究	王倩嵘、高天旭	中国中医药信息杂志	1998 年第 8 期
13	浅论阳虚假热	张笑非、高天旭	中医杂志	1998 年第 10 期
14	柴胡桂枝鳖甲汤治疗肝胃不和证 52 例	赵玉瑶、高天旭	山西中医	1999 年第 3 期

续表

序号	论文题目	作者	发表杂志	发表日期
15	软肝饮加CD3AK治疗慢性乙型肝炎疗效观察	王倩嵘、高天旭、赖卓胜	中国医药学报	1999年第4期
16	伤寒三阴经生理病理关系	高体三、高天旭、赵玉瑶	河南中医	1999年第4期
17	强柔汤治疗强直性脊柱炎62例报告	徐立然、高天旭、弓延振	中医正骨	1999年第12期
18	强柔汤治疗强直性脊柱炎62例	高天旭、徐立然、弓延振	中国中医药科技	2000年第1期
19	高体三治疗慢性支气管炎经验	高天旭	中医研究	2000年第1期
20	中药诱导免疫耐受的几点思考	徐江雁、彭新、高天旭	国医论坛	2001年第5期
21	异种骨髓移植后苏木水提物诱导供者特异性免疫耐受的实验研究	徐江雁、彭新、高天旭	中华中医药杂志	2005年第9期
22	中医院校专业课程的整合	梁华龙、彭新、高天旭等	河南中医学院学报	2006年第1期
23	中医药学实验课程的重构	梁华龙、彭新、高天旭等	河南中医学院学报	2006年第2期
24	中医专业五年制本科新课程体系的课程设置	梁华龙、彭新、高天旭等	河南中医学院学报	2006年第3期
25	苏木提取物对SDWistar大鼠皮肤移植的影响	彭新、王红炜、徐江雁、高天旭	中华中医药杂志	2006年第9期
26	高体三教授治疗慢性咳嗽经验	李永亮	实用中医内科杂志	2007年第4期
27	高体三教授从三阴论治疑难杂病分析	郑书娟、高天旭	河南中医学院学报	2009年第2期

续表

序号	论文题目	作者	发表杂志	发表日期
28	高体三教授运用乌梅丸治疗口腔疾病	高天旭、韦大文、郑书娟	中医学报	2009 年第 6 期
29	养生重在形神，调理立足肝木	韦大文、高天旭	中国中医基础医学杂志	2009 年第 12 期
30	高体三治疗顽固便秘的经验	刘贯华、闫东艳	辽宁中医杂志	2009 年第 12 期
31	高体三教授临证经验点滴	毋莹玲、徐江雁	中国中医药现代远程教育	2010 年第 1 期
32	高体三教授运用麻黄附子细辛汤治疗杂症	韦大文、郑书娟、高天旭	中医学报	2010 年第 2 期
33	维金康口服液对尘肺引起肺纤维化大鼠模型干预的初步研究	高天旭、韦大文、徐江雁、赵玉瑶	中华中医药杂志	2010 年第 3 期
34	基于智能统计的围绝经期综合征中医临床文献的信息采集分析	韦大文、高天旭、任平、张雅薇	中华中医药杂志	2010 年第 6 期
35	高体三教授养生调理立足肝木调达之阐微	韦大文、高天旭、张雅薇	中华中医药杂志	2010 年第 10 期
36	高体三运用麻黄汤加减治疗汗证分析	高天旭、韦大文、徐江雁	辽宁中医杂志	2011 年第 2 期
37	探索临床实践教学新模式——预实习	张大伟、高天旭、孟林、马国柱	中医药管理杂志	2011 年第 4 期
38	强化三基训练提高育人质量	高天旭、马国柱、许国防、孟林、申义彩	中医药管理杂志	2011 年第 5 期
39	高体三教授益火补土疏木达郁治疗脾胃病之阐微	高天旭、韦大文、徐江雁、郑书娟	新中医	2011 年第 6 期

续表

序号	论文题目	作者	发表杂志	发表日期
40	痹证探讨	毋莹玲、鲁嵬、高天旭、徐江雁	世界中西医结合杂志	2011 年第 6 期
41	围绝经期综合征中医临床文献的质量评估	高天旭、韦大文、任平、张雅薇	中华中医药杂志	2011 年第 8 期
42	高体三运用小柴胡汤治疗胃病经验	高天曙	陕西中医	2011 年第 9 期
43	高体三教授治疗痹证临床对药运用之阐微	高天旭、韦大文、任平、张雅薇	中华中医药杂志	2012 年第 7 期
44	高体三治疗心系病证验案 2 则	高天曙	河南中医	2012 年第 7 期
45	高体三运用清木安神汤治疗不寐验案	郭凤鹏、樊尊峰、何磊、杨涛	辽宁中医杂志	2012 年第 9 期
46	高体三教授运用真武汤治疗杂病临床辨析	霍俊芳、高天旭	中医学报	2013 年第 1 期
47	高体三教授从三阴论治哮喘病经验	王漫漫、高天旭	中医学报	2013 年第 2 期
48	高体三教授临证经验选介	刘贯华	光明中医	2013 年第 3 期
49	高体三教授治疗胃食管反流病的经验	刘贯华	中医临床研究	2013 年第 3 期
50	高体三教授治疗卵巢囊肿临床经验解惑	梁润英、高天旭、韦大文、徐江雁	中华中医药杂志	2013 年第 7 期
51	高体三辨治慢性胃病经验	霍俊芳、魏子杰、高天旭	辽宁中医杂志	2013 年第 10 期
52	高体三教授治疗痹证经验	高天旭、任平、韦大文	中华中医药杂志	2013 年第 12 期

续表

序号	论文题目	作者	发表杂志	发表日期
53	清胆和胃丸中芍药苷和黄芩苷含量测定的研究	尹香阁、田效志、熊晶晶、高天旭	中医学报	2014年第1期
54	高体三教授治疗咳嗽经验	霍俊芳、高天旭	中医学报	2014年第2期
55	高体三教授治疗乳癖经验	王漫漫、高天旭	中医学报	2014年第3期
56	高体三教授从三阴论治癥瘕探析	魏子杰、高天旭	中医学报	2014年第4期
57	高体三教授三阴论治胁痛经验	魏子杰、高天旭、吕越	中医研究	2015年第3期
58	有关《金匮要略》脾中风若干问题的思考	易华、张玉婷、易建华、高天旭	中医研究	2015年第5期
59	试论少阳厥阴四逆散	易华、张玉婷、易建华、高天旭	中国中医药现代远程教育	2015年第6期
60	高体三教授运用附子治疗肝病经验	易华、张玉婷、易建华、高天旭	中国中医药现代远程教育	2015年第9期
61	高体三教授运用附子治疗肾与膀胱病的经验	易华、张玉婷、易建华、高天旭	中国中医药现代远程教育	2015年第10期
62	高体三教授运用附子经验脾脏篇	易华、张玉婷、易建华、高天旭	中国中医药现代远程教育	2015年第12期
63	高体三教授治疗眩晕经验	李海朋、高达、高天旭	中医研究	2016年第2期
64	中医药院校构建以学生为主体的实践教学体系研究	彭新、高天旭、许国防、张大伟	实验技术与管理	2016年第6期
65	高体三治疗不寐经验拾要	李海朋、高达、孟亚斌、高天旭	国医论坛	2017年第3期
66	高体三三阴理论学术思想探析	高达、高天旭	中华中医药杂志	2017年第4期

续表

序号	论文题目	作者	发表杂志	发表日期
67	高体三教授妇科治疗经验	易建华、易华、张玉婷、高天旭	中国中医药现代远程教育	2017 年第 6 期
68	高体三教授临证运用干姜经验	孟亚斌、张积思	中医研究	2018 年第 2 期
69	高体三教授辨治胸痹之阐微	张积思、高达、孟亚斌、高天旭	中医研究	2018 年第 5 期
70	从脏腑论三阴可振全军	孟亚斌、张积思、高天旭	光明中医	2018 年第 5 期
71	构建质量保障体系提高人才培养质量	呼海涛、高天旭	河南省教育网	2018 年 9 月
72	高体三从三阴经辨治肝癌的经验	雷团结、高达、丁睿哲、高天旭	国医论坛	2020 年第 1 期
73	高体三教授三阴论治消渴病	雷团结、高达、丁睿哲、高天旭	中医研究	2020 年第 2 期
74	高体三三阴辨治肾病水肿之探微	丁睿哲、高 达、雷团结、张少帅、高天旭	中华中医药杂志	2020 年第 8 期
75	高体三从“三阴理论”论治瘾疹临床经验	张少帅、高达、王樱豫、丁睿哲、雷团结、张积思、高天旭	中华中医药杂志	2021 年第 8 期

五、传承研究特色

（一）凝练了名老中医学术思想特色

传承团队通过多年的潜心研究，对高体三教授学术思想和临床经验进行了全面挖掘，系统整理高体三教授临证诊疗经验、思辨特点和遣方用药规律，总结凝练出高老特色鲜明的学术思想——“水暖土和木达”，构建了“高体三教授辨治三阴病的理论体系”，具有一定的理论性、思想性、方法性和指导性，为临证辨治各种疑难杂病提供了新的思路、方法和路径，对有效传承研究名老中医学术思想提供了较好的借鉴范本，对推广应用名老中医临床经验具有一定的示范作用，对进一步丰富和完善中医学理论体系，促进中医药学术的传承创新，具有重要的学术价值和现实意义。

（二）实现了教材体例的新突破

传承团队通过对高体三教授学术思想不断探索、总结、分析和研究，凝练思想特色，浓缩学术精髓，精选典型医案，导入问题主线，缜密解析答疑，通过多年的教学运行和实践，归纳、整理、撰写，逐步形成了突出高老学术思想特色的案例教材《跟全国名老中医高体三做临床》。该教材以问题为主线，贯穿于每个病案的始终，体现了以问题为中心的教育理念，打破了目前出版发行案例式教材的传统模式，形成了真正意义上的案例式教材，实现了案例教材体例方面的新突破。该教材在教学运行和实践中收到了良好效果，得到了广大师生的一致好评，为高等中医药院校案例式教学提供了良好的教学素材，并于2019年8月由人民卫生出版社在全国范围内公开出版发行，产生了良好的社会效益。

（三）创新了中医传承人才培养模式

深化教育教学改革，创新人才培养模式，建立了中医师承教育培养体系，将师承教育融入院校教育、毕业后教育和继续教育，在人才培养方案中设置“名老中医学术经验传承课程模块”，围绕“基于高体三教授学术经验传承的案例式教学法”进行探索研究，有利于传承高体三教授学术经验，有利于提高课堂教学质量，促进教学—临床一体化改革，开设了“跟国家级名老中医做临床——高体三教授临证医案选讲”选修课程，使用《跟全国名老中医高体三做临床》案例教材，由高天旭教授担任主讲教师，采用“案例式教学方法”，构建了“基于名老中医学术经验传承的案例式教学体系”。研究探索出了名老中医学术经验传承的案例式教学法，突破了传统的师承教育传承模式，刷新了传统中医高等教育教学方法，实现了师承教育与院校教育的完美结合，构建了理论—临床—理论的一体化培养体系，同时开展名老中医学术经验传承继续教育项目，提高执业医师中医临床思维能力和诊疗水平。通过院校教育和继续教育的模式，逐步建立完善了中医药师承教育培养体系，使名老中医学术经验得到广泛有效的传承和发扬，实现了名老中医学术经验传承模式的创新。

六、研究论文采撷

（一）维金康口服液对尘肺引起肺纤维化大鼠模型干预的初步研究

【摘要】目的：观察维金康口服液对尘肺引起的硅结节和肺弥漫性纤维化病变大鼠模型进行干预的结果。方法：45 只大鼠，随机分为空白组、染尘组及染尘治疗组。空白组在正常环境中喂养；染尘组染尘同时，喂养一般饲料；染尘治疗组用 30% 维金康浓缩液 1.0mL/100g，每日 2 次灌胃（人用量的 33 倍）。各组分别于实验第 15、30、90 日，分批处死 5 只大鼠，后解剖。结果：病理检测显示，染尘组第 90 日时表面有块状软骨样病变向肺表面突起。染尘治疗组、空白组两组大鼠肺部无异常发现。染尘治疗组体质量增长大于染尘组，鲜肺质量、干肺质量均小于染尘组。结论：维金康口服液对尘肺引起的硅结节和肺弥漫性纤维化有一定的治疗作用。

【关键词】尘肺；肺纤维化；维金康口服液

尘肺是长期吸入二氧化硅（SiO_2），如石棉粉尘、煤粉等有害粉尘沉积于肺，在肺组织内形成硅结节和弥漫性肺间质纤维化，并伴有肺功能损害，引起肺的组织损伤，以纤维化为主要病变的职业性肺疾病。该病与长期从事开矿、采石、坑道作业，以及在玻璃厂、陶瓷厂、石英粉厂和耐火材料厂等生产作业的工人关系密切，如不采取行之有效的防护措施则易患本病。其在工矿的职业病中发病率较高，因此防治尘肺在职业病中具有极为重要的意义。为了有效地解决这一难题，河南中医学院（现河南中医药大学）高体三教授与河南省平顶山矿务局合作攻关，创制了用于预防尘肺的矿工保健饮料维金康口服液，将中医药理论成功运用于该病的防治之中，通过近 10 余年的临床观察，证明该方对尘肺引起的硅结节和肺弥漫性纤维化病变均有一定的治疗作用。为深入探讨其作用机制，本研究对尘肺大鼠模型进行部分干预性实验研究，现报道如下。

1. 材料与方法

（1）材料

实验动物：动物购自河南医科大学动物中心（合格证号：医动字第 410117 号）。选用实验室清洁级 9 周龄健康成年大鼠 45 只，体质量 180 ～ 200g，雌雄各半，饲养温度（18±2）℃，通风良好，自然光照，动物分组单笼饲养。

实验药物：维金康口服液由河南中医学院制剂室提供。药物组成：百合 12g，茯苓 20g，陈皮 12g，五味子 10g，杏仁 10g，薄荷 6g，荷叶 30g，紫苏 12g，生姜 20g，甘草 10g 等。30%维金康口服液浓缩液的制备：将含生药 3%的维金康原液，10 倍地浓缩，制成含生药 30%的维金康浓缩液备用。

实验粉尘：用石棉粉、石英粉、煤粉以 1∶1∶1 的比例配制，用研钵研细，再用 200 目的铜丝罗过筛，然后用玛瑙乳钵充分研磨制成，90%以上为 5μm 粒径的混合粉尘，备用。

（2）方法

实验动物分组：45 只大鼠，随机分为 3 组，分别为空白组、染尘组、染尘治疗组。

动物模型的制备：采用自然染尘法，把染尘组与染尘治疗组的大鼠，放置体积为 1m^3 的染尘柜内，将 100mg 混合粉尘（高出最大允许浓度 25 倍），吹入染尘柜内，造成 100g/m^3 浓度的染尘环境。每隔 20min 从侧壁底孔，鼓气 1 次，1 小时后取出动物。每日吸尘 2 次，每次 1 小时，共喂养 15 ～ 30 日，制成大鼠尘肺早期模型。同时空白组在正常环境中喂养；染尘组染尘同时，喂养一般饲料；染尘治疗组用 30%维金康浓缩液 1.0mL/100g，每日 2 次灌胃（人用量的 33 倍）。于实验第 15、30、90 日，每组分批处死 5 只大鼠，解剖大鼠。肉眼观察肺及其他脏器，对大鼠、鲜肺、干肺称质量，对肺脏切片检查。以动物一般情况、体质量、解剖肉眼观察、鲜肺质量、干肺质量、镜检等诸项进行比较，运用统计学进行数据处理。

2. 结果

（1）一般情况

染尘后的大鼠活动及纳食量减少，7 日后染尘治疗组渐恢复正常。随时间延长，染尘组大鼠常有咳嗽、喷嚏、气急出现。空白组及染尘治疗组大鼠无异常表现。

（2）解剖检查

①肉眼观察

染尘组：将第 15、30 日的大鼠解剖，可见肺体积比空白组及染尘治疗组普遍增大，瘀红、质软。第 90 日时肺体积变小，变硬、灰色，有小支气管扩张及肺气肿。肺门淋巴结增大，为圆形或椭圆形，大小不等，直径为 1 ～ 3mm。其边界清楚，质硬，触之有砂砾感。肺表面有块状软骨样病变向肺表面突起。

染尘治疗组、空白组：两组大鼠肺体积大小正常，粉红色，表面光滑，肺脏质柔软。两组肺门淋巴结如芝麻大小，无异常发现。

②各组大鼠体质量、鲜肺质量、干肺质量测定

各组大鼠解剖前称质量，解剖后鲜肺称质量后，再用生理盐水冲洗肺脏，滤纸吸干水分，放置 50℃恒温干燥箱内烘干称质量。各组数据进行统计学处理比较，见表 7.4。

表 7.4 各组大鼠鲜肺质量、干肺质量比较（$\bar{x} \pm s$）

组别		空白组	染尘组	染尘治疗组
鲜肺质量（g）	15d	1.44±0.11	1.67±0.21	1.47±0.14
	30d	1.62±0.15	2.00±0.34★	1.72±0.23
	90d	1.82±0.15	2.50±0.35★★	1.86±0.24△
干肺质量（mg）	15d	218.60±7.40	235.20±14.07★	230.40±16.23
	30d	239.60±12.18	256.00±16.88★	264.60±15.20
	90d	272.00±10.12	305.75±26.06★★	277.40±7.23△
体质量（g）	15d	245.40±8.02	235.20±9.42	247.20±21.94
	30d	287.20±14.38	264.40±12.50★	307.00±22.95△△
	90d	308.40±26.51	263.90±17.31★★	302.00±19.25

注：与空白组同期比较，★$P < 0.05$，★★$P < 0.01$；与染尘组同期比较，△$P < 0.05$，△△$P < 0.01$。

测定结果显示：染尘组大鼠体质量增加缓慢。第 30 日和第 90 日的染尘大鼠与空白组比较有显著性差异。鲜肺质量和干肺质量均大于同时间空白组，其中鲜肺质量与空白组比，第 30 日差异显著，第 90 日差异非常显著；干肺质量第 90 日差异显著。染尘治疗组大鼠的体质量、鲜肺质量、干肺质量与空白组比较差异不明显。

（3）显微镜检查

染尘组第 15 日时，大鼠肺切片检查显示结构无明显异常变化；第 30 日时，肺内有散在少量点状硅结节，是由大量的巨噬细胞吞噬硅颗粒形成的细胞性结节，肺泡腔内有大量的巨噬细胞。第 90 日时肺内硅结节增多，结节中可见呈漩涡状或同心圆状的胶原纤维，部分结节中有玻璃样变，结节边缘有吞噬硅尘的巨噬细胞，肺间质内有大量淋巴细胞浸润和巨噬细胞，少量的浆细胞和嗜酸性粒细胞浸润。肺门淋巴结内也有硅结节形成，致使肺门淋巴结肿大。染尘治疗组第 15—30 日时，与空白组比较无异常变化。

第 90 日时仅有少量散在点状硅结节出现，余无异常发现。

3. 讨论

尘肺是一种常见的职业性肺疾病。职业性尘肺按粉尘的化学性质分为无机尘肺和有机尘肺两大类。无机尘肺常见的有硅肺、石棉肺、煤工尘肺等。硅肺是长期吸入有害粉尘微粒沉积于肺，引起肺的组织损伤，以纤维化为主要病变的职业性肺疾病。石英中二氧化硅（SiO_2）的含量为 97% ～ 99%，一般认为硅尘颗粒＞ 5μm 者被支气管黏膜上皮的纤毛排送到咽部咳出，＜ 5μm 的硅尘颗粒不易被上呼吸道排出而到达肺泡，进入肺泡间质的 SiO_2 被巨噬细胞吞噬后在其中与水聚合形成硅酸，硅酸改变溶酶体膜的通透性并使其破裂，释放水解酶，使巨噬细胞自溶崩解，游离出的硅尘再被吞噬。被溶解的巨噬细胞被激活释放肿瘤坏死因子、白细胞介素、纤维连结蛋白等引起肺组织的炎症反应、细胞坏死和肺纤维化。反复吸入及被吞噬后再释放出的硅尘使肺部病变不断加重，使患者在脱离硅尘环境后，肺部病变仍继续发展。早期硅结节是细小的硅尘颗粒到达末稍细支气管及肺泡，大量的巨噬细胞吞噬硅颗粒形成细胞性结节。后期肺门淋巴结内也有硅结节形成，致使肺门淋巴结肿大。晚期肺弥漫性间质纤维化，致使肺换气功能受到严重影响。石棉纤维穿入细支气管黏膜下组织及肺泡内，被肺间质的巨噬细胞吞噬，被激活的巨噬细胞释放炎症趋化因子及纤维化介质引起广泛的肺间质炎症及纤维化。

初步的实验研究显示：染尘组大鼠受到污染之后，体质量增长缓慢，鲜、干肺质量均大于同时间的空白组。至第 90 日时，鲜、干肺质量差异显著。而染尘治疗组的大鼠运用维金康口服液进行干预后，其体质量增长大于染尘组，而鲜、干肺质量则小于染尘组，至第 90 日时，鲜、干肺质量差异显著。病理镜检显示：染尘治疗组在第 90 日时，肺部仅有少量散在点状硅结节出现，余无异常表现。说明维金康口服液对肺部弥漫性纤维化病变，改善肺部血液循环，保护肺的功能有一定的干预作用，其他研究仍在进行中。

维金康口服液之命名是根据《金匮要略》百合固金之意，该方重用百合，百合性甘平入肺经，补肺金而敛肺气，金气降则肾水生，故昔有百合固金之称。茯苓、杏仁、甘草乃《金匮》中疗胸痹之意，加上陈皮，理肺气而和脾胃，健脾土而生金，五味子入肺走肝经，滋补而降敛。薄荷、荷叶、紫苏、生姜辛凉复辛温，入肝肺而走三焦，清疏肝木，宣发肺金，降逆和中，共成扶正固本、滋补疏通之效。

本研究的创新点，在于该方集预防、保健、治疗于一体，运用五行生克制化理论，土生金，金生水，金水相生的道理，培土生金，金气得旺，肾水得养，气机升降有序，息道调畅，从根本上改善了肺的呼吸功能，增强肺的宣肃之力、吐故纳新功能和整体新陈代谢的抗病能力。该方的急性毒理实验及药理作用表明，维金康原液无毒，不影响大鼠正常生长发育，能减少粉尘在肺中的沉积。这与该方有益气固本、活血散瘀、宣肺化痰、润燥止咳等中医理论是完全相符的。本品可以预防和减少尘肺发生，对于长期接触粉尘作业人员是一个较好的保健饮料。

高天旭，韦大文，徐江雁，等.维金康口服液对尘肺引起肺纤维化大鼠模型干预的初步研究 [J]. 中华中医药杂志，2010，25（3）：3.

（二）高体三运用麻黄汤加减治疗汗证分析

【摘要】高体三教授在长期临床实践中，总结治疗汗证的经验，他认为，汗出之证，关键在于营卫调和。营气疏泄，病在开，卫气收敛，病在阖，营卫分离，中虚之故。郁滞不通，郁而化火，火克土，土虚木贼乘之，营的疏泄太过，卫的收敛不足则汗出。治疗上，从燮理阴阳，调和气血、营卫开阖入手，治在根本，以麻黄汤为主方进行加减治疗，效果显著。

【关键词】高体三；麻黄汤；汗证

高体三教授善用经方治疗疑难杂症，其遵《伤寒论》及《金匮要略》之治，深谙本草之药性，尤其对清代黄元御《四圣心源》研究颇深，结合自身数十年临床教学实践，逐步形成独特的学术思想。特别是高老采用反治法，从调和营卫、调畅脏腑气机方面入手，运用麻黄汤加减治疗汗证，数剂即愈。

麻黄汤出自张仲景《伤寒论》第 35 条："太阳病，头痛，发热，身疼，腰痛，骨节疼痛，恶风，无汗而喘者，麻黄汤主之。"主要用于无汗、发热、身痛、喘满之太阳伤寒证，原治太阳伤寒表实证，汗出而解，祛风散寒，逐邪于外。该方素有"有汗者禁用麻黄汤"之禁忌，自古以来，成为历代医家所恪守的金科玉律，但高老将其运用于自汗及盗汗的治疗中，收到明显效果。

1. 对汗液的认识

汗液的生成以津液为物质基础，其输布则依助阳气的蒸腾气化，布散于人体肌表，濡润腠理。津液的生成是由水谷入胃，化生气血，气之慓悍者，行于脉外，则为卫；血之精专者，行于脉内，则为营。血藏于肝，气统于肺，而行于经络，则曰营卫。营气营养于内，卫气护卫于外，营卫之气运行有序，开合有度，周而复始，阴阳相贯，如环无端。《景岳全书·汗证》云："汗发于阴而出于阳，此其根本则由阴中之营气，而其启闭则由阳中之卫气。"在汗液生成和输布的过程中，尚需肾阳的蒸化、脾阳的转输、肺气的输布、肝血的濡养。正如清代名医黄元御《四圣心源》中所云："气统于肺，凡脏腑经络之气，皆肺气之所宣布也；其在脏腑则曰气，而在经络则为卫。血统于肝，凡脏腑经络之血，皆肝血之所流注也；其在脏腑则曰血，而在经络则为营。营卫者，经络之气血也。"

阳胜则卫气外发而汗出，阴胜则卫气内陷而人亡。卫胜而感轻者，皮毛易泄，则先期而汗解，卫虚而感重者，腠理难开，则过期而汗解。其卫弱郁深，不能速发，易振悸战摇而后汗出。如此营卫二气的循行规律发生紊乱，卫气失于顾护，营阴失于内守，营卫不和，腠理开合不利而引起汗液外泄，则为病理性的出汗，即为汗证。故治以调营和卫，此为治疗汗证的大法。综上所述，高老认为，治疗汗证应重点调理相关脏腑的功能，以求营卫调和，开阖有节而汗出有度。

2. 麻黄汤治汗证释义

高老在长期临床实践中，不断总结治疗汗证的经验。他认为，汗出之证，关键在于营卫调和。营气疏泄，病在开，卫气收敛，病在阖，营卫分离，中虚之故。郁滞不通，郁而化火，火克土，土虚木贼乘之，营的疏泄太过，卫的收敛不足则汗出。治疗上，从燮理阴阳，调和气血、营卫开阖入手，治在根本，以麻黄汤为主方进行加减治疗，效果显著。药用：麻黄5g，桂枝 15g，杏仁 10g，甘草 10g，白芍 15g，煅龙骨 30g，煅牡蛎 30g。木郁化火者加柴胡、黄芩；阳虚者加附子、干姜、细辛；气虚者加黄芪、党参；阴虚者加麦冬、五味子；血虚有热者加牡丹皮、生地黄。

（1）调营卫，司开阖，汗出有度

麻黄汤，集调和营卫与调肝于一身，方中麻黄味甘性温，归肺、膀胱经，善走卫分，轻扬上达，无气无味，乃气味之最清者，故能透出皮肤毛孔之外，又能深入积痰凝血之中。凡药力所不到之处，此能无微不至，为散卫分之邪的要药；桂枝辛温入肝，善走营分，疏肝祛风，配合麻黄透营和卫，营气外透而卫气外发，营卫调和；如元代名医王好古曰："麻黄治卫实之药，桂枝治卫虚之药，二物虽为太阳证药，其实营卫药也。…… 用麻黄、桂枝，即汤液之源也。"白芍苦酸甘微寒，归肝、脾经，养肝阴、调肝气、助肝阳以防木郁克土，伍桂枝调营、敛阴、止汗。如《神农本草经百种录》中曰："芍药花大而荣，得春气为盛，而居百花之殿，故能收拾肝气，使归根反本，不至以有余肆暴，犯肺伤脾，乃养肝之圣药也。"杏仁味甘苦，入手太阴肺经，疏利开通，破壅降逆，善于调理气分之郁。煅龙骨、煅牡蛎，潜阳敛阴止汗。炙甘草甘平，归肺、脾、心经，益气补中，滋养津液以运中气也，调和药性，中气复而营卫和，从而达到止汗的目的。

（2）调肝血，养营阴，收摄有节

李时珍《本草纲目》云："津液为汗，汗即血也。在营则为血，在卫则为汗。"汗液为津液所化，是津液的组成部分，来源于脾胃所化生的水谷精微。《素问・评热论》云："人所以汗出者，皆生于谷，谷生于精。"而血液是由水谷中的精微物质和营气中的精华物质，二者进入脉中而形成。即《灵枢·决气》云：“中焦受气取汁，变化而赤，是为血。”汗、血皆由体内津液所化生，故汗血同源。血藏于肝，肝藏血功能正常，保证了机体血量贮备充足，汗液才能化生有源，收摄有度。汗出过多而耗气伤津，津液过耗则损伤肝血，故治疗时宜滋阴以补肝体，以恢复肝脏藏血功能，选用桂枝即是此意。

3. 病案举例

王某，25 岁，2009 年 3 月 10 日就诊。

患者 2007 年行阑尾切除术，并查出患有结核性腹膜炎，服利福平、异烟肼至 2009 年 1 月。2 个月前停药后，患者无明显诱因出现自汗、盗汗，盗汗较自汗明显，多梦，烦躁，精神欠佳，倦怠乏力，入夜则困乏欲寐，饮食、二便尚可，舌质淡，苔薄白，脉细数。

治宜燮理阴阳，调和气血、敛阴止汗。给予麻黄汤加减，药用：炙麻黄 5g，桂枝 15g，白芍 30g，党参 20g，麦冬 10g，五味子 15g，煅龙骨 30g，煅牡蛎 30g，黄芪 30g，柴胡 15g，黄芩 10g，附子 3g，细辛 3g，炙甘草 15g。连服 12 剂则汗止。

高天旭，韦大文，徐江雁. 高体三运用麻黄汤加减治疗汗证分析 [J]. 辽宁中医杂志，2011，38（2）：2.

（三）高体三教授益火补土、疏木达郁治疗脾胃病之阐微

【关键词】脾胃病；中医治法；益火补土；疏木达郁；高体三

河南中医学院（现河南中医药大学）高体三教授出生于中医世家，幼承家训，熟读中医学古籍，研《内经》之理，遵《伤寒》之旨，深谙《本草》之药性，一生注重中医学经典的研究，博采众长，在中医学教学、科研、临床上获得了较大的成绩。高教授临床诊疗以六经辨证为主线，脏腑辨证为核心，创立了“水暖土和木达”的学术思想，重视对足三阴疑难病的研治，

尤其治疗脾胃病，善于运用益火补土、疏木达郁法，且疗效显著。

1. 治脾胃重在益火补土

脾主运化水谷精微，化生气血，为后天之本；肾藏先天之精，是生命之本源，为先天之本。《景岳全书·脾胃》曰：“盖人之始生，本乎精血之原，人之既生，由乎水谷之养；非精血无以立形体之基，非水谷无以成形体之壮。”脾的运化水谷，有赖于肾气的资助和促进，始能健旺；肾所藏先天之精及其化生的元气，亦赖脾气运化水谷之精及其化生之谷气的不断充养和培育，方能充盛。因此，后天与先天，相互资生，相互促进。先天温养激发后天，后天补充培育先天。赵献可《医贯》云：“饮食入胃，犹水谷在釜中，非火不熟，脾能化食，全赖少阳相火之无形者在下焦腐熟，始能运化也。”充分说明命门之火能生脾土，脾胃的纳运功能必须借助肾命之阳气温煦，才能运化健旺。若肾阳不足，无以温养脾胃，则纳运失常。高教授认为，肾精不足与脾精不充，脾气虚弱与肾气虚亏，脾阳虚损与命门火衰，脾阴（胃阴）匮乏与肾阴衰少，常可相互影响，互为因果。因此，脾胃的纳运功能与命火关系密切。脾肾阳虚多出现畏寒腹痛、腰膝酸冷、五更泄泻、完谷不化等虚寒性病证。脾气运化水液功能的正常发挥，须赖肾气蒸化及肾阳温煦作用支持。肾主水液输布代谢，又须赖脾气及脾阳的协助，即所谓“土能制水”。脾肾两脏相互协同，共同主司水液代谢的协调平衡。肾虚蒸化失司，水湿内停，也可影响脾的运化功能，最终均可导致尿少浮肿、腹胀便溏、畏寒肢冷、腰膝酸软等脾肾两虚、水湿内停之证。

高教授治疗脾胃病常选用大辛大热之附子，以其上煦头项，下温元阳，外暖皮腠，内煦脏腑，用于回阳救逆、蠲痹止痛、温通心阳、扶阳解表、温阳利水。明代虞抟云：“附子禀雄壮之质，有斩关夺将之气，能引补气药行十二经，以追复散失之元阳；引补血药入血分，滋养不足之真阴；引发散药开腠理，以逐在表之风寒；引温药达下焦，以除在里之冷湿。”且附子与干姜同配，温中散寒，回阳通脉，温肺化饮。《本草求真》谓“干姜大热无毒，守而不走，凡胃中虚冷，元阳欲绝，合以附子同投，则能回阳立效，故书中有附子无姜不热之句”，以求脾肾同调。加附子犹如釜底添薪，为温脾为主兼以达温肾之意。高教授提出，脾胃病总的治疗原则为燥土暖水，疏木达郁。水暖土和，木达风清，脾旺湿消，则病自愈矣。

2. 治脾胃重在疏木达郁

疏木达郁即疏理肝胆。因脾胃病土虚不能培木，而木郁又进一步乘土，往往形成土木同病，故有“见肝之病，知肝传脾”之说。具体而言，脾虚失其健运则生湿，湿为阴邪，易于阻滞气机。而肝主疏泄，以条达为顺，气机郁阻，则木郁化热，形成湿热蕴结之象。一般而言，湿为阴邪，当以温阳健脾之品以化湿；而热为阳邪，当以清热之品以泻之。然温阳药助热，热益增之，清热药寒凉败脾伤胃，湿益添之，令许多人用药时，斟酌再三。如叶天士说：“湿热缠绵，病难连已。”高教授认为，药物归经于脏腑，不是简单的寒热相加，而是进入体内各入各脏。湿因脾经有湿阻所生，湿当温化可去，故运用辛热入脾之干姜以温脾化湿；热因木郁化热所致，热得清可解，常采用柴胡、黄芩等以清疏肝胆，并可酌情使用不同的调肝药物。所谓必须寒热并用，肝脾同调是也。

高教授认为，肝胆生理功能以条畅为顺，方能有助于脾胃正常的纳运功能。若肝胆功能失调而木郁不达，除本经发病以外，往往会累及他脏而杂病丛生，其中以胃肠疾病最为多见。若肝胆郁热，木郁克土，肝火犯胃，脾胃失和，胆火上炎，木郁化火，循经上扰，母病及子，心火上炎，临床常出现胃脘胀满，或痞塞时痛，食欲不振，消化不良，或呕逆吞酸，嘈杂难受，或兼胸胁胀痛，口苦咽干，心烦失眠，舌苔白腻或黄腻，脉细数或弦数等。高教授临证常加入清疏肝胆之柴胡、黄芩、桂枝、白芍。其中，柴胡为肝经之主药，其性升散宣泄，与肝胆同气相求，能宣畅气机，畅通血脉，升举阳气。如叶天士曰：“柴胡气平……轻清，升达胆气，胆气条达，则十一脏从之宣化，故心腹肠胃中凡有结气皆能散之也。”黄芩清泻肝胆之火，主诸热；桂枝辛散疏肝，调木气，达肝郁；白芍入足厥阴肝经，入肝家而清风，养血柔肝，缓中止痛，敛阴收汗。张隐庵《本草经疏》云：“芍药，气味苦平。风木之邪，伤其中土，致脾络不能从经脉而外行，则腹痛；芍药疏通经脉，则邪气在腹而痛者可治也。”四药相配，清、疏、温、补并用，既清肝木之郁热，又能疏畅条达肝木之性，有效恢复肝胆正常生理功能。临证运用，肝血亏虚可加当归、生地黄、阿胶，补血以养肝体，活血止痛，润肠通便；肝经热邪更甚者，酌配伍泻肝、平肝、镇肝之药，如泻肝之龙胆，泻肝胆实火，除下焦湿热，平肝之珍珠母，潜阳安神，定惊明目，镇肝之代赭石，镇肝平逆，凉血止血。

在疏理肝胆方面，高教授常用疏肝、清肝、温肝、补肝、敛肝、柔肝、镇肝、泻肝、平肝之品。厥阴之病，以甘缓之，以酸泻之，以辛散之。若有虚者，以滋阴养血之品补之；化热者，以苦降之；欲急者，急食辛以散之。高教授常用疏理肝胆法及药物有：①疏肝法，柴胡、桂枝、郁金等；②清肝法，黄芩、黄连、茵陈、金钱草、牡丹皮、夏枯草、豨莶草等；③温肝法，桂枝、小茴香、乌药、吴茱萸、川芎等；④补肝法，当归、生地黄、熟地黄、阿胶等；⑤敛肝法，乌梅、白芍、五味子等；⑥柔肝法，白芍、炙甘草、益母草等；⑦镇肝法，龙骨、牡蛎、龟板、代赭石等；⑧泻肝法，龙胆、川楝子、大黄等；⑨平肝法，珍珠母、代赭石、龙齿等。

上述所有调肝药物中，高教授最注重桂枝的运用。《伤寒论》112 方，方中用桂枝者 41 方，《金匮要略》184 方，方中用桂枝者 49 方，合计（去重复者）79 方，占总方近三分之一，仅次于甘草。桂枝味辛甘，气香，性温，入足厥阴肝经、足太阳膀胱经，入肝家之血分，走经络而达营郁，最调木气，升清阳之脱陷，降浊阴之冲逆，疏筋脉之挛急，利关节之壅阻，入肝胆而散遏抑，极止痛楚，通经络而开闭塞，甚祛湿寒，能止奔豚，更能安惊悸，温阳化饮之效。《金匮要略》云：“病痰饮者，当以温药和之。”饮在中焦者，桂枝可温脾输化，饮在下焦者，桂枝可温肾行水。因此，高教授认为，桂枝乃肝经主药，其功用辛温行散，疏木达郁，凡因肝经郁滞、功能失调所致的各种病证，均可选用桂枝以调之。如此，高教授在治疗脾胃病中，桂枝乃方中必用药物，旨在疏木以达到土和之目的，临证常获佳效。

3. 结语

高教授认为：脾胃病，其病虽在脾胃，实与肝肾关系密切。因脾土功能制水，若脾虚土湿不能制水，则肾阳虚寒水泛滥，反侮脾土，形成水土寒湿；水土寒湿不能生培肝木，则肝木郁遏，生气不遂，克害中土，致使脾虚更甚，最终导致足之三阴（肝脾肾）同病。故在临床上，治脾之湿，应兼治肝肾；治肝之病，须兼顾脾肾；治肾之寒当兼医肝脾，方可获得较好疗效。因此，治疗脾胃病，当立足于益火补土、疏木达郁，达到燥土暖水，水暖土和，木达风清，脾旺湿消，则胃病自愈矣。

高天旭，韦大文，徐江雁，等．高体三教授益火补土、疏木达郁治疗脾胃病之阐微 [J]. 新中医，2011，43（6）：2.

（四）高体三教授治疗卵巢囊肿临床经验解惑

【摘要】高体三教授是全国第二批老中医药专家学术经验继承工作指导老师，有非常丰富的临床经验，在长期的临床实践中形成了以六经辨证为纲，以脏腑辨证为核心的三阴辨治理论和独特的“水暖土和木达”的学术思想，临证治疗慢性妇科杂症，疗效显著。

【关键词】高体三；卵巢囊肿；经验；水暖土和木达

高体三教授出身于中医世家，业医60余载，熟读经典医著《黄帝内经》《伤寒论》，在熟读经典的基础上进一步研读了清代医家黄元御的《四圣心源》，专业上刻苦钻研，博采众家之长，形成了以六经辨证为纲，结合脏腑辨证的三阴辨治理论和独特的“水暖土和木达”的学术思想。根据高老学术思想指导临床治疗妇科卵巢囊肿，取得了很好的效果。

1. 辨治思路

卵巢囊肿是妇科临床的常见病、多发病，早期无明显症状，可发生于任何年龄阶段，多发生于卵巢功能最旺盛时期和围绝经期的妇女，为卵巢良性肿瘤的一种，约占卵巢肿瘤的75%，多呈囊性。临床多见月经延后、腹痛、月经色暗伴血块等症状，B超可诊断为“卵巢囊肿”。中医学虽无此病名，但根据其临床症状和体征，可归类于“癥瘕”“积聚”等范畴。

高老认为，卵巢囊肿发生多因肝、脾、肾三脏功能失调，气滞、血瘀、痰凝毒相互杂至发为本病。妇女由于月经、孕育、分娩、哺乳等生理特点，往往容易损伤阴血，导致阴血亏虚，气机郁滞，湿阴痰凝，冲任失调。刘完素《素问病机气宜保命集·妇人胎产论》有云：“妇人童幼天癸未行之间，皆属少阴；天癸既行，皆从厥阴论之；天癸已绝，皆属太阴也。”据此，妇科疾病与少阴、厥阴、太阴关系密切，换言之，足少阴肾、足厥阴肝、足太阴脾三脏功能失调为本病发生之关键。现代妇女因工作、家庭、生活压力和生理周期等方面因素，往往会出现心情郁闷，烦躁易怒，形成肝气不疏，肝气郁结，克伐脾土，导致肝脾不和，肝郁乘脾，脾气虚弱，水湿不运，湿聚成痰，痰湿属阴，重着黏滞，影响血之畅行，又可加重血瘀，瘀血阻滞，气血失调，气机不利，又使水湿不化，痰湿加重，而脾的运化水湿功能，依赖肾气蒸化及肾阳温煦，肾虚蒸化失司，水湿内停，也可影响脾的运化功能，终致肝、脾、肾三脏功能失调，形成瘀血痰湿互结，阻于冲任，日久成为癥瘕。总之，本病的发生多因患者脾肾阳虚，水寒土湿，土不培木，水不涵木，肝失所养，木郁不达，横克脾土，脾土湿陷，土不制水，肝脾肾功能失调，形成水寒、土湿、木郁，脏腑经络气滞血瘀，痰凝湿阻，凝滞不通发为本病。

基于本病发病特点，高老在临证治疗上立足于肝、脾、肾的调治，重点把握脾肾虚寒，肝郁气滞，瘀血内停的病机关键，据此确立疏肝养血，活瘀散结，配合温补脾肾为治疗大法，并贯穿于疾病始终，临床运用《金匮要略》之桂枝茯苓丸加味进行治疗，效果显著。

2. 方药探析

（1）基本方

桂枝、茯苓、桃仁、赤芍、牡丹皮、炙麻黄、附子、细辛、白术、白芍、当归、吴茱萸、川芎、党参、干姜、炙甘草、生姜。

（2）方解

本方是由桂枝茯苓丸加味而成。高老在长期治疗卵巢囊肿的临床实践中，认为桂枝茯苓丸实为疏肝化瘀、消癥散结之良方，故选本方作为基础方。然而从桂枝茯苓丸的药物组成分析，该方为肝脾同调，以调肝为主的方剂，其健脾之力不足，温肾之功缺失，故在桂枝茯苓丸的基础上集合温肾散寒、健脾祛湿、养血通脉之麻黄附子细辛汤、真武汤、理中丸等方剂以达肝脾肾三阴同调之功。

从基本方剂组成分析，所配方剂均出自张仲景《伤寒杂病论》。《金匮要略·妇人妊娠病脉证并治》曰："妇人素有癥病，经断未及三月，而得漏下不止……当下其癥，桂枝茯苓丸主之"。《金匮要略方义》指出，本方为化瘀消癥之剂，方中以桃仁、牡丹皮活血化瘀；用等量之白芍，以养血和血，庶可祛瘀养血，使瘀血去，新血生；加入桂枝，既可温通血脉以助桃仁之力，又可得白芍以调和气血；佐以茯苓之淡渗利湿，寓有湿去血止之用。高老认为，桂枝乃肝经主药，调肝之佳品。桂枝辛温入肝，温通血脉而消瘀血；芍药入肝缓急止痛；茯苓入脾祛痰利水；桃仁、牡丹皮破血祛瘀，消癥散结。全方共成化瘀生新、调和气血之剂。麻黄附子细辛汤出自《伤寒论·辨少阴病脉证并治》："少阴病，始得之，反发热，脉沉者，麻黄细辛附子汤主之。"钱潢《伤寒溯源集》卷九："以麻黄发太阳之汗，以解其在表之寒邪；以附子温少阴之里，以补其命门之真阳；又以细辛之气温味辛专走少阴者，以助其辛温发散。三者合用，补散兼施，虽微发汗，无损于阳气矣，故为温经散寒之神剂也。"高老用温、通、行、散 4 个字概括该方的作用要点，取其温肾壮阳、散寒通络之功。真武汤出自《伤寒论》第 84 条，"太阳病发汗，汗出不解，其人仍发热，心下悸，头眩，身瞤动，振振欲擗地者，真武汤主之"；第 316 条，"少阴病，二三日不已，至四五日，腹痛，小便不利，四肢沉重疼痛，自下利者，此为有水气，其人或咳，或小便不利，或下利，或呕者，真武汤主之"。高老认为，真武汤本身即是一首三阴方剂，方中附子大辛大热，回肾阳之衰微，祛脏腑之阴寒，温肾阳以助气化；茯苓甘淡渗利，入心、肾、脾三经，入足少阴则渗利寒水，入手少阴则宁心安悸，入足太阴则渗湿培土；白术味甘苦而性温，合茯苓共入脾补土祛湿以固正气；白芍酸寒，主入足厥阴肝经，养血柔肝泻肝，濡筋清风，疗头眩而止瞤动，补肝疏肝使其发挥疏泄水湿之功；方用生姜味辛性温，走而不守，辛散温通，散内寒能温水气，走经络能除寒战，既可协附子温肾化气，又能助苓术和中降逆，合芍药补肝疏木。全方共成暖肾健脾补肝、温阳化气行水之三阴并治之剂。高老认为，足太阴脾经发病，多化寒湿，当首选张仲景太阴经主方理中丸以温中散寒，健脾祛湿。

从组方药物归经分析，所有药物紧紧围绕肝、脾、肾三脏进行配伍。方中桂枝、白芍、赤芍、当归、川芎、牡丹皮入厥阴，补肝养肝，疏肝调肝，养血活血，行瘀散结，使肝木条达而血脉通畅；附子、细辛入少阴，温肾壮阳，散寒通络；党参、白术、干姜、炙甘草、茯苓、生姜入太阴，温暖中土，祛湿健脾，以强壮气血生化之源；吴茱萸味辛性温，入于三阴，温补脾肾，疏达肝木，养血活瘀，散寒通经。诸药合用，共组成补肝疏肝，暖肾健脾，三阴同调之剂，以求“水暖土和木达”之功，故凡足三阴肝脾肾功能失调所致的妇科杂病，临证灵活运用，均可达到良好效果。

（3）加减运用

临床可根据病情新久、虚实，体质强弱，按不同情况随症加减。若少腹虚寒者，可加重桂枝、干姜、附子用量；气滞腹痛者，加延胡索、川楝子、香附、小茴香、乌药以理气止痛；经血血块紫暗者，加红花以活血化瘀；若苔黄腻，湿热较甚者，加薏苡仁、败酱草；腰部酸痛者，加杜仲、续断；子宫肌瘤可加三棱、莪术、水蛭；乳房肿块可加玄参、鳖甲、煅牡蛎、夏枯草。

3. 典型病案

患者某，女，40岁。2007年6月11日初诊。

主诉：月经后期，下肢瘀胀1年余。

患者到某医院体检，B超提示“卵巢囊肿”，给予西药治疗，但效果欠佳，建议手术治疗，特求治于中医。自述月经后期，下肢瘀胀1年余，伴腰部酸困，双上肢瘙痒，舌质淡，苔薄白，脉沉。

辅助检查：B超显示左侧附件区见一个类圆形无回声区，大小为39mm×29mm，边界清，壁薄光滑，提示“卵巢囊肿”。

中医诊断：癥瘕，证属气滞血瘀（肝脾肾功能失调）。

治法：疏肝解郁，温肾健脾，散结消癥。

处方：桂枝15g，茯苓10g，桃仁12g，赤芍、白芍各15g，牡丹皮15g，炙麻黄10g，附子10g，细辛5g，连翘20g，赤小豆20g，桑白皮12g，生地黄15g，怀牛膝20g，泽泻20g，党参15g，白术10g，干姜10g，炙甘草10g，当归15g，通草15g，大黄6g，生姜6g。水煎服，日1剂，连服3日。后继服12剂。

二诊（2007年7月1日）：下肢瘀胀减轻，腰痛止，瘙痒减轻，纳可，二便调，舌淡，苔薄白，脉沉细。上方大黄增为9g，加柴胡15g，升麻10g，黄芪30g。每日1剂，连服12剂。

三诊（2007年7月12日）：诸症减轻，仍有双手及上肢瘙痒，月经色暗淋漓不尽，纳可，二便调，舌淡，苔白，脉弦缓。以上方白芍加为30g，加入防风10g，蝉蜕10g。每日1剂，连服12剂。

四诊（2007年7月29日）：诸症减轻，时发面部及脚部肿胀，时发瘙痒，月经不调，纳可，二便调，舌淡，苔薄白，脉沉细。上方去蝉蜕、防风、柴胡。每日1剂，连服12剂。

五诊（2007年8月19日）：诸症减轻，下肢活动后浮肿，双手瘀胀，纳可，二便调，舌暗红，苔薄黄，脉沉细。以上方加清肝疏肝的柴胡15g，黄芩12g，加鸡血藤30g，泽兰20g，土鳖虫10g，猪苓20g。每日1剂，连服6剂。

六诊（2007年8月28日）：诸症逐渐改善，仍觉下肢浮肿，双手瘀胀，纳可，二便调，舌淡，苔薄白，脉沉细。以上方去土鳖虫、黄芩，加川芎20g，怀牛膝20g，煅龙骨、煅牡蛎各30g，白芥子10g。每日1剂，连服18剂。

七诊（2007年9月28日）：诸症改善，瘀胀减轻，病情稳定，纳可，二便调，舌淡，苔薄白，脉弦细。以上方去白芥子、通草、泽兰、煅龙骨、煅牡蛎，加入肉苁蓉20g。每日1剂，连服6剂。

八诊（2007年10月9日）：腰背酸痛，月经淋漓，量少色暗，纳可，二便调，舌淡红，苔薄白，脉弦细。以上方加入阿胶10g，杜仲15g，续断20g，益母草20g。每日1剂，连服20剂。

九诊（2007年11月2日）：诸症逐渐改善，仍觉轻微下肢浮肿，双手瘀胀，舌淡，苔薄白，脉沉细。去桃仁、杜仲，加黄芩12g。每日1剂，连服6剂。

十诊（2007年11月9日）：服药后腹部时胀满，双手指时麻，二便正常，饮食尚可，舌淡，苔白，脉细数。上方党参加为20g，加桃仁10g，红花10g，黄连10g。每日1剂，连服6剂。

十一诊（2007年11月16日）：服药后诸症改善，月经正常，舌淡，苔白，脉细数。B超检查提示：双侧附件区声像图未见明显异常，卵巢囊肿消失。

按：癥瘕一证，多因脏腑功能失调，气机阻滞，瘀血内停所致。本案辨治要点有三：一是患者腹有包块且伴下肢瘀胀，为气血运行不畅，瘀血痰湿积聚，乃肝郁脾虚之证，疏肝则气机畅达、血脉通畅，健脾则痰湿可祛、气血旺盛；二是患者腰痛酸困，腰为肾之府，此为肾阳虚弱，寒湿困滞之症；三是双上肢瘙痒，即肝血不足、湿热内蕴、血虚风燥所致。治当立足三阴，调补肝脾肾，故在活血化瘀、养血调肝方药中，加入温肾健脾之品。方中首选桂枝茯苓丸疏肝化瘀，消癥散结为主导，合当归四逆汤温经散寒，养血通脉；配麻黄附子细辛汤、真武汤、理中丸等方药温肾暖脾，行水化湿，散寒通络，以增强温通血脉、除湿逐痰、化瘀散结之功；另配麻黄连翘赤小豆汤发散透表，清热利湿，疏风止痒。如此三阴经多方集合，肝脾肾三脏同调，紧扣病机，辨证施治，随症加减，故获佳效。

梁润英，高天旭，韦大文，等．高体三教授治疗卵巢囊肿临床经验解惑[J]．中华中医药杂志，2013，28（7）：3.

（五）高体三“三阴理论”学术思想探析

【摘要】高体三教授为全国第二批名老中医药专家指导老师，经过数十年的理论探究和临床实践，形成了独特的“三阴理论”体系，创立了“水暖土和木达”的学术思想。“三阴理论”揭示了人体发病与足三阴肝脾肾的密切关系以及足三阴肝脾肾之间密切的生理、病理关系。足太阴脾土，病则多湿；足少阴肾水，病则多寒；足厥阴肝木，病则多风。其中，一经发病，往往累及其他二经，终致“三阴”同病而杂病丛生。“水暖土和木达”是三阴理论的治疗学宗旨，即肾水温暖，脾土和顺，肝木条达，则气血调畅，生机充沛，所以人体无病则健康长寿矣。

【关键词】高体三；学术思想；三阴理论；水暖土和木达

高体三教授为全国第二批名老中医药专家指导老师。高老一生注重中医学经典的研究，熟读中医古籍，研《黄帝内经》之理，遵《伤寒杂病论》之旨，深谙《神农本草经》之药性，在中医学教学、科研、临床上成效斐然，经过数十年的理论探究和临床实践，形成了独特的“三阴理论”体系，创立了“水暖土和木达”的学术思想。

1. 三阴的生理关系

所谓“三阴”是指足太阴脾经、足少阴肾经、足厥阴肝经。足太阴脾，属土；足少阴肾，属水；足厥阴肝，属木。高老为了说明三者之间密切的生理关系，恰切地将脾土比作地，肾水比作墒，肝木比作树。足三阴肝脾肾之间的生理关系就类同于自然界中树、地、墒的关系，三者密不可分，缺一不可。在自然界中，树木长在土地之上，且需要水来浇灌，如此，才能生长旺盛，枝繁叶茂，而人生理活动亦然。三者在生理上相互滋助，相互为用，共同维持人体正常的生理功能。临床常说“土得木而达”“益火补土”“培土制水”“滋水涵木”等，都深刻揭示了三阴之生理关系密切。

（1）足太阴的生理机制

足太阴，脾也，为阴中之至阴。《四圣心源·天人解》云："祖气之内，含抱阴阳，阴阳之间，是谓中气，中者，土也，土分戊己，中气左旋，则为己土，中气右转，则为戊土，戊土为胃，己土为脾。己土上行，阴生而化阳，阳升左，则为肝，生于上，则为心。戊土下行，阳降而化阴，阴降于右，则为肺，降于下，则为肾。"所谓"土爰四象，为心肝肺肾之母也"。《素问·玉机真脏论》云："脾脉者土也，孤脏以灌四旁者也。"饮食水谷入于胃，依赖于脾的运化腐熟，水谷精微才得以化生，再由脾气转输到全身各个组织器官，故人体脏腑、四肢百骸等形体器官都依赖于脾胃中土所化生的气血津精的滋养。

脾为太阴而主升，胃为阳明而主降，升降之功能称为中气。脾胃之中气，为气机升降之总枢，脾气从左旋升，可推动肝肾也升；胃气从右转降，可带动心肺也降，脾升故水木不郁，胃降故火金不滞。脾胃之中气，健旺而善运，则心火下降于肾，肾水不寒，肾水上济于心，则心火不亢，上清而下温者，是谓平人。

（2）足少阴的生理机制

足少阴，肾也，为阴中之阴。肾在五行中属水，水曰润下，润下作咸，与冬之气相通应。肾藏先天之精，主生殖，为人体生命的本源，故为"先天之本"。肾精化肾气，肾气分阴阳，肾阴与肾阳相互滋助，相互促进，协调全身脏腑之阴阳，故又称为"五脏阴阳之本"。肾阴具有凉润、抑制等作用，肾阳具有温煦、推动等作用，肾阴与肾阳相互为用，协调共济，则肾气冲和条达，人无病矣。

肾阴，又称为"元阴"或"真阴"，是人体一身阴水的源泉，调摄人之一身精气血津液的化生和输布，机体五脏六腑、十二经络、四肢百骸、官窍皮毛等都依赖其濡养，五脏六腑之机能活动皆赖其调控，所谓"五脏之阴气，非此不能滋"。肾阳，又称为"元阳"或"真阳"，是人体一身阳气的根本。脾胃中气赖其温煦才能腐熟水谷，化生气血，进而输布于全身五脏六腑、四肢百骸、皮毛官窍。五脏六腑之机能活动皆赖其推动，所谓"五脏之阳气，非此不能发”。若肾阳充盛，则人体五脏六腑、四肢百骸及形体官窍的生理功能得以推动和激发，热量产生相对增加，机能活动加速，则精神振奋。

（3）足厥阴的生理机制

足厥阴，肝也，为阴中之阳，体阴而用阳。肝在五行中属木，木曰曲直，曲直作酸，与春之气相通应，具有生长、升发、条达、温和、舒畅的特性。春天，阳气始发，阳光普照，冰雪融化，阴霾消散，万物复苏，生机盎然，万象更新，自然界呈现出一派欣欣向荣的景象。

五脏之中，以肝为贵。《素问·阴阳类论》云：“春甲乙青，中主肝，治七十二日，是脉之主时，沉以其脏为最贵。”王冰注曰：东方青色，入通于肝…… 夫四时之气，以春为始，五脏之应，肝脏合之，公以其脏为最贵。一年万物之生赖于春，而人一身之脏气之生赖于肝，故以肝（胆）脏为最贵。肝主疏泄，调畅全身气机，使脏腑经络之气的运行通畅无阻。若肝木条达，升发疏泄之功能正常，则人体一身气血和畅，经脉通达，五脏六腑之机能活动安定有序。

（4）足三阴之生理关系密切

脾属土，肾属水，脾土制水，以防肾水泛滥，所谓“土能制水”。肾为一身之阳，温煦脾土，促进脾土运化水谷，化生气血。肝属木，生于肾水，得益于中土所化生气血的滋养，才能升发条达。水暖土和，则肝木发荣，生机盎然，所谓“木生于水而长于土”。而脾土运化水谷功能的正常发挥亦需肝木之疏泄而健运，所谓“土得木而达”。总之，足三阴肝脾肾生理关系密切，临床运用需熟练掌握，方能知常达变，临证不乱。

2. 三阴的病理关系

（1）足太阴的病理机制

足太阴脾，以湿土主令，不病则已，病则多湿，所谓“脾主湿”，即此义也。脾喜燥而恶湿，土燥则能制约肾水，土湿则被寒水所侮。寒水侵犯湿土，于是湿土作寒，而成水寒土湿。六气之中，湿为太阴主气，寒为少阴客气。因此，太阴寒湿，非因寒水所侮，而总归阳明虚弱导致。脾为湿土，胃为燥土，太阴之湿盛，则湿气阻燥而生寒。阳明之阳盛，则燥气夺湿而化热。因此，阳明燥土，病则浊气上逆，太阴湿土，病则清阳下陷，这就是自然规律在人体疾病中的体现。脾主升清，胃主降浊，脾为寒湿所困，水谷运化失权，则升降反作。中气凝滞则腹满，浊阴上逆则呕吐，清阳下陷则下利。土湿木壅，侵克脾土，则腹痛。正如《伤寒论·辨太阴病脉证并治》提纲条文所说："太阴之为病，腹满而吐，食不下，自利益甚，时腹自痛，若下之必胸下结硬。"

（2）足少阴的病理机制

足少阴肾，属水应冬，不病则已，病则多寒，所谓"肾主寒"，即此义也。水（肾）位于下，火（心）位于上。肾水上济交于心火，火中有液，阳中有阴，故火不上炎，心火下降交于肾水，水中有火，阴中有阳，故水不下寒，此所谓水火相济，阴阳相交，心肾相交，人之常态也。少阴以心火为主，肾水则为从化之脏，但少阴虽以心火司气，而火从水生，火根于水，水性本寒，寒为火根，故少阴一病，病于寒者多，而病于热者少也。《伤寒论·辨少阴病脉证并治》提纲条文"少阴之为病，脉微细，但欲寐也"，揭示了足少阴肾病多寒的病理特点及主要发病特征。

（3）足厥阴的病理机制

足厥阴肝，以风木主令，不病则已，病则多风，所谓"肝主风"，即此义也。木以发达为性，赖己土以达之，己土湿陷，抑制肝木发达之性，生意不遂，故郁怒而乘脾土。风性善动，而生疏泄，凡腹痛下利、亡汗失血之证，皆风木之疏泄也。《素问·阴阳应象大论》云："风胜则动。"凡颜面肌肉抽掣、眩晕、震颤、抽搐、颈项强直、角弓反张、两目上视、口眼㖞斜等症，皆肝风之征兆也。肝以血为体，藏血而华色，主筋而荣爪。风动耗血，则色失荣养而枯，爪失濡润而脆，筋失濡养而拘急。凡眦黑唇青、爪断筋缩之证，皆风木之枯燥也。《素问·风论》云："风者，善行而数变。"肝木发病，最易累及他脏，其传化乘除，千变不穷，故风木者，五脏之贼，百病之长，凡人之病起，无不因于肝木之郁也。

（4）足三阴之病理关系密切

足太阴脾土病湿，无权制水，则肾之寒水泛滥，反侮脾土，导致水寒土湿。寒水不能生木，土湿不能培木，肝木郁滞，生意不遂，终至三阴同病，以脾土为主。足少阴肾水病寒，寒水不能生木，则肝木郁遏，横逆克土，土湿又被水侮，终至三阴同病，以肾水为主。足厥阴肝木病郁，郁而生风，贼克脾土，土湿无权制水，反被水侮，终致三阴同病，以肝木为主。

总之，三阴经在生理上密切联系，病理上相互影响，一经发病往往累及其他二经，终致三阴同病而杂病丛生，或木郁蠹生而蛔厥，或手足厥寒而脉细，或寒疝腹痛而逆冷，或木郁乘土而痛泻，或虚劳腰痛而尿频，或妇人转胞不得溺，或下消而上渴，或脐悸而奔豚，或男子失精，或女子梦交，或带下崩漏，不一而足。

3.“三阴理论”临床治疗学思想

高体三教授根据足三阴肝脾肾的生理及病理特性，承袭医圣张仲景《伤寒论》扶阳法，并在此基础上加以发展，创立了“水暖土和木达”的学术思想。

高体三教授提出：肾为人一身阳气之根，人之生死，阴阳判别，肾为水脏，寒则病生，暖则病愈，元阳充盛，阳主阴从，阴平阳秘，则机体功能正常，即“水暖”是也；脾胃中气升降协调，升清阳暖肝血而化魂神，降浊阴凉肺气而化魄精，交济上下，贯通左右，外防邪气之侵袭，内御杂病之丛生，即“土和”是也；肝木条达，疏泄正常，气血和畅，脏腑、形体、官窍等机能活动安定有序，即“木达”是也。此外，高老还将自然界“水暖土和木达”的生机勃勃之象生动比作人体“水暖土和木达”的健康状态，即自然界风调雨顺、万物复苏、生机盎然，恰是人体气血调畅、正气充盛之健康长寿之象。

高体三教授认为：急性病多实多热，慢性病多虚多寒；急性病多为三阳经病变，而慢性病多与三阴经关系密切，临证治疗疑难杂病多从足三阴入手，根据足三阴经的生理及病理特点，应立足于足三阴肝脾肾同调，采取疏木达郁、温肾散寒、健脾祛湿的治疗方法，选用理中汤（太阴）、四逆汤（少阴）、乌梅丸（厥阴）类方剂进行灵活运用，使机体达到“水暖土和木达”的正常生理状态，则沉疴自除。

4. 结语

高体三教授经过数十年的理论探究和临床实践，形成了独特的“三阴理论”体系，创立了“水暖土和木达”的学术思想。

所谓“三阴”，是指足太阴脾经、足少阴肾经、足厥阴肝经。高老所提出的“三阴理论”诠释了足三阴肝脾肾之间的生理、病理关系，揭示了人体内伤杂病与足三阴肝脾肾的密切关系。足太阴脾土，病则多湿；足少阴肾水，病则多寒；足厥阴肝木，病则多风。其中，一经发病，往往累及其他二经，终致三阴同病而杂病丛生。

“水暖土和木达”为高老“三阴理论”的治疗学宗旨，即肾水温暖，脾土和顺，肝木条达，则气血调畅，生机充沛，所以人体无病。临证针对慢性疑难杂症，应立足于足三阴肝脾肾的调理使之达到“水暖土和木达”正常的生理状态，则沉疴迎春，机体康复。

高达，高天旭.高体三“三阴理论”学术思想探析[J].中华中医药杂志,2017(4)：3.

（六）高体三教授辨治胸痹之阐微

【摘要】高体三教授为第二批全国名老中医药专家学术经验继承工作指导老师，是河南中医药大学方剂学科奠基人，出身于中医世家，熟读《黄帝内经》《神农本草经》《伤寒杂病论》等经典著作，从医 60 余载，业精于勤，博览众方，创立了“水暖土和木达”学术思想，临床善用经方及温热药物治疗各种疑难杂病。高老认为，胸痹虽病位在心胸，但实则与肝、脾、肾三脏功能失调密切相关；临证治疗胸痹时，应在调理心、肺的基础上侧重于肝、脾、肾三脏的调理，使其恢复正常生理状态，肝木条达，脾土调和，肾水温暖，则气血调畅，胸痹自除。

【关键词】高体三；胸痹；临证辨治；经验

高体三教授为第二批全国名老中医药专家学术经验继承工作指导老师，是河南中医药大学方剂学科奠基人，出身于中医世家，熟读《黄帝内经》《神农本草经》《伤寒杂病论》等经典著作，从医 60 余载，业精于勤，博览众方，创立了“水暖土和木达”学术思想，在临床、科研、教学等方面成效斐然。高老临证辨治思路独特，善用经方和温热类药物治疗疑难杂病，收效颇佳。现将高老治疗胸痹经验介绍如下。

1. 病因病机

胸痹是指以胸部闷痛，甚则胸痛彻背、喘息不得卧为主症的一种疾病，轻者仅感胸闷如窒、呼吸欠畅，重者则有胸痛，严重者心痛彻背、背痛彻胸。对胸痹临床表现的描述最早见于《黄帝内经》，其中《灵枢·五邪》曰：“邪在心，则病心痛。”汉代张仲景在《金匮要略》中正式提出“胸痹”之病名，言：“夫脉当取太过不及，阳微阴弦，即胸痹而痛。”并将胸痹的病因病机总结为“阳微阴弦”，即机体上焦阳气虚微，下焦阴寒气盛，寒邪、痰饮等邪气上犯，导致胸阳不展，不通则痛，成为本虚标实之证。《诸病源候论》曰：“寒气客于五脏六腑，因虚而发，上冲胸间，则胸痹。”认为素体阳衰，阴寒之邪乘虚入侵，凝于脉中，痹阻胸阳，导致胸痹。《太平圣惠方》首次将心痛、胸痹并列，曰：“夫思虑烦多则损心，心虚故邪乘之。”指出七情内伤导致心虚是胸痹的主要病因。清代医家王清任提出了“气虚血瘀”的理论，在治疗上重视化瘀与益气相结合，认为气不行血、瘀血阻滞导致胸痹心痛。综上而知，胸痹主要病机为心脉痹阻，与寒邪、痰湿、血瘀、情志、气虚、血虚等因素有关。

高老认为：胸痹有寒邪内侵、饮食失调、情志失节、劳倦内伤、年迈体虚等多种病因；该病虽病位在心胸，但实则为肝、脾、肾三脏功能失调，导致阳气不足，阴寒内盛，气血亏虚，痰湿瘀血阻滞，发为胸痹。

肝在五行属木，体阴而用阳，主升主动，喜条达而恶抑郁，主要生理功能为主疏泄和主藏血。若肝失条达，一方面疏泄失常，气机运行不畅，郁滞于心脉，发为胸痹；另一方面肝藏血功能失常，不能调摄全身血液，血虚则不能滋养心脉，母病及子，心脉失养，血瘀则停滞于心脉，瘀血阻滞，不通则痛，皆可发为胸痹。

脾在五行属土，为后天之本，乃气血化生之源，主运化水湿。若脾失健运，一方面不能正常运化水谷精微，后天失养则气血化生乏源，心胸得不到气血滋养，发为胸痹；另一方面脾之运化水湿功能失常，水液停滞，聚而为痰，痰湿郁阻心胸，发为胸痹。

肾在五行属水，主司和调节全身水液代谢，肾阳又称“元阳”或“真阳”，是机体一身阳气之根本。若肾水病，一方面不能调节全身水液，水湿泛滥，停于心脉，发为胸痹；另一方面肾阳不足，不能蒸腾，导致全身脏器阳气不足，阴寒内盛，邪气停于心脉，发为胸痹。

临床上，肝、脾、肾三脏关系密切，常相互影响。肾为一身阳气之根本，温煦脾土，促进脾土升清降浊，运化水湿；肝木生于肾水，有赖于脾土的滋养才能疏畅条达，使气行血运。在发病过程中，若肝木郁滞，乘克脾土，脾失健运，土壅木郁，则土不制水，肾水不暖，不能涵养肝木，导致肝、脾、肾三脏同病，气血运行不畅，寒、痰、湿、瘀血等邪气阻滞心胸，发为胸痹。由此可见，胸痹实为肝、脾、肾三脏功能失调所致的综合性疾病。

2. 辨治思路

高老认为，胸痹虽然病机复杂，但临床上只要在顾护心脏气阴的同时着重调理肝、脾、肾三脏，以“水暖土和木达”学术思想为指导，以疏肝、健脾、温肾为主线，以恢复脏腑正常生理功能为目标，通过调理脏腑以达到治疗胸痹的目的，则可获得满意疗效。

高老在选药配方时常以生脉散顾护心肺，配合温阳健脾之理中丸、小建中汤，补肝疏肝之桂枝汤，温肾散寒之四逆汤。基本方药物组成：党参 10 ～ 20g，麦冬 6 ～ 10g，五味子 15 ～ 20g，柴胡 9 ～ 15g，黄芩 9 ～ 15g，桂枝 10 ～ 30g，白芍 15 ～ 30g，炙甘草 10 ～ 15g，白术 15 ～ 20g，干姜 15 ～ 60g，制附子 6 ～ 15g，生姜 6 片，大枣 6 枚。方中党参、麦冬、五味子合而为生脉散，益气养阴，调补心肺。在此基础上配伍补肝疏肝达郁之桂枝汤，其中桂枝为仲景疏肝达郁之要药，清代医家黄元御在《长沙药解·卷二·桂枝》中谓其"入肝家而行血分，走经络而达营郁，善解风邪，最调木气"；芍药滋补肝血，补肝之体以助肝用；生姜之辛，佐桂枝以解肌表；大枣之甘，佐芍药以和营里；甘草甘平，有安内攘外之能，用以调和中气。加入柴胡、黄芩寓有小柴胡汤之意，取其清疏肝木，以助桂枝汤疏达肝木、调畅气血之效。又配温中祛寒之理中丸，一则燥湿健脾，以杜生痰之源；二则补中培土，以促气血生化之源。再伍温肾散寒之四逆汤，一方面温肾壮阳，温煦一身之阳气；另一方面化气行水，清痰化饮。诸方合用，共奏益气养阴、疏达肝木、健运脾土、温暖肾水之效，如此" 水暖土和木达"，则阳气复，痰湿除，气血通，胸痹自除。高老强调：该方在临床具体运用时，可随症加减。闷气者，合橘枳姜汤、茯苓杏仁甘草汤；胸痛者，合丹参饮；胸闷闭塞者，合瓜蒌薤白半夏汤、枳实薤白桂枝汤；咳痰清稀者，合苓甘五味姜辛汤；痰喘者，合桂枝加厚朴杏子汤、三子养亲汤；大便干结者，合大柴胡汤；瘀血明显者，合血府逐瘀汤；下肢浮肿者，合真武汤；心悸、失眠者，合桂枝加龙骨牡蛎汤、酸枣仁汤。

3. 病案举例

患者，男，49 岁，2013 年 4 月 23 日初诊。

主诉：胸闷、疼痛 10 年，加重 1 年。

患者素有高血压、冠心病、糖尿病病史，10 年前无明显诱因出现胸闷，因工作繁忙未引起充分重视。1 年前胸闷加重，伴胸背部憋闷疼痛、气短、乏力，于当地某医院就诊，行心脏造影检查提示冠状动脉狭窄，手术安装心脏支架 2 个，术后诸症虽稍有缓解，但近来症状反复发作，并有加重趋势。现症：胸闷、疼痛，气短乏力，精神欠佳，睡眠不安，多梦，大便干，小便黄，时发咳嗽，清稀白痰，四肢不温，舌质红，苔白腻、滑，脉弦细。

西医诊断：冠心病。

中医诊断：胸痹，辨证为气阴两虚证。

治法：益气养阴，疏肝健脾，温肾散寒。

处方：党参 20g，麦冬 10g，五味子 10g，柴胡 15g，黄芩 15g，桂枝 15g，白芍 15g，炙甘草 10g，陈皮 15g，杏仁 10g，茯苓 30g，枳实 20g，制附子 6g，干姜 15g，白术 10g，桃仁 10g，赤芍 15g，牡丹皮 15g，生地黄 30g，细辛 3g，生姜 30g（为引）。15 剂。每日 1 剂，水煎，早、晚餐后半小时温服。

二诊（2013 年 5 月 9 日）：胸闷、疼痛明显减轻，乏力、咳嗽症状消失，睡眠改善，大便通畅，仍有轻微胸闷气短，多梦，小便黄，舌质红，苔白腻滑，脉弦细。上方加制附子至 9g，干姜至 20g，细辛至 5g，加泽泻 30g，丹参 20g，檀香 6g（后下），砂仁 6g（ 后下），继服 15 剂。

三诊（2013 年 5 月 25 日）：胸闷、气短进一步改善，血糖有所下降，胸部偶有隐痛，后背时发憋胀，舌质红，苔白滑，脉弦细。上方增檀香至 10g，砂仁至 10g。再服 15 剂。

四诊（2013 年 6 月 10 日）：胸闷气短、隐痛症状完全消失，偶因情志因素而发胸闷不舒，二便正常，精神可，舌淡红，苔白，脉弦。 效不更方，继服 30 剂，以巩固疗效。2 个月后电话随访，患者诸症消失，未复发。

按： 本案患者心、肝、脾、肺、肾五脏俱病，其发病关键在于肝、脾、肾三脏功能失调。 患者久病体弱，脾肾阳虚，肝血虚滞，导致阴寒内盛，气血亏虚，心脉失养，发为胸痹。脾土失和，气血生化乏源，痰湿壅于中焦，故气短乏力、精神欠佳；土不制水，肾水寒冷，则四肢不温；土不培木，水不涵木，导致木郁不达，郁而化火，则大便干，小便黄；木火刑金，土不生金，肺失宣降，故咳嗽，有清稀白痰；肝火扰心，心脉失养，故睡眠不安，多梦；肝、脾、肾三脏功能失调，水寒土湿木郁，阴阳失调，气血失和，故胸阳不振，胸闷疼痛反复发作。治宜益气养阴，疏肝健脾，温肾散寒。方选生脉散顾护心肺气阴；附子理中丸温中健脾，温肾散寒；桂枝汤疏肝养血，条达木郁；茯苓杏仁甘草汤、橘枳姜汤宣肺理气，和中降逆；桂枝茯苓丸温通经脉，活血化瘀；生地黄既助生脉散养阴清热，又助桂枝汤养血疏肝；细辛入于肺、心、肾经，散寒通窍化饮，交通心肾。二诊时，患者症状明显减轻，说明其心、肺气阴渐复，肝、脾、肾功能趋于协调。故在原方基础上加丹参、檀香、砂仁，以丹参饮增强活瘀行气止痛之效；因其舌苔较前腻滑，故加入泽泻以增强渗利水湿之力。四诊时，患者情况已基本稳定，守方继服，巩固疗效，以期达到“水暖土和木达”之正常生理状态，使诸症愈。

4. 小结

胸痹为临床常见疾病，与生活环境及社会、心理等多种因素相关。历代医家认为：胸痹乃心脉痹阻，与寒邪、痰湿、血瘀、情志、气虚、血虚等因素有关。高老认为：本病病位在心胸，但实为肝、脾、肾三脏功能失调；在发病过程中，肝木郁滞，脾虚失运，肾水虚寒，造成水寒、土湿、木郁的病理状态，终致肝、脾、肾三脏同病，气血亏虚，阴寒内盛，痰湿瘀血阻滞，发为胸痹；在治疗方面，应以疏肝、健脾、温肾为主线，在维护心、肺气阴的同时重点调理肝、脾、肾，使之达到“水暖土和木达”的正常生理状态，则气血调畅，胸痹自除。

张积思，高达，孟亚斌，等. 高体三教授辨治胸痹之阐微 [J]. 中医研究，2018，31（5）：3.

（七）高体三教授治疗痹证临床对药运用之阐微

【摘要】高体三教授是第二批全国名老中医，在多年的教学实践中，逐步形成了独特的三阴辨治理论，创立了“水暖土和木达”的治疗学思想，遣方用药注重药物的性能，即四气、五味、归经、升降浮沉等。病之从内出者，必由于脏腑；病之从外入者，必由于经络。临床擅长应用对药治疗内伤杂病，疗效显著。

【关键词】高体三；痹证；对药；水暖土和木达

高体三教授是第二批全国名老中医，业医60余年，精研中医古典医籍，博采众长，潜心钻研，在长期的临床诊疗中以六经辨证为主，脏腑辨证为核心，在教学实践中，逐步形成独特的三阴辨治理论，创立了“水暖土和木达”的治疗学思想，擅长应用对药治疗内伤杂病，济世救人，疗效显著。本文就高体三教授临床治疗痹证应用对药的特点作一归纳总结。

1. 用药特点

高教授认为：遣方用药注重药物的性能，即四气、五味、归经、升降浮沉等，病之从内出者，必由于脏腑；病之从外入者，必由于经络。其病之情状，必有凿凿可征者。故治病者，必先分脏腑经络之所在，而又知其七情六淫所受何因，然后依何经何脏对病择药。辨证论治，明辨脏腑经络，确定病位，依经用药，方能药效确切。

在治疗痹证药物的选择上，高教授与传统痹证之用药不同，很少应用祛风湿药，反而另辟蹊径，以解表药、补气药、温里药、补血药、利水渗湿药、清热药、活血化瘀药为治疗痹证的主要药物。其中所选用的解表类药物，多为祛散风寒之品，取其辛温散寒之性，以散内在之瘀邪，通畅经络。具体常用药物有附子、桂枝、白芍、细辛、炙甘草、干姜、茯苓、当归、炙麻黄、通草、党参等。

2. 对药分析

（1）附子、干姜

临证之时，高教授喜用附子和干姜。高教授认为附子辛热，入心、脾、肾经。其性走而不守，能通行十二经，补益阳气，故凡阳气不足之证均可用之，尤能补益肾阳。因其祛寒力强，故能治寒湿阻络之痹痛。《医学启源》中记载附子有“去脏腑沉寒，补助阳气不足，温热脾胃”之功。《本草经读》则认为“太阳之标阳，外呈而发热，附子能使之交于少阴而热已；少阴之神机病，附子能使自下而上而脉生，周行通达而厥愈。合苦甘之芍、草而补虚，合苦淡之苓、芍而温固”，并在其进一步论述中明确指出：“仲景用附子之温有二法：杂于苓、芍、甘草中，杂于地黄、泽泻中，如冬日可爱，补虚法也；佐以姜、桂之热，佐以麻、辛之雄，如夏日可畏，救阳法也。”《本草正义》则强调：“附子，本是辛温大热，其性善走，故为通行十二经纯阳之要药，外则达皮毛而除表寒，里则达下元而温痼冷，彻内彻外，凡三焦经络，诸脏诸腑，果有真寒，无不可治。”干姜，味辛，性热，归脾、胃、肾、心、肺经，功效温中散寒、回阳通脉、燥湿消痰、温经止血。《医学启源》认为干姜可“通心气，助阳，去脏腑沉寒，发诸经之寒气”。《神农本草经》则认为：“干姜气温，秉厥阴风木之气，若温而不烈，则得冲和之气而属土也；味辛得阳明燥金之味，若辛而不偏，则金能生水而转润矣，故干姜为脏寒之要药也。”干姜与附子同用，功能回阳，但干姜偏温脾胃之阳，而附子偏温脾肾之阳。

二者同用于痹证，治寒邪之留于筋骨，则在内之寒湿可解，痹证自消。

（2）桂枝、白芍

桂枝味辛甘，气香，性温，入足厥阴肝经、足太阳膀胱经，入肝家之血分，走经络而达营郁，最调木气，升清阳之脱陷，降浊阴之冲逆，疏筋脉之急挛，利关节之壅阻，入肝胆而散遏抑，极止痛楚，通经络而开痹涩。《长沙药解》云：“桂枝，入肝家而行血分，走经络而达荣郁。善解风邪，最调木气。升清阳之脱陷，降浊阴之冲逆，疏筋脉之急挛，利关节之壅阻。入肝胆而散遏抑，极止痛楚，通经络而开痹涩，甚祛湿寒。”《本经疏证》云：“凡药须究其体用，桂枝能利关节，温经通脉，此其体也。芍药味酸，微苦，入足厥阴肝经，入肝家而清风，养血柔肝，缓中止痛，敛阴收汗。”《本草经疏》张隐庵云：“芍药，气味苦平。风木之邪，伤其中土，致脾络不能从经脉而外行，则腹痛；芍药疏通经脉，则邪气在腹而痛者可治也。”并在此基础上，进一步指出：“寒湿凝滞于肌肉，阳气不达于外，桂枝与白芍同用，以扶脾阳而达营分之郁。盖孙络满布腠理，寒郁于肌，孙络为之不通，非得阳气以通之，营分中余液必不能蒸化而成汗，桂枝之开发脾阳其本能也。但失此不治，湿邪内窜关节，则病历节；或窜入孙络而为痛，按之不知其处，俗名寒湿流筋。其郁塞牵涉肝脏，二证皆宜桂枝。”

由此可见，桂枝与芍药在痹证各个时期的治疗中均有重要作用。

（3）麻黄、细辛

麻黄以轻扬之味，而兼辛温之性，故善达肌表，走经络，表散风邪，祛除寒毒。若寒邪深入少阴、厥阴筋骨之间，非用麻黄不能逐也。洁古云：去荣中寒邪，泄卫中风热。张景岳则认为，“若寒邪深入少阴、厥阴筋骨之间，非用麻黄、官桂不能逐也。但用此之法，自有微妙，则在佐使之间，或兼气药以助力，可得卫中之汗”；故临证用药时，佐入麻黄以通散在内之郁滞。正如高教授所强调张景岳之论述：“凡宜用散者，惟斯为最。然柴胡、麻黄俱为散邪要药，但阳邪宜柴胡，阴邪宜麻黄，不可不察也。”细辛，味辛，性温，入肺、肾经，具有祛风、散寒、行水之功，可温经止痛，用于寒邪入络之肌肉关节痛。凡药香者，皆能疏散风邪，细辛气盛而味烈，其疏散之力更大。细辛性温，又能驱逐寒气，故其疏散上下之风邪，能无微不入，无处不到。如《本草正义》：“细辛，以气为治也。芳香最烈，故善开结气，宣泄郁滞，而能上达巅顶，通利耳目，旁达百骸，无微不至，内之宣络脉而疏通百节，外之行孔窍而直透肌肤。”

（4）党参、炙甘草

党参，味甘，性平，归脾、肺经，具有补中、益气、生津之功。党参力能补脾养胃，润肺生津，健运中气，与人参不甚相远。其尤可贵者，则健脾运而不燥，滋胃阴而不湿，润肺而不犯寒凉，养血而不偏滋腻，鼓舞清阳，振动中气而无刚燥之弊。甘草，甘，温，炙用治脾胃虚弱，食少，腹痛便溏。《本草经疏》中论述：“甘草味甘，气平无毒，正禀土中冲和之阳气以生，可升可降，阴中阳也。主五脏六腑寒热邪气，坚筋骨者，以其得土中冲阳之气，味甘平，性和缓，故能解一切毒气，安脏腑，除邪热也。五脏之寒热邪气既解，则脏气和而真气生，气日以盛，故筋骨坚。长肌肉倍力者，甘能益脾，脾主肌肉，兼主四肢，脾强则四肢生力，故长肌肉倍力也。”《神农本草经》中记载：“物之味甘者，至甘草为极。甘主脾，脾为后天之本，五脏六腑，皆受气焉。脏腑之本气则为正气，外来寒热之气，则为邪气，正气旺则邪气自退矣。筋者，肝所主也；骨者，肾所主也；肌肉者，脾所主也；力者，心所主也，但使脾气一盛，则五脏皆循环受益，而得其坚之、壮之、倍之之效矣”。

（5）茯苓、白术

脾喜燥而恶湿，脾失健运，则水湿不化内停，可酿痰成饮，故有“脾为生痰之源”之说，而杜绝生痰之源则应以健脾燥湿为要务。茯苓，淡能利窍，甘以助阳，除湿之圣药也。味甘平补阳，益脾逐水，生津导气。《汤液本草》记载：“淡能利窍，甘以助阳，除湿之圣药也。味甘平，补阳，益脾逐水。湿淫所胜，小便不利。淡味渗，泄阳也。治水缓脾，生精导气。”白术，甘温性缓，益气健脾之功独擅，为治脾气虚损证之要药。在《神农本草经》中即有其“治风寒湿痹”之记载。《本经疏证》中认为，“术气温，味甘苦而辛，甘能补中，苦能降泄，辛能升散，于人身脾与胃缘具稼穑作甘之德。脾主升举清阳，胃主通降浊阴，皆属土而畏湿。术之为物，开花于初夏，结实于伏时，偏于湿气弥漫之际，显其有游有为，确可知其入脾胃，能内固中气，外御湿侮矣”，同时，强调“风寒湿痹死肌痉疸，不得尽谓脾病，而以术为主剂者，则以湿为脾所主，湿能为患，固属脾气不治，一也；脾主肌肉，介在皮毛筋骨中，痹与痉病在肌肉内，死肌及疸，病在肌肉外，旁病则当取中，二也；筋骨皮毛均非驻湿之所，惟肌肉间为可驻湿，三也；知此则凡痹死肌痉疸之系乎风寒湿者，皆术主之矣”。《神农本草经读》也指出：“此为脾之正药，其为风寒湿痹者，以风寒湿三气合而为痹也。脾受湿则失其健运之常，斯食不能消也。白术功在除湿热，所以主之。”《本草经疏》也强调：“术禀初夏之气以生，其味苦，其气温，从火化也，正得土之冲气，故《别录》益之以甘，表土德也，故无毒。其气芳烈，其味甘浓，其性纯阳，为除风痹之上药，安脾胃之神品。《本经》主风寒湿痹、死肌痉疸者，正以风寒湿三者合而成痹，痹者拘挛而痛者是也。术有除此三邪之功，故能祛其所致之疾也。”

（6）当归、通草

当归入肝、心、脾经，补血以养肝体，甘温而润，辛香善于行走，活血止痛，润肠通便。《本草经集注》记载：“当归味甘、辛，温、大温，无毒……除客血内塞，风痉，汗不出，湿痹，中恶，客气虚冷，补五脏，生肌肉。”《本草经疏》则论述为：“当归禀土之甘味，天之温气，兼辛，大温无毒。甘以缓之，辛以散之润之，温以通之畅之。入手少阴、足厥阴，亦入足太阴。活血补血之要药。痹者，血分为邪所客，故拘挛而痛也。风寒湿三者合而成痹，血行则邪不能客，故痹自除也。中恶者，内虚故猝中于邪也。客气者，外来之寒气也，温中则寒气自散矣。虚冷者内虚血不荣于肉分，故冷也。补五脏生肌肉者，脏皆属阴，阴者血也，阴气足则荣血旺而肌肉长也。患人虚冷，加而用之。”通草，此物无气无味，以淡用事，故能通行经络，清热利水，性与木通相似，但无其苦，则泄降之力缓而无峻厉之弊，虽能通利，不甚伤阴，湿热之不甚者宜之。《本草经疏》中认为仲景之当归四逆汤中用通草得意义就在于“通心之用于十二经十五络”，在痹证中应用通草即取其通行经络之功，使郁滞得散，诸邪自去。

3. 验案举隅

患者某，女，60岁。1997年5月20日初诊。

患者20年前因劳累后出现双手指关节疼痛，发热，后逐渐出现关节肿胀，查类风湿因子阳性，血沉增快，曾于多处服西药、中药汤剂及中成药治疗，病情时有减轻时有加重，病程长且缠绵不愈。近半个月来，上述症状加重。现症：双手指关节疼痛，关节肿胀，发热（37.3℃），神疲乏力，十指关节肿胀、略红色，趾关节无畸形，舌淡红，苔黄腻，脉沉弦。

辅助检查：类风湿因子（+），血沉12mm/h，抗“O”＜500U/mL。

辨证分析：据症辨之，风寒湿三气外侵，肝脾肾三脏功能失调，导致风湿病，湿在脾，寒在肾，郁热肝经。就诊时双手指关节疼痛，关节肿胀，发热（37.3℃），神疲乏力。舌质淡红，苔黄腻，脉沉弦。

西医诊断：类风湿关节炎。

中医诊断：痹证（肝脾肾功能失调）。

治法：祛风疏肝清热，健脾祛湿温肾。

处方：桂枝芍药知母汤合五苓散加减。茯苓30g，猪苓20g，泽泻20g，白术10g，桂枝10g，黄芪60g，白芍30g，制附子15g，柴胡15g，黄芩10g，知母20g，防风10g，麻黄3g，延胡索20g，炙甘草10g。15剂，水煎服。

二诊（1997年6月6日）：患者服上方15剂后，手指肿胀及疼痛明显减轻，指关节活动较前灵便，红色变浅，饮食及二便正常，无心悸、发热等表现，舌淡红，苔薄黄，脉沉弦。上方去延胡索，加川芎20g。20剂，水煎服。

三诊（1997年6月27日）：患者服上方20剂后，精神好转，手指肿胀疼痛、色红均已消失，指关节活动正常，复查类风湿因子（-），血沉11mm/h，舌淡红，苔薄黄，脉沉。上方去麻黄，加当归20g。继服10剂，巩固疗效。

按语：痹证病因早在《素问·痹论》中指出："风寒湿三气杂至，合而为痹……不与风寒湿合，故不为痹。"认为痹证是由于人体同时感受外界的风、寒、湿邪所致。事实上痹证病因并非单独由感受外邪所致，其根本原因是内脏功能失调，脏腑之中尤与肝、脾、肾关系最为密切，人体脏腑功能正常，正气旺盛，气血充盈流畅，卫外固密，外邪难以入侵，内邪难于产生，就不会发生疾病。故《素问·刺法论》说："正气存内，邪不可干。"当人体脏腑功能低下或亢进，正气相对虚弱，卫外不固的情况下，或人体阴阳失调，病邪内生，或外邪乘虚而入，均可使人体脏腑、组织、经络、官窍功能紊乱，发生疾病。《素问·评热病论》说："邪之所凑，其气必虚。"《灵枢·口问》说："故邪之所在，皆为不足。"《灵枢·百病始生》也说："此必因虚邪之风，与其身形，两虚相得，乃客其形。"所以说，正气不足是疾病发生的内在根据。类风湿关节炎是当今医学界感到十分棘手的疑难病，中医将其归入痹证。由于"寒湿深侵入肾，损骨缩筋，最终导致形体变形"，即指此类患者发生形体上的改变。《金匮要略·中风历节病脉证并治》中指出："诸肢节疼痛，身体魁羸，脚肿如脱，头眩短气，温温欲吐，桂枝芍药知母汤主之。"本案例双手指关节疼痛，关节肿胀，发热，神疲乏力，属于热痹，类风湿因子阳性，血沉、抗"O"正常。关于痹证之患，邪之所凑，其气必虚。先决条件是因内在肝、脾、肾不足，方可导致外来风寒湿乘虚而入，脾虚生湿，肾虚生寒，肝虚生风，寒湿之邪性质属阴，而风性可阴可阳可热可寒。而此病例病变关节肿胀发热，说明在寒湿之中蕴含郁热，寒湿在脾肾，郁热在肝经。桂枝芍药知母汤是寒热并用，温补脾肾，养肝清热，五苓散可通阳化湿，两方并用，紧扣病机，效果良好。

高天旭，韦大文，徐江雁，等.高体三教授治疗痹症临床对药运用之阐微[J].中华中医药杂志，2012，27（7）：4.